Kohlhammer

Die Autorin:
Birte Mensdorf (nun Stährmann), Krankenschwester, Lehrerin für Pflegeberufe und Kommunikationswirtin arbeitet im Referat Öffentlichkeitsarbeit der Evangelischen Diakonissenanstalt Stuttgart.

Birte Mensdorf

Schüleranleitung in der Pflegepraxis

Hintergründe, Konzepte,
Probleme, Lösungen

4., überarbeitete Auflage

Verlag W. Kohlhammer

4., überarbeitete Auflage 2010

Alle Rechte vorbehalten
© 1999/2010 W. Kohlhammer GmbH Stuttgart
Gesamtherstellung: W. Kohlhammer Druckerei GmbH + Co. KG, Stuttgart
Printed in Germany

ISBN 978-3-17-021479-8

In Liebe und Dankbarkeit meinen Eltern.
Helga und Helmut Stährmann

Vorwort zur vierten Auflage

Liebe Leserinnen und Leser,

das vorliegende Buch erschien 1999 in der ersten Auflage. Damals gab es kaum Fachliteratur zum Thema Schüleranleitung im Pflegebereich. Es war mir daher ein wichtiges Anliegen, vielfältiges Wissen und vielfältige Erfahrungen zu diesem Thema in einem Buch zu bündeln.

Mit jeder Auflage habe ich das Buch erweitert und aktualisiert. So halten Sie heute ein Buch in den Händen, das die aktuellen Erfordernisse im Alltag der Schüleranleitung in den Pflegeberufen berücksichtigt. Dieses Thema ist mir nach wie vor ein sehr wichtiges Anliegen. Nur gut ausgebildete Schülerinnen und Schüler bilden die Basis für eine qualitativ hochwertige Pflege – selbst unter schwierigen Rahmenbedingungen. Schülerinnen und Schüler auf ihrem Berufsweg zu begleiten, sie zu fördern und zu fordern, ist eine sinnstiftende Aufgabe.

Das Buch verwendet zur besseren Lesbarkeit ausschließlich die weibliche Schreibform, da in den Pflegeberufen die Frauen überrepräsentiert sind. Die männlichen Berufsangehörigen mögen sich jedoch stets mit angesprochen und nicht übergangen fühlen! Außerdem wurde ausschließlich der Begriff Praxisanleiterin verwendet. Angesprochen fühlen sollen sich dennoch alle, die Schülerinnen anleiten.

Dieses Buch war und ist nur möglich, weil es Menschen gibt, die mich unterstützen.

Da sind an erster Stelle meine Leserinnen und Leser. Ich danke Ihnen, dass Sie sich für dieses Thema engagieren und Ihre Fachkenntnisse auf dem Gebiet der Schüleranleitung vertiefen wollen.

Da ist auch der Kohlhammer Verlag, namentlich vertreten durch die Lektorin Nicole Köhler, der mir stets eine große Freiheit in der Umsetzung meiner Ideen lässt.

Da ist aber vor allem Martin, der meinem Leben und Schreiben Feinschliff und Tiefe gibt.

Ihnen allen danke ich.

Stuttgart im Juni 2010
Birte Stährmann

Inhaltsverzeichnis

Zur leichteren Orientierung im Text:

  Definition

  Merke/Hinweis/Tipp

  Beispiel/Fallbeispiel

1 Einführung

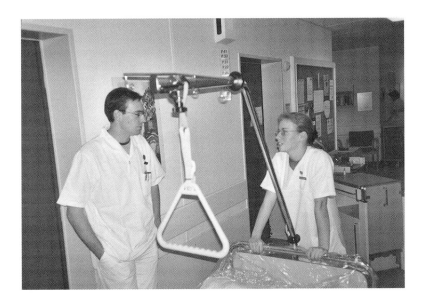

Das Gesundheitswesen steht im Zeichen eines stetig wachsenden Wettbewerbs. Für Pflegende ist daher die Entwicklung einer Professionalität unerlässlich, die auf fundiertem Wissen, Können und Selbstvertrauen aufbaut. Stärker als je zuvor sind Pflegepersonen darauf angewiesen, ihre Qualifikationen ständig zu überprüfen, zu erweitern oder zu erneuern. Hierzu gehört in erheblichem Maße auch die Fähigkeit, eigenes Wissen an andere Personen weiterzugeben, v. a. an Auszubildende in den Pflegeberufen. Die eigene Ausbildung und Berufserfahrung befähigt dazu meist nur in geringem Maße, da für das Thema Anleitung kein oder – wenn überhaupt – nur sehr wenig Raum vorgesehen ist. Eine gute Ausbildung kann nur gelingen, wenn Schülerinnen auch im praktischen Bereich gut ausgebildet werden. Das gemeinsame Lernen von Praxisanleiterin und Schülerin bringt Spaß, wenn es gezielt erfolgt und für beide Seiten Erfolge bereithält. Dieses Buch stellt die verschiedenen Ebenen einer Anleitung umfassend dar; es vermittelt Wissen und Anregungen für das Gestalten von Anleitungssituationen.

Bedeutung und Problemstellung

Zum Überblick werden nachfolgend die Inhalte des vorliegenden Buches grob skizziert. Die in dem Buch gewählten Beispiele beziehen sich grundsätzlich auf den Krankenhausalltag. Die meisten Aspekte dieses Buches lassen sich jedoch auch auf die Anleitung von Altenpflegeschülerinnen übertragen.

Inhalte

Darstellung verschiedener Einflüsse auf die Anleitung

- Es werden die verschiedenen Einflüsse dargestellt, die die Anleitung von Schülerinnen beeinflussen. Da die Schülerin und die Praxisanleiterin oft eine ganz unterschiedliche Erziehung, Schul- und Berufsausbildung durchlaufen haben, können Missverständnisse entstehen. Beide befinden sich zudem in unterschiedlichen Lebensphasen. Insbesondere die Adoleszenz schafft viele Probleme, die sich unmittelbar auf die Anleitungssituation auswirken können. Das Wissen um die Hintergründe kann dazu beitragen, dass die unterschiedlichen Gruppen einen besseren Zugang zueinander finden und die Anleitung somit erfolgreicher gestaltet werden kann.

Krankenpflegegesetz

- Das Krankenpflegegesetz schreibt Stunden für den Einsatz in den verschiedenen Einsatzgebieten vor – unterteilt in Allgemeine und Differenzierungsbereiche. Diese haben Einfluss auf die Einsatzzeiten und somit auf die Lehr- und Lernbedingungen. Es sollen Möglichkeiten vermittelt werden, wie z. B. auch ein nur vier bis sechs Wochen dauernder Praxiseinsatz positiv verlaufen kann.

Strukturwandel im Krankenhaus

- Der mit den veränderten gesetzlichen Rahmenbedingungen einsetzende Strukturwandel in den Krankenhäusern, mit einer immer kürzer werdenden Verweildauer, wirkt sich auch auf die praktische Gesundheits- und Krankenpflegeausbildung aus. Es sollen Wege gefunden werden, wie trotz dieser Veränderungen eine für alle Seiten befriedigende Anleitung erfolgen kann.

Neuordnung der Praxisanleitung

- Das Krankenpflegegesetz legt die praktische Ausbildung in die Hände von berufspädagogisch geschulten Praxisanleiterinnen. In der Realität haben zu wenige Stationsmitarbeiterinnen diese zusätzliche Qualifikation erworben – jede Mitarbeiterin arbeitet jedoch mit Schülerinnen zusammen. Die Kenntnis der Rahmenbedingungen für den Ablauf von Lernprozessen kann dazu beitragen, Lehr- und Lernsituationen für alle Beteiligten effektiver und befriedigender zu gestalten. Besonders in Zeiten der knappen Ressourcen (Zeit und Personal) ist die Einbeziehung dieser Erkenntnisse hilfreich.
- Im Pflegebereich herrscht sehr häufig ein Zeit- und Personalmangel; dies beeinträchtigt die Schüleranleitung oftmals negativ. Es werden Möglichkeiten vorgestellt, wie unter Berücksichtigung erschwerter Rahmenbedingungen dennoch effektive und zufrieden stellende Anleitungssituationen gestaltet werden können.

Besonderheiten der einzelnen Fachgebiete

- Die Besonderheiten des Lernens in den einzelnen Fachgebieten werden ebenfalls dargestellt. Die unterschiedlichen Schwerpunkte wirken sich unmittelbar auf das Lernen aus. Die Schülerin soll nach dem Einsatz etwas Neues gelernt haben, das sie in anderen Bereichen nicht unbedingt lernen kann.

Kommunikation

- Die Kommunikation spielt in Lehr- und Lernsituationen eine wesentliche Rolle. Zu den Aufgaben von Praxisanleiterinnen gehören Standortgespräche (Erst-, Zwischen- und Auswertungsgespräche). Durch regelmäßige und strukturierte Gespräche können anstehende Bedürfnisse und Probleme gezielt benannt und entsprechende Lösungen gesucht werden. Missverständnisse lassen sich reduzieren und Emotionen kanalisieren, wenn Techniken der Gesprächsführung gezielt umgesetzt werden.

Umgang mit Konflikten

- Konflikte sind im Anleitungsalltag vorprogrammiert; sie müssen jedoch nicht grundsätzlich negative Auswirkungen haben. Oft bewirken sie positive Veränderungen und können die Beziehung stärken

– vorausgesetzt, dass Hintergrundwissen zum Thema Konfliktlösung vorhanden ist. Deswegen werden häufige Konfliktsituationen im Anleitungsalltag und deren Lösungen dargestellt.
Vorgestellt werden außerdem Strategien des Konfliktmanagements für die Praxisanleiterin, wie z. B. Coaching.

- Die Beurteilung von Schülerinnen ruft häufig große Unsicherheiten hervor; sie erfolgt vorwiegend nach Sympathie und Antipathie und nicht nach objektiv messbaren Kriterien. Neben Leitlinien für eine Beurteilung werden Formulierungshilfen angeboten und verschiedene Alternativen vorgestellt. Schriftliche Beurteilungen

- Das Krankenpflegegesetz legt fest, dass die Praxisanleiterinnen als Fachprüferinnen an der praktischen Prüfung beteiligt sind. Zur fachgerechten Bewältigung dieser anspruchsvollen Aufgabe werden Impulse vermittelt. Fachprüfer beim praktischen Examen

- Organisationshilfen vereinfachen die Schüleranleitung; oft fehlen jedoch Ideen. Instrumente zur Unterstützung werden ausführlich dargestellt. Organisationshilfen

Das Inhalts- und Stichwortverzeichnis hilft, gezielt Informationen aufzufinden. Wer sich jedoch das breite Spektrum des Themas Schüleranleitung erschließen möchte, dem wird die vollständige Lektüre des Buches empfohlen. Jedes Kapitel bildet eine in sich geschlossene Einheit. Dennoch verfolgt die Gliederung innerhalb des Buches eine schlüssige Struktur, und die einzelnen Kapitel bauen aufeinander auf. Fortlaufende Randbemerkungen erleichtern die Orientierung im Text und geben zentrale Textaussagen wieder. Die Kapitel beginnen stets mit den Intentionen des folgenden Textes, die zu Lernzielen zusammengefasst werden. Diese sollen dazu dienen, nach der Lektüre des Kapitels die erworbenen Kenntnisse zu überprüfen und bei Bedarf durch erneutes Lesen zu vertiefen. Im Anschluss gibt ein Kasten „Einführung" eine Übersicht über die in den entsprechenden Abschnitten dargestellten Inhalte. Immer wieder weist das Buch durch Querverweise auf Abschnitte hin, in denen zu dem entsprechenden Aspekt weitere Inhalte zu finden sind. Nach dem letzten Kapitel findet sich ein ausführliches Literaturverzeichnis; es kann Anregungen liefern, um einzelne Aspekte dieses Buches zu vertiefen. Aufbau

2 Rahmenbedingungen für die Anleitung auf Station

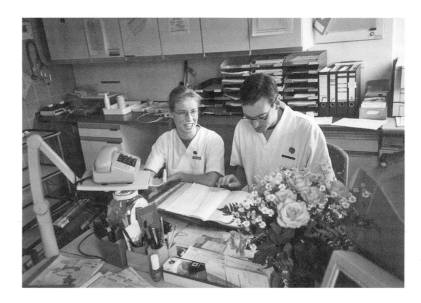

Lernziele

Lernziele

Lernziele

➡ Sie werden sowohl das Verhalten der Schülerin als auch Ihr eigenes Verhalten und ihre Wechselwirkungen besser verstehen und damit umgehen können.

➡ Durch die Kenntnisse der gesetzlichen Rahmenbedingungen können Sie die Anleitung bewusster gestalten.

➡ Sie erfahren, über welche Kenntnisse die Schülerin nach der Ausbildung verfügen muss, um handlungskompetent zu sein. Dadurch können Sie gezielter Schwerpunkte in der Anleitung setzen.

Einführung

Dieses Kapitel stellt Faktoren dar, welche die Anleitung Ihrer Schülerinnen beeinflussen. Viele stehen in Wechselwirkung zueinander. So befinden sich die Schülerin und die Praxisanleiterin schon allein durch ihre Herkunft, Erziehung, Schul- und Berufsausbildung in unterschiedlichen Ausgangspositionen. Das Krankenpflegegesetz bildet den gesetzlichen Rahmen für die praktische Ausbildung und beeinflusst deren Ausgestaltung maßgeblich. Für das Ausgestalten eines Praxiseinsatzes gibt das Gesetz nur wenige Hinweise; deshalb müssen Praxisanleiterinnen unter Umständen ein hohes Maß an Eigenarbeit für die Entwicklung von praktischen Ausbildungsinhalten und Lernzielen leisten. Immer mehr Einfluss haben gesetzliche Rahmen bedingungen, wie z. B. das Fallpauschalengesetz; die Konsequenzen für die Ausbildung werden skizziert. Auch die Räumlichkeiten eines Krankenhauses oder einer Station spielen eine nicht zu unterschätzende Rolle für die Anleitung; ihre Einflüsse und die Ausgestaltung solcher Vorbedingungen werden bewusst gemacht. Abschließend wird dargestellt, über welche Qualifikationen und Kenntnisse die Schülerin nach der Ausbildung verfügen muss, wenn diese zukunftsweisend sein soll.

2.1 Personelle Voraussetzungen

Für die Anleitung von Schülerinnen in der Praxis schreibt das Krankenpflegegesetz seit 2003 den Einsatz berufspädagogisch geschulter Fachkräfte vor, der sogenannten Praxisanleiterinnen. Gemeinsam mit den Lehrerinnen der Schule stellen sie die praktische Ausbildung sicher. Praxisanleiterinnen müssen über mindestens zwei Jahre Berufserfahrung und eine 200-stündige Zusatzqualifikation verfügen. Erstmals in der Geschichte der Pflege steht die Aufgabe der Anleitung damit gleichberechtigt neben der Pflegetätigkeit.

Praxisanleitung im Krankenpflegegesetz

Früher erwarben die frisch Examinierten zugleich **das Recht** und **die Pflicht, auszubilden.** Anders als in den meisten anderen Berufen waren sie ab dem ersten Tag nach der Diplomierung automatisch dazu befähigt, anzuleiten und auszubilden, obwohl sie selber noch Berufsanfängerinnen waren. Auch heute stehen nicht genügend berufspädagogisch geschulte Mitarbeiterinnen zur Verfügung. Weiterhin werden die Schülerinnen auch von Fachkräften (in der Folge Mentorinnen genannt) angeleitet. Glücklich können sich jene Mentorinnen schätzen, denen in der Grundausbildung ein Grundwissen zum Thema Anleitung vermittelt wurde; ansonsten müssen sie sich ganz auf ihre Intuition verlassen. Die verschiedenen Abschnitte dieses Buches sollen dabei helfen, neben der Intuition auf ein **vielschichtiges Wissen zum Thema Anleitung** zurückzugreifen. Auch erfahrenen Praxisanleiterinnen vermittelt dieses Buch vielfältige, hilfreiche und vertiefende Kenntnisse.

Bedeutungszuwachs der Praxisanleitung

Das gegenseitige Kennenlernen von Schülerin und Anleiterin ist der erste Schritt im Prozess der Anleitung. Neben den bereits skizzierten hemmenden Faktoren für eine effektive Anleitung können auch die verschiedenen persönlichen Hintergründe die Aufgabe erschweren. Der Anleiterin hilft es, wenn sie das Verhalten der Schülerin einordnen und damit erklären kann. Hilfreich kann es zudem sein, sich mit der eigenen beruflichen Biografie zu befassen, da dann die eigenen Verhaltensweisen möglicherweise klarer werden.

2.1.1　Soziologie und Psychologie der Schülerin und der Praxisanleiterin

Definition: Soziologie

> Die **Soziologie** als Wissenschaft ist die Lehre vom sozialen Zusammenleben der Menschen in einer Gemeinschaft oder in der Gesellschaft und wird daher auch als „Gesellschaftslehre" bezeichnet. Der Sozialisationsprozess vermittelt gesellschaftliche Werte, Normen und Handlungsmuster und sorgt für eine Auseinandersetzung mit diesen. Das angestrebte Ergebnis ist ein handlungsfähiges Individuum.

Definition: Psychologie

> Die **Psychologie** ist die Lehre vom Erleben, Verhalten und Bewusstsein des einzelnen Menschen, über seine gesamte Lebensspanne hinweg.

Gesellschaftliche Einflüsse

Welchen Zusammenhang gibt es zwischen den Erkenntnissen dieser Wissenschaften und dem Thema Anleitung?
Um diese Beziehung zu verdeutlichen, sollen die gesellschaftlichen Einflüsse, die auf die Entwicklung der Schülerinnen Einfluss nehmen, beschrieben werden. So können Missverständnisse, die durch ein mangelndes Hintergrundwissen über die Person des anderen entstehen, eher vermieden werden. Hilfreich ist es zudem, Kenntnisse über das Erleben und Verhalten von Heranwachsenden zu erlangen. Manche bis dahin unverständliche Wahrnehmung, wie z. B. starke Stimmungs- und Motivationsschwankungen bei einer Schülerin, lassen sich durch Kenntnisse in diesem Bereich besser einordnen.

Berufliche Sozialisation der Praxisanleiterin

Außerdem soll sich die Anleiterin ihre eigene berufliche Sozialisation bewusst machen, denn auch sie beeinflusst das Verhalten gegenüber den Auszubildenden.
Das **Verständnis von Sozialisationsprozessen und psychologischen Einflüssen** kann **Missverständnisse,** die sich störend auf Anleitungssituationen auswirken, **minimieren,** wenn nicht sogar **verm**eiden.

Sozialisation der Schülerin und psychologische Besonderheiten des Heranwachsenden

In Zeiten des Pflegenotstands ist es aufgrund des mangelnden Ausbildungsnachwuchses auffällig, dass viele ältere Personen eine Krankenpflegeausbildung absolvieren. Meist ist es nicht ihr erster Beruf, sondern Ausdruck von und Entscheidung für eine berufliche Neuorientierung. Viele dieser Quereinsteigerinnen zeigen eine ähnliche berufliche Sozialisation wie die examinierten Pflegekräfte: Sie haben beispielsweise bereits in einem anderen Beruf Erfahrungen im Umgang mit Hierarchien gesammelt, mussten Verantwortung übernehmen und in einem Team arbeiten. Auch die Verpflichtungen, die sich aus einem Ausbildungsverhältnis ergeben, sind ihnen bereits vertraut.

Neben diesen Älteren entscheiden sich zunehmend noch sehr junge Frauen für die Ausbildung zur Gesundheits- und Krankenpflegerin. So ergibt sich innerhalb eines Ausbildungsjahrgangs eine große Bandbreite. Der Wegfall der Altersbegrenzung im Krankenpflegegesetz seit 2003 hat diese Entwicklung beschleunigt. Immer jünger sind die Bewerberinnen, viele sind zu Beginn der Krankenpflegeausbildung erst 17 Jahre alt. In diesem

Alter bringen die Schülerinnen außer der Schulbildung, die nur in sehr geringem Maße auf berufsrelevante Kenntnisse, Fähigkeiten und Fertigkeiten vorbereitet, kaum Lebenserfahrung mit. Sie befinden sich in einem Alter, in dem der Alltag sehr stark von ihren Freizeitinteressen dominiert wird. Viele Schülerinnen sind es nicht gewohnt, Verantwortung für andere Menschen – außer für sich selbst – übernehmen zu müssen. Auch bezüglich ihres Berufswunsches ist vorrangig der Aspekt des Helfen-Wollens ausschlaggebend, ansonsten existieren bei vielen der jungen Frauen eher unrealistische Vorstellungen.

Häufig stößt dieses Verhalten bei den langjährigen Mitarbeiterinnen auf den Stationen auf Verwunderung – sie können sich nicht mehr erinnern, wie sie selbst in diesem Alter waren, welche Erfahrungen ihre Entwicklung prägten. Gerade in diesem Problem, die Welt des anderen nicht nachvollziehen zu können, steckt ein erhebliches Konfliktpotenzial. Im Folgenden werden die Schwerpunkte dieser Phase dargestellt, um ein tiefer gehendes Verständnis zu erreichen. Es soll aufgezeigt werden, dass jeder Mensch **gesellschaftlichen Rollen- und Normvorstellungen** unterliegt und diese sich auch auf die **Anleitung der Schülerinnen** auswirken.

Der Jugendliche in der Gesundheits- und Krankenpflegeausbildung

Die noch 17-jährigen Auszubildenden sind Jugendliche im Sinne des Arbeitsschutzgesetzes, die über 18-Jährigen volljährige Erwachsene. Beide Gruppen bringen vererbte Dispositionen für Eigenschaften mit, aus denen sich bestimmte Fähigkeiten entwickeln können. Das Ergebnis dieses Prozesses hängt von den Umwelteinflüssen ab, d. h. von den Lebensbedingungen, den Entwicklungsmöglichkeiten, den Wirkungen und Einflüssen auf den Heranwachsenden im Rahmen der Ausbildung. Im Jugendalter ist dieser Prozess stark von den alterstypischen Verhaltensweisen Jugendlicher abhängig. Diese sind durch folgende Kennzeichen geprägt:

- Die Jugendliche entdeckt erstmals ihr eigenes, seelisches Ich, also ihre Einmaligkeit und die Unverwechselbarkeit ihrer Individualität.
- Sie entwickelt eine kritische Selbsteinschätzung bis hin zu Minderwertigkeitsgefühlen.
- Sie fühlt sich zur Gruppe hingezogen, und der kindliche Egoismus fällt weg.
- Sie gewinnt Interesse an Ideologien und Weltanschauungen. Aus den Grundhaltungen können Konflikte entstehen.
- Es entstehen Generations-, Sexual-, Partnerwahl- und Berufswahlkonflikte.
- Das Selbstständigkeitsbedürfnis ist erhöht, die Werthaltung gesteigert. Einerseits versuchen die Heranwachsenden, ihr Leben autonom zu gestalten, andererseits suchen sie Vorbilder und nehmen sie an.
- Durch modische Auffälligkeiten versuchen sie sich von anderen abzugrenzen und erregen oft (bewusst) Anstoß.
- Es herrscht eine mangelnde Selbstzufriedenheit, stattdessen ist die Selbstkritik ausgeprägt.
- Auf der Gefühlsebene bestehen starke Schwankungen; manchmal ist Überschwang zu spüren, dann wieder Schwermut und Sentimentalität. Insgesamt fallen eine gesteigerte Empfindlichkeit und Leidenschaftlichkeit auf.

Auffällig ist, dass die jungen Erwachsenen in allen Lebensbereichen auf der Suche sind und die **Entwicklungsrichtung** noch **offen** ist. Deshalb ist es für die Praxisanleiterin wichtig, der Schülerin viel Offenheit entgegenzubringen. Es sollten dem jungen Menschen **Ideale** vorgelebt werden, durch die er Vertrauen erwirbt (auch in seine eigenen Fähigkeiten), wodurch wiederum die Selbstständigkeit und Selbsterziehung auch im Beruf gestärkt werden können.

Vermittlung von beruflicher Identität

Für den Bereich der Gesundheits- und Krankenpflegeausbildung resultiert daraus, dass die Pflegevorstellungen nicht nur verbal vermittelt, sondern auch **praktiziert** werden. Außerdem sollte die Praxisanleiterin Position zu den täglichen Arbeitserfordernissen beziehen, beispielsweise die pflegerischen Interessen gegenüber anderen Berufsgruppen vertreten, um **berufliche Identität** zu vermitteln. Diese benötigt die Schülerin zur selbstständigen Positionsbestimmung. Gerade in dieser Entwicklungsphase ist es, auch im Rahmen der Ausbildung, wichtig, die junge Erwachsene ernst zu nehmen und sie anzuerkennen. Sie will ihre Selbstverantwortung gewürdigt und gestaltbar wissen.

Diskrepanz zwischen Pflegetheorie und -praxis

Dies ist schwer, da sich die Schülerinnen ständig zwischen den zwei Welten der **Pflegetheorie** und der **Pflegepraxis** hin und her bewegen. Häufig erleben sie die beiden Auffassungen von Pflege konkurrierend und konfliktgeladen. Viele passen sich an und vertreten jeweils die gewünschte Meinung. Dadurch wird die gesamte **berufliche Sozialisation** infrage gestellt, weil weder das eine noch das andere Berufssegment verinnerlicht wird. Mit zunehmendem Selbstbewusstsein der Schülerinnen kann die Diskrepanz zwischen diesen Ebenen in einem der beiden Bereiche – Schule oder Station – zu einem auflehnenden, aggressiven Verhalten führen. Dem sollte die Praxisanleiterin prophylaktisch entgegenwirken: Sie sollte der Schülerin einen **Entfaltungsspielraum** zubilligen und mehrere Wege zum Ziel akzeptieren. Das aktuelle theoretische Wissen der Schülerin sollte als Chance gesehen werden, um die eigenen Kenntnisse aufzufrischen und zu ergänzen. Die Schülerin fühlt sich ernst genommen, ihre Lernmotivation wird gesteigert.

Individuelle Förderung der Schülerin

Will die Ausbilderin den Heranwachsenden auf der beruflichen Ebene wirklich gerecht werden, leiten sich noch weitere Forderungen ab. In der Ausbildung geht es auf **mehreren verschiedenen Ebenen** darum, **Fähigkeiten zu entwickeln**. Dabei muss berücksichtigt werden, dass die **Leistungsfähigkeit** je nach körperlicher und geistiger Verfassung **schwankt**. Die Praxisanleiterin sollte darauf achten, da auf diese Weise Einblicke in die Einstellung, das Arbeitsverhalten und den Arbeitscharakter der Auszubildenden möglich sind. Diese Erkenntnisse helfen, die Schülerin individuell zu fördern. Es kann z. B. sein, dass eine Schülerin Aufgaben unkoordiniert und ohne Zeitgefühl erledigt, da sie noch nicht in der Lage ist, selbstständig Schwerpunkte zu setzen. Hilfreich ist es dann, ihr Zeitvorgaben für einzelne Aufgaben zu machen.

Möglichkeiten der Kompensation von Defiziten

Der Mensch ist in der Lage, zu gering veranlagte Fähigkeiten durch andere, bessere oder stärkere Anlagen zu kompensieren. In der Ausbildung sollte die Praxisanleiterin **Kompensationsmöglichkeiten** suchen, mit deren Hilfe Schwächen der Schülerin ausgeglichen werden, damit das Examensziel erreicht werden kann. Es gibt durchaus Schülerinnen, die ein sehr gutes theoretisches Fachwissen mit- und auch einbringen, jedoch

Schwierigkeiten in der manuellen Ausführung haben. Indem wichtige Handgriffe immer wieder geübt werden, Tipps und Tricks vermittelt werden, kann diese Schülerin auch in der praktischen Umsetzung sicher werden. Bei einer Übereinstimmung zwischen Anlagen, Fähigkeiten und beruflichen Anforderungen stellen sich Freude und Befriedigung am Beruf ein.

Neben den fachlichen Voraussetzungen, die eine Schülerin bereits mitbringt und während des Einsatzes erweitert, sollte auch darauf geachtet werden, die **persönlichen Kompetenzen** zu entdecken, zu fördern und somit weiterzuentwickeln. So sollte die Schülerin nicht nur in praktischen Tätigkeiten, sondern auch in der Gesprächsführung oder in der Berührungsgestaltung geschult werden. Nur wenn der Schülerin auch auf der persönlichen Ebene begegnet wird, kann eine **ganzheitliche Begleitung** erfolgen. Diese ist wichtig, da die Pflege der zu betreuenden Menschen meist ebenfalls nach einem ganzheitlichen Konzept erfolgt. Wenn die Schülerin dieses nicht an sich selbst wahrgenommen hat, wird ihr eine Umsetzung dieser Ansprüche noch schwerer fallen.

Förderung von persönlichen Kompetenzen

Es ist also in der praktischen Ausbildung auch erforderlich, den **Entwicklungsstand** der Jugendlichen zu erfassen, d. h. herauszufinden, welche **alterstypischen Verhaltensweisen** sie mitbringt, um angemessen darauf reagieren zu können. Zu vermeiden sind voreilige Beurteilungen, z. B. beeinflusst durch ein auffälliges Äußeres, ein zu vorlautes oder zu stilles Verhalten.. Stattdessen sollte versucht werden, hinter diese Fassade zu schauen. Von der Praxisanleiterin wird dabei eine **hohe Toleranz** sowie **flexibles Denken und Handeln** gefordert. Ebenso wie die Pflege von Patienten nur teilweise standardmäßig erfolgen kann, kann auch die Anleitung von Schülerinnen nur sehr bedingt nach einem Schema erfolgen. Es ist vielmehr wichtig, aus der Fülle der zur Verfügung stehenden Anleitungsinstrumente das an die jeweilige Person und an die Situation angepasste herauszufinden und anzuwenden.

Erfassung des Entwicklungsstandes

Gerade die **Individualität** der einzelnen Schülerin gestaltet eine Praxisanleitung abwechslungsreich und spannend, macht die Praxisanleiterin immer wieder auf die eingeschliffenen Arbeitsgewohnheiten aufmerksam und öffnet den Blick für neue Dinge. Diese Frische, die viele der Schülerinnen mitbringen, ist es, die neben aller Anstrengung ungeheuer bereichert. Fast jede Anleiterin hat bereits die Erfahrung gemacht, dass selbst als „schwierig" angesehene Schülerinnen die eigenen Arbeits- und Entwicklungsprozesse positiv erweitert haben. Allein die Bereitschaft, auf die andere zuzugehen, wird viel dazu beitragen, dass der Umgang miteinander unkomplizierter und aus dem „Problemfall" eine aufgeschlossene Lernende wird. Wenn dagegen die Schülerin die Toleranzgrenzen wiederholt überschreitet, so sollte dies der Schülerin deutlich und rechtzeitig signalisiert werden – nicht erst im Abschlussgespräch. Sie bekommt dadurch die Chance, Dinge zu verändern (☞ Kapitel 4.1 und 4.2).

Berufliche Sozialisation ist der Prozess des Aneignens von Fähigkeiten, Kenntnissen, Motiven, Orientierungen und Deutungsmustern, die in der Berufstätigkeit eingesetzt werden können.

Definition: Berufliche Sozialisation

Unterschieden wird dabei die **Sozialisation für den Beruf** durch die Berufsausbildung von der **Sozialisation im Beruf** durch die während der Arbeitstätigkeit erfolgten Aneignungsprozesse. Bei der Gesundheits- und Krankenpflegeausbildung sind beide Aspekte vertreten, da sowohl theoretische Kenntnisse als auch praktische Fertigkeiten vermittelt werden, die in der realen Pflegesituation geübt werden können. Die frühe Konfrontation mit der Realität des Berufes, wie stark ausgeprägte Hierarchien, belastende Schichtarbeit und ständiger Zeitmangel, hilft, Klischees abzubauen, kann aber auch zu der Entscheidung führen, die Berufswahl zu revidieren.

Berufswahl und soziales Milieu

Durch die Wahl des Berufes wählt die Schülerin neben der damit verbundenen wirtschaftlichen Existenz zugleich das **soziale Milieu** und eine **spezifische (soziale) Lebensform**. Noch immer können als Motive für die Wahl von Pflegeberufen drei Hauptgruppen unterschieden werden: das Helfen und Gebrauchtwerden, das medizinische Interesse sowie eher materielle Motive, wie die Suche nach einem sicheren Beruf in Bezug auf finanzielle Sicherheit und Krisenfestigkeit. Außerdem gilt der Beruf der Gesundheits- und Krankenpflegerin als vielseitig, verbunden mit guten Fort-, Weiterbildungs- und Studienmöglichkeiten.

Gesundheits- und Krankenpflege als typischer Frauenberuf?

Bereits durch die Literatur (z. B. in Bilder-, Mädchen- und Schulbüchern) wurde und wird den Frauen vermittelt, dass die weibliche Selbstverwirklichung vorrangig innerhalb der Familie geschehen kann. Entsprechend orientieren sich Mädchen, die den Großteil der Berufsangehörigen ausmachen, in ihrer Berufswahl häufig an Bereichen, die ihnen auch gesellschaftlich zugewiesen sind, wie im Dienstleistungs- und Bürobereich. Sie kalkulieren eine Unterbrechung der Berufstätigkeit zu Gunsten einer Familienphase häufig bereits im Vorfeld ein. Außerdem interessieren sich Mädchen häufig für Berufe, deren Arbeitsinhalte auch im Privatleben nützlich sein könnten und nicht an eine straffe Karriereplanung ohne Unterbrechungen gebunden sind. Viele Bewerberinnen stellen einen Erstkontakt zum Pflegeberuf durch Berufsfindungspraktika, ein Freiwilliges Soziales Jahr oder den Zivildienst her. Andere haben Angehörige, die in diesem Beruf tätig sind und sie mit den Berufs- und Arbeitsbedingungen vertraut machen. Wieder andere Bewerberinnen beginnen die Pflegeausbildung ohne Vorkenntnisse.

Qualifikation der Bewerberinnen

Die Mehrzahl der Bewerberinnen verfügt über einen Realschulabschluss, gefolgt von Frauen mit Fachhochschulreife oder Abitur. Ein kleiner Anteil hat einen Hauptschulabschluss und eine abgeschlossene Berufsausbildung. Diese Bewerberinnen sind jedoch im Durchschnitt bereits um die 30 Jahre alt. Schon während der Ausbildung erleben die zukünftigen Kranken- und Gesundheitspflegerinnen häufig eine Diskrepanz zwischen der Theorie, die ihnen in der Schule vermittelt wird, und der Praxis, die sie auf Station erleben. Aufgrund des ständigen Wechsels zwischen den Welten der **Theorie** und der **Praxis** haben viele Kranken- und Gesundheitspflegerinnen für die ganze Dauer der Berufstätigkeit zwei verschiedene Rollenbilder: ein **Idealbild** und ein **Realbild**. Entsprechend gering ausgeprägt ist demzufolge das berufliche Selbstverständnis und Selbstbewusstsein. Dies wiederum mindert die Durchsetzungskraft in beruflichen Fragen, der Vertretung der eigenen Interessen gegenüber anderen Berufsgruppen und den Patienten.

Erst in jüngster Zeit haben sich die Strukturen und das Image dieses Berufs in der Gesellschaft und somit auch das Selbstbewusstsein seiner Berufsangehörigen verändert. Dennoch sind noch viele der heute in der Pflege Tätigen durch das zuvor geschilderte Bild geprägt worden, das häufig mit den Vorstellungen und dem Selbstbewusstsein kollidiert, die sich langsam bei den Schülerinnen durchsetzen. Dadurch sind Konflikte häufig vorprogrammiert. Diese können jedoch allein schon durch das Wissen um die **unterschiedliche Sozialisation** entschärft werden, da hierdurch das Verständnis für die andere gefördert wird. Es lohnt sich also, sich mit dem eigenen Umfeld und dem der Schülerin auseinanderzusetzen und sich über die Berufsvorstellungen, -wünsche und -ziele auszutauschen.

Berufliches Image

2.2 Gesetzliche Vorgaben des Krankenpflegegesetzes

Die Ausbildung in der Gesundheits- und Krankenpflege nimmt eine **Sonderstellung** ein, da das für Berufsschulen und Berufsfachschulen geltende Berufsausbildungsgesetz nicht angewendet werden kann. Im Grundgesetz ist verankert, dass in Deutschland die Gesundheits- und Krankenpflegeberufe zu den nicht-ärztlichen Heilberufen gehören. Für die Regeln der Zulassung zu diesem Beruf ist die Bundesregierung zuständig. Die Fachaufsicht über die Umsetzung dieses Bundesgesetzes ist den Bundesländern übertragen, und die Schulen sind als „Schulen des Gesundheitswesens" dem Gesundheitsministerium oder als „Berufsfachschulen" dem Kultusministerium zugeordnet. Die Ausbildung stützt sich auf das im Jahre 2003 grundlegend überarbeitete „Gesetz über die Berufe in der Krankenpflege", dem Krankenpflegegesetz (KrPflG).

Sonderstellung der Gesundheits- und Krankenpflegeausbildung

Mit dieser Gesetzes-Neuregelung verbunden ist das Ziel, die Pflegeberufe qualitativ neu auszurichten und sie besser als bisher auf die Anforderungen aus der Praxis vorzubereiten. Vorrangig geht es darum, pflegerisches Handeln wissenschaftlich zu fundieren und die Handlungsfelder über die kurative Pflege hinaus auf rehabilitative, präventive und palliative Bereiche auszudehnen. Neben den bekannten Pflegeformen der Unterstützung und Hilfe erweitert sich das Handlungsspektrum auf die Aspekte Anleitung und Beratung der zu pflegenden Menschen und ihrer Bezugspersonen. Damit bekommt das pflegerische Handeln erstmalig neben den mitverantwortlichen und interdisziplinären Zuständigkeiten einen eigenverantwortlichen Handlungsanteil. Die neu geschaffene, gesetzlich geschützte Berufsbezeichnung „Gesundheits- und Krankenpflegerin" trägt dem Anspruch nach professioneller Pflege und den sozialrechtlichen Erfordernissen Rechnung. Die Berufsbezeichnung zeigt, dass die Profession nicht mehr nur auf „Helfen" und „Sorgen" ausgerichtet ist, sondern ebenso auf Aspekte wie Gesundheitsförderung und Prävention.

Neustrukturierung der Ausbildung

Das Gesetz regelt zudem die Voraussetzungen für die Aufnahme in eine Gesundheits- und Krankenpflegeausbildung. Ein Mindestalter für den Zugang zur Ausbildung existiert nicht mehr, es muss jedoch eine gesundheitliche Eignung vorliegen. Zudem sind mindestens ein Realschul-

Aufnahmevoraussetzungen

abschluss oder ein vergleichbarer Abschluss wie z. B. eine abgeschlossene Berufsausbildung nachzuweisen.

Spezielle
Auswahlverfahren

Da diese Kriterien sehr wenig über die tatsächliche Eignung für eine Krankenpflegeausbildung aussagen, haben viele Krankenpflegeschulen ein spezielles Auswahlverfahren entwickelt, mit dem die tatsächlichen Fähigkeiten für die Anforderungen der Ausbildung besser erfasst werden sollen. Es gibt jedoch kein Standardinstrumentarium, mit dem eine (Nicht-)Eignung für den Krankenpflegeberuf festgestellt werden kann. Denn wie bereits in ☞ Kapitel 2.1.1 dargestellt wurde, befindet sich die Schülerin zur Ausbildungszeit zumeist in einer Phase, in der sich ihre Persönlichkeit – und somit auch die Eignung für diese Ausbildung – unter Umständen noch sehr wandelt. Insbesondere im praktischen Teil der Ausbildung zeigt sich häufig, ob der Entschluss richtig war, eine Krankenpflegeausbildung zu absolvieren. Ein intensiver Austausch zwischen Schule und Praxisfeld hilft, Probleme rechtzeitig in den Blick zu nehmen.

2.2.1 Ziele der Krankenpflegeausbildung

Das **Krankenpflegegesetz regelt in § 3 die Zielsetzung** der Ausbildung. Aus dieser wiederum lassen sich die Aufgaben einer Gesundheits- und Krankenpflegerin ableiten.

Übersicht 1: § 3 des Krankenpflegegesetzes

(1) Die Ausbildung (…) soll entsprechend dem allgemein anerkannten Stand pflegewissenschaftlicher, medizinischer und weiterer bezugswissenschaftlicher Erkenntnisse fachliche, personale, soziale und methodische Kompetenzen zur verantwortlichen Mitwirkung insbesondere bei der Heilung, Erkennung und Verhütung von Krankheiten vermitteln. Die Pflege im Sinne von Satz 1 ist dabei unter Einbeziehung präventiver, rehabilitativer und palliativer Maßnahmen auf die Wiedererlangung, Verbesserung, Erhaltung und Förderung der physischen und psychischen Gesundheit der zu pflegenden Menschen auszurichten. Dabei sind die unterschiedlichen Pflege- und Lebenssituationen sowie Lebensphasen und die Selbstständigkeit und Selbstbestimmung der Menschen zu berücksichtigen (Ausbildungsziel).

(2) Die Ausbildung für die Pflege nach Absatz 1 soll insbesondere dazu befähigen,

1. die folgenden Aufgaben eigenverantwortlich auszuführen:
   a) Erhebung und Feststellung des Pflegebedarfs, Planung, Organisation, Durchführung und Dokumentation der Pflege,
   b) Evaluation der Pflege, Sicherung und Entwicklung der Qualität der Pflege,
   c) Beratung, Anleitung und Unterstützung von zu pflegenden Menschen und ihrer Bezugspersonen in der individuellen Auseinandersetzung mit Gesundheit und Krankheit,
   d) Einleitung lebenserhaltender Sofortmaßnahmen bis zum Eintreffen der Ärztin oder des Arztes,

> 2. die folgenden Aufgaben im Rahmen der Mitwirkung auszuführen:
>   a) eigenständige Durchführung ärztlich veranlasster Maßnahmen,
>   b) Maßnahmen der medizinischen Diagnostik, Therapie oder Rehabilitation,
>   c) Maßnahmen in Krisen- und Katastrophensituationen,
> 3. interdisziplinär mit anderen Berufsgruppen zusammenzuarbeiten und dabei multidisziplinäre und berufsübergreifende Lösungen von Gesundheitsproblemen zu entwickeln.

Die praktische Gesundheits- und Krankenpflegeausbildung umfasst insgesamt 2.500 Stunden praktische Ausbildung. 700 Stunden sind im sogenannten Differenzierungsbereich (☞ Kapitel 2.2.2) zu erbringen. Die Theorie umfasst 2 100 Stunden. 500 Stunden davon stehen für die sogenannte Differenzierungsphase in der allgemeinen Gesundheits- und Krankenpflege zur Verfügung.

Nachfolgend werden die Anlagen zur Ausbildungs- und Prüfungsverordnung vorgestellt, die diese Aspekte regeln. Auch die Verteilung und der Umfang der Theorieinhalte werden dargestellt. Es gibt vier Bereiche von „Wissensgrundlagen". Die Unterrichtsthemen wiederum gliedern sich in zwölf Themenbereiche (sogenannte Lernfelder) statt nach Fächern.

Anlagen zur Ausbildungs- und Prüfungsverordnung

Um einen Bezug zu den Ausbildungsinhalten der Ausbildung nach dem alten Gesetz herzustellen, folgt in der zweiten Tabelle eine Übersicht über die Verteilung und den Umfang der theoretischen Fächer nach dem Krankenpflegegesetz von 1985.

Die Wissensgrundlagen der Gesundheits- und Krankenpflegeausbildung nach dem KrPflG von 2003:

1. Gesundheits- und Krankenpflege, Pflegewissenschaften, Gesundheitswissenschaften:
   Umfang von 950 Stunden
   Umfasst alle neuen Inhalte und (mindestens teilweise) die alten Fächer 1, 2 und 8 bis 12.
2. Pflegerelevante Kenntnisse der Naturwissenschaften und Medizin:
   Umfang von 500 Stunden
   Umfasst (mindestens teilweise) die alten Fächer 2 bis 6, die zusammen 700 Stunden ergeben haben.
3. Pflegerelevante Kenntnisse der Sozial- und Geisteswissenschaften:
   Umfang von 300 Stunden
4. Pflegerelevante Kenntnisse aus Recht, Politik und Wirtschaft:
   Umfang von 150 Stunden

Übersicht 2: Verteilung und Umfang der Theorieinhalte nach dem neuen Krankenpflegegesetz

> **Die Fächer des alten Krankenpflege-/Kinderkrankenpflegegesetzes von 1985:**
>
> 1. Berufs-, Gesetzes- und Staatsbürgerkunde: 120 Stunden
> 2. Hygiene und medizinische Mikrobiologie: 120 Stunden
> 3. Biologie, Anatomie und Physiologie: 120 Stunden
> 4. Fachbezogene Physik und Chemie: 40 Stunden
> 5. Arzneimittellehre: 60 Stunden
> 6. Allgemeine und spezielle Krankheitslehre einschließlich Vorsorge, Diagnostik, Therapie und Epidemiologie: 360 Stunden
> 7. Grundlagen der Psychologie, Soziologie und Pädagogik: 100 Stunden
> 8. Krankenpflege/Kinderkrankenpflege: 480 Stunden
> 9. Grundlagen der Rehabilitation: 20 Stunden
> 10. Einführung in die Organisation und Dokumentation im Krankenhaus: 30 Stunden
> 11. Sprache und Schrifttum: 20 Stunden
> 12. Erste Hilfe: 30 Stunden
>
> Zur Verteilung auf die Fächer 1 bis 12: 100 Stunden

Handlungsorientierter
Unterricht

Diese Ausrichtung soll die vielfach kritisierte Unterschiedlichkeit bis hin zur Unvereinbarkeit von schulischen Inhalten und praktisch Umzusetzendem verringern. Statt nach Fächern soll der Unterricht an den komplexen Aufgaben und Anforderungen der Einsatzfelder orientiert erfolgen, und es wird handlungsorientiert in Themenbereichen unterrichtet. Diese Themenbearbeitung hat das Ziel, strikte Fächerorientierungen zu sprengen und problemorientiertes Arbeiten zu fördern. Die Aktivität der Schülerinnen wird dabei in den Vordergrund gestellt. Das Ziel ist der Erwerb von Handlungskompetenz. Die Lernenden sollen über die Reflexion zu einem eigenständigen Urteil gelangen, um in konkreten Situationen im Praxisalltag problemlösend handeln zu können.

Weiterentwicklung
des Curriculums und
Probleme

Viele Theorieinhalte sind bereits vorhanden (vergleiche obige Tabellen) und müssen nicht neu erschlossen werden. In den meisten Bundesländern existieren zudem Rahmenlehrpläne. Diese lassen jedoch Fragen offen. Schulen, die ein gezieltes Profil gestalten möchten, müssen die Feinarbeit selbstständig leisten. So stecken viele Schulen noch immer mitten in der (Weiter-)Entwicklung der Curriculumarbeit. Als problematisch erweist sich zudem vielfach die Kooperation mit den Fremddozenten, v. a. aus dem ärztlichen Bereich, die wenig Flexibilität zeigen, sich auf die neuen Lerninhalte und die vernetzten Methoden einzustellen, die klare Absprachen erfordern.

Für die Mitverantwortlichen der praktischen Ausbildung gibt die oben genannte Auflistung der Wissensgrundlagen eher wenig Aufschluss. Beispielsweise sagt sie nichts darüber aus, zu welchem Ausbildungsabschnitt welche Inhalte vermittelt werden. Es empfiehlt sich, die Schülerin im Erstgespräch nach ihren Theoriekenntnissen zu befragen, die gerade für die praktische Arbeit in ihrem Fachgebiet wichtig sind (☞ Kapitel 4.2.2). Dadurch kann besser abgeschätzt werden, was die Schülerin an Vorwissen mitbringen müsste. Dies wiederum hat maßgeblichen Einfluss auf die

Anleitung und Einarbeitung dieser Schülerin und letztendlich auch auf die Zufriedenheit aller an der Anleitung beteiligten Personen.

2.2.2 Einsatzzeiten in den einzelnen Fachgebieten und daraus ableitbare Konsequenzen

Die praktische Krankenpflegeausbildung wird ebenfalls im Krankenpflegegesetz geregelt. Die Praxiszeiten werden grob in nachfolgende drei Bereiche aufgeteilt:

1. Allgemeinbereich
2. Differenzierung
3. Verteilung

Zu 1. Der Allgemeinbereich differenziert sich wie folgt:
1. Gesundheits- und Krankenpflege stationär (800 Stunden):
   - Kurativ in sieben verschiedenen Fachgebieten: Innere Medizin, Geriatrie, Neurologie, Chirurgie, Gynäkologie, Pädiatrie, Wochen- und Neugeborenenpflege
   - Palliativ in zwei der vorgenannten sieben Gebiete
   - Rehabilitativ in zwei der vorgenannten sieben Gebiete

Dies bedeutet, dass eine Station eventuell mehrere Bedingungen gleichzeitig erfüllen kann.

2. Gesundheits- und Krankenpflege ambulant (500 Stunden):
   - Präventiv
   - Kurativ
   - Rehabilitativ
   - Palliativ

Die medizinischen Fachgebiete spielen keine Rolle. Allerdings müssen die Einsätze (überwiegend) außerhalb des Krankenhauses erfolgen.

Zu 2. Der Differenzierungsbereich ist wie folgt aufgeteilt:
1. Gesundheits- und Krankenpflege stationär (700 Stunden):
   - Innere Medizin
   - Chirurgie
   - Psychiatrie

2. Gesundheits- und Kinderkrankenpflege stationär (700 Stunden):
   - Pädiatrie
   - Neonatalogie
   - Kinderchirurgie
   - Neuropädiatrie
   - Kinder- und Jugendpsychiatrie

Übersicht 4: Praxiseinsatzzeiten in den verschiedenen Schwerpunkten

Zu 3. Zur Verteilung stehen 500 Stunden, die auf 1. Allgemeiner Bereich und 2. Differenzierungsbereich zu verteilen sind.

Quelle: Zweite Handreichung für die Umsetzung des Krankenpflegegesetzes (KrPflG) und der Ausbildungs- und Prüfungsverordnung für die Berufe in der Krankenpflege (KrPflAPrV) mit dem Schwerpunkt „Lernort Praxis", Tilmann Kommerell, Johannes Nau, Arbeitsgruppe beim Sozialministerium Baden-Württemberg 2003.

Erwerb eines breit angelegten Wissens

Die Verteilung der Stunden zeigt, dass **sehr viele Fachgebiete** während der Ausbildung durchlaufen werden. In anderen Berufen erfolgt die Ausbildung mehrzweigig nach Schwerpunkten geordnet (z. B. Gärtnergeselle mit Fachrichtung Zierpflanzenbau oder Gemüsebau oder Baumschule). In der Kranken- und Gesundheitspflegeausbildung wird dagegen ein **allgemeiner Abschluss** erzielt, der weiterhin den **Zugang in alle Fachrichtungen** ermöglicht. Einerseits ist die Ausbildung dadurch sehr vielfältig, andererseits kann in fast keinem Teilbereich fachliche Sicherheit erworben werden. Die praktische Ausbildung gestaltet sich dadurch zwar einerseits sehr abwechslungsreich für die Schülerinnen, erfordert jedoch zugleich ein hohes Maß an Flexibilität und Anpassungsvermögen. Unter Umständen werden sie während eines Einsatzes mit verschiedenen Pflegedimensionen gleichzeitig konfrontiert.

Hier wiederum ist die Praxisanleiterin gefragt. Sie sollte die Schülerin im Pflegealltag auf diese unterschiedlichen Pflegedimensionen bei ihren Patienten aufmerksam machen. Damit es ihr selbst leichter fällt, diese zu unterscheiden, wird nachfolgend eine kurze Begriffsklärung vorgenommen.

Definitionen

Begriffsklärung der vier Pflegedimensionen:

- **Präventive Pflege:** Vorbeugung von Krankheiten. Sie umfasst die primäre (Gesundes gesund erhalten, z. B. Zahnprophylaxeaktionen in Schulen), sekundäre (Früherkennung von Krankheiten, z. B. Krebsvorsorge) und tertiäre Prävention (Verschlechterung/ Komplikationen vermeiden: Prophylaxen). Hier weist die Aufgabe der Pflegenden eindeutig über das Krankenhaus als Arbeitsort hinaus.
- **Kurative Pflege:** Die therapeutische Pflege (immer noch meist auf Anordnung des Arztes) hat einen eigenständigen Anteil an der Genesung des Patienten.
- **Rehabilitative Pflege:** Entdecken und Entfalten von Fähigkeiten und Kräften des Patienten, z. B. in Bezug auf soziale Kompetenzen, der Verringerung von Abhängigkeit und der Bewältigung von Verlusten
- **Palliative Pflege:** umfassende Begleitung, Betreuung und Pflege unheilbar Kranker

Fast alle Fachgebiete, unter Umständen bereits die Pflege eines Patienten, zeichnen sich durch eine Mischung der Pflegedimensionen aus. Ein Beispiel soll dies verdeutlichen:

> **Beispiel**
>
> Frau B., 72 Jahre alt, adipös, hat ein neues Hüftgelenk erhalten …
> Bei Frau B. steht in der unmittelbaren postoperativen Phase die kurative und präventive Pflege im Vordergrund:
> - Kurative Pflege: z. B. Verabreichung der verordneten Schmerzmedikation und Infusionen
> - Präventive Pflege: prophylaktische Maßnahmen anwenden, z. B. zur Dekubitus- und Pneumonieprophylaxe
>
> Sobald Frau B. mobilisiert werden kann, steht die rehabilitative und präventive Pflege, auch in der Zusammenarbeit mit der Physiotherapie und Diätberaterin, im Vordergrund:
> - Frau B. wird angeleitet, sich zunehmend selbstständig zu bewegen, z. B. 1. im Bett, 2. an den Bettrand setzen, 3. Aufstehen, 4. Laufen mit Unterarmgehstützen.
> - Frau B. soll zum Abnehmen motiviert werden, damit ihre Gelenke in Zukunft weniger belastet sind. Sie wird hinsichtlich ihrer zukünftigen Ernährung zu Hause beraten.

Nachfolgend werden weitere Konsequenzen der oben genannten Vorgaben für die praktische Ausbildung dargestellt.

Nicht immer ist gewährleistet, dass alle geforderten Einsätze am Ausbildungskrankenhaus erfolgen können. Es ist daher notwendig, mit **anderen Kliniken** Einsatzverträge abzuschließen, um die Schülerinnen auch in anderen Krankenhäusern einzusetzen. Für die Praxisanleiterin ist es besonders anspruchsvoll, Schülerinnen aus anderen Häusern einzuarbeiten, da diese eventuell ganz andere Vorbedingungen mitbringen. Häufig macht dabei die Praxisanleiterin jedoch einen Fehler: Sie erwartet von den Schülerinnen, dass sie sich ganz den Arbeitsweisen der neuen Station anpassen, unabhängig davon, ob deren Arbeitsweise ebenfalls korrekt zum Ziel führen würde. Dadurch sind **Konflikte** häufig vorprogrammiert.

Externe Schülereinsätze

Um Konflikte zu verhindern, sollte ein intensiver Austausch über bereits vorhandene Fähigkeiten stattfinden und geklärt werden, wo es fachliche Unstimmigkeiten gibt. Es kann hilfreich sein, die Schülerin aufzufordern, die Standards durchzulesen und all jene beiseite zu legen, bei denen sie anders vorgeht. Anschließend sollte dann ein gemeinsames Fachgespräch über die unterschiedlichen Methoden, Prinzipien und Kenntnisse erfolgen. Dabei sollte zugleich festgelegt werden, ob die Schülerin ihre bereits erworbenen Kenntnisse auch auf dieser Station anwenden kann, oder ob es erforderlich ist, die hausinternen Standards zu übernehmen. Wenn sich diese begründen lassen, wird jede Schülerin sicherlich willig und interessiert sein, ihr Fachwissen zu erweitern und zu verändern. Die Außeneinsätze führen zugleich dazu, dass die Schülerin unter Umständen viele Monate außerhalb des Hauses verbringt. Dies wiederum bedenken viele Examinierte nicht und erwarten dementsprechend viel von einer Schülerin im 4./5. Semester. Spezielle, hausinterne Kenntnisse werden vorausgesetzt, und es wird der Schülerin negativ angelastet, wenn sie über diese (nicht mehr) verfügt. Die Schülerin fühlt sich im Gegenzug schlecht angeleitet und wird unzufrieden. Hilfreich ist wieder ein intensives Erstgespräch (☞ Kapitel 4.2.2), in dem u. a. geklärt werden muss, bei welchen bereits vermittelten Tätigkeiten sich die Schülerin durch die langen Außeneinsätze unsicher fühlt.

Sicherheit wird der Schülerin vermittelt, wenn zumindest das eigene Haus über **einheitliche Organisationsstrukturen** verfügt. Dies bedeutet z. B.: Alle Stationen sind identisch eingerichtet, Materialschränke sind gleich gefüllt, die Ausarbeitung der Visite und die Kurvenführung erfolgen nach den gleichen Grundsätzen, Pflegestandards existieren und werden angewendet. Dadurch hat die Schülerin mehr Zeit, um sich um die wirklich neuen Inhalte zu kümmern.

Durch das hohe Maß an Abwechslung, durch die vielfältigen Einblicke, die der Schülerin in die Berufs- und zukünftige Arbeitswelt gewährt werden, gestalten sich die drei Ausbildungsjahre sehr vielseitig. Die Schülerinnen eignen sich vielschichtiges Wissen an; der Einsatz ist aber oft dann beendet, wenn sie sich richtig eingearbeitet und begonnen haben, sich wohl zu fühlen. Dennoch lohnt es sich auch, eine Schülerin während eines kurzen Einsatzes gut anzuleiten. Vielleicht erhält die betreffende Station dann nicht mehr den Lohn der Arbeit, aber dem Haus kommt eine gut eingearbeitete Schülerin zugute. Vielleicht kommt diese Schülerin ja auch eines Tages als examinierte Krankenschwester auf diese Station, und spätestens dann profitieren alle von einer gut ausgebildeten Pflegekraft.

2.2.3 Räumliche Voraussetzungen

Räumliche Voraussetzungen und Lernbedingungen

Damit eine Krankenpflegeschule staatlich anerkannt wird, d. h. ausbilden darf, müssen bestimmte **räumliche Voraussetzungen** erfüllt sein. Das Krankenpflegegesetz schreibt vor, dass die Schule zur Sicherstellung der praktischen Ausbildung mit einem Krankenhaus verbunden sein muss oder sich mehrere Krankenhäuser als Gesellschafter zusammenschließen und eine gemeinsame Schule (z. B. als GmbH) gründen. Außerdem muss die Schule die für die Ausbildung erforderlichen Räume und Einrichtungen sowie ausreichende Lehr- und Lernmittel bereitstellen. Neben den Klassenräumen werden also Räume für die Vor- und Nachbereitung von klinischem Unterricht, für selbst organisiertes Lernen, für Gruppenarbeiten usw. sowie eine Bibliothek mit aktuellen Fachbüchern vorgeschrieben.

Räumliche Voraussetzungen für die praktische Anleitung wiederum sind nicht vorgeschrieben. Da die praktische Ausbildung und Anleitung zumeist direkt am Patienten stattfindet, sind die **Lernvoraussetzungen** nicht immer ideal. So ist es z. B. sehr schwierig, in einem Mehrbettzimmer Pflegetätigkeiten zu vermitteln, bei denen ein Lernziel die Wahrung der Intimsphäre ist. Hier sollte nicht nur auf die Forderung verwiesen werden, sondern zugleich eine praktische Konsequenz gezogen werden, indem Mitpatienten aus dem Zimmer geschickt werden oder ein Sichtschutz aufgestellt wird. Auch Unruhe durch Mitarbeiter, Besucher u. a. Personen behindert die Anleitung. Hilfreich kann es z. B. sein, außen ein Schild mit der Aufschrift „Bitte nicht stören" o. ä. anzubringen. Gespräche vor/über/nach Tätigkeiten sollten nicht im Patientenzimmer oder inmitten der allgemeinen Hektik des Stationszimmers geführt werden. Es müssen zusätzliche Räume wie z. B. die Küche oder ein Aufenthaltsraum zur Verfügung stehen. Eine ansprechende Gestaltung dieser Räume durch die Mitarbeiter sorgt für eine behaglichere Atmosphäre, die sich ihrerseits positiv auf die Gesprächsbereitschaft auswirkt.

2.2.4 Gesetzliche Rahmenbedingungen und ihre Auswirkungen auf den Pflegealltag

Gesetzliche Veränderungen im Gesundheitswesen beeinflussen den Krankenhausalltag maßgeblich. Diese werden daher mit möglichen Auswirkungen auf den Pflege- und Anleitealltag im Folgenden dargestellt. 1989 trat das Gesundheitsreformgesetz (GRG) in Kraft, durch das eine Erneuerung des gesamtdeutschen Gesundheitswesens eingeleitet werden sollte. Es führte jedoch nur zu geringfügigen Verbesserungen der Wirtschaftlichkeit, so dass bereits Ende 1992 das Gesundheitsstrukturgesetz (GSG) verabschiedet wurde. Es diente dazu, die überproportionale Ausgabenentwicklung zu bremsen. Insbesondere für den Bereich stationärer, ärztlicher und zahnärztlicher Versorgung sowie für den Arznei-, Heil- und Hilfsmittelbereich wurden Budgets eingeführt. Die Budgetierung hatte zur Folge, dass die Vergütung der einzelnen Leistung sank, wenn die Mengenzunahme erbrachter oder verordneter Leistungen den gesetzlich vorgegebenen Budgetzuwachs überstieg. Die geschilderten gesetzlichen Rahmenbedingungen wurden schrittweise durch das 2002 verabschiedete Fallpauschalengesetz abgelöst. Dieses sollte zu mehr Qualität, Wirtschaftlichkeit und Transparenz in den Krankenhäusern führen. Das Gesetz sollte die notwendigen Rahmenbedingungen setzen, um das Leistungssystem auf DRG's (Diagnosis Related Groups) umzustellen. Damit wurde die Leistungsvergütung von Pflegesätzen auf die Zahlung von Fallpauschalen umgestellt. Seither erhält das Krankenhaus ein pauschales Entgelt, dem Durchschnittswerte für die Behandlungskosten entsprechend der Diagnose eines Patienten zugrunde gelegt werden. Dieser Festpreis richtet sich nach der Diagnose des Falles. Zusätzlich zu den Fallpauschalen erhalten die Krankenhäuser gegebenenfalls weitere Entgelte. Diese decken z. B. Besonderheiten einzelner Behandlungsverläufe und Sonderleistungen ab. Durch die Abrechnung nach den DRG's entsteht für die Kliniken ein Anreiz, so viele Fälle wie möglich in möglichst kurzer Zeit zu behandeln. Dennoch muss es den Beteiligten darum gehen, die Qualität der medizinisch-pflegerischen Versorgung auf einem hohen Niveau zu erhalten. Qualitätssichernde Maßnahmen wie z. B. die Zertifizierung nach KTQ (Kooperation für Transparenz und Qualität im Krankenhaus) können die Qualitätssicherung in deutschen Krankenhäusern wesentlich voranbringen. Neben den DRG's üben das Pflegeversicherungsrecht, die Psychiatriepersonalverordnung, die Pflegepersonalverordnung und die Heimpersonalverordnung maßgeblichen Einfluss auf den Gesundheitssektor und somit auch auf die Pflege aus. Die nachfolgenden Aspekte, die gerade auch für die praktische Anleitung eine wichtige Rolle spielen, müssen von der Praxisanleiterin berücksichtigt werden.

Auswirkungen der gesetzlichen Veränderungen

Konsequenzen für die
Schüleranleitung

Durch den **Bettenabbau** und die **verkürzte Verweildauer** der Patients steigt der Arbeitsaufwand gerade für die Pflegenden erheblich. Einerseits ist der Aufnahme- und Entlassungsaufwand erheblich größer, und andererseits müssen pflegerische Schwerpunkte viel gezielter als früher gesetzt werden. Dies erfordert von den Pflegenden eine gute **Organisation** und **Strukturierung** des Aufnahme- und Entlassungsverfahrens sowie der administrativen Tätigkeiten. Auch für die **Pflegeanamnese** steht weniger Zeit zur Verfügung. Und dennoch ist sie wichtiger als je zuvor, um abzuschätzen, welche Problemstellungen mit welchen Zielen und Maßnahmen innerhalb des kurzen Krankenhausaufenthaltes beachtet werden müssen. Die **Pflegeplanung** ist ein wichtiges Instrument zur **Qualitätssicherung,** das von Elementen wie z. B. Pflegestandards unterstützt wird. Sehr wichtig ist gerade bei einer **verkürzten Verweildauer** und einem **eingeschränkten Budget** die **Kooperation im interdisziplinären Team;** dazu gehören z. B. die Ärzte, Sozialarbeiter, Physiotherapeuten und Diätassistenten. Pflegende müssen dabei diejenigen Ergebnisse identifizieren, die transparent aufzeigen, welchen Beitrag die Pflege zu einem Behandlungsverlauf geleistet hat. Qualifizierte Leistungen der Gesundheits- und Krankenpflege tragen wesentlich dazu bei, die in der DRG-Kalkulation vorgegebene Verweildauer von Patienten einzuhalten.

Das Wirtschaftlichkeits- und Effizienzdenken lässt sich auch nicht für den Pflegebereich aussparen. Es gilt, Arbeitsstrukturen und -abläufe zu überdenken und so zu organisieren, dass mit dem zur Verfügung stehenden Personal die **bestmögliche Pflege** gewährleistet wird. Auch das Stationsbudget muss sinnvoll eingesetzt werden und setzt z. B. einen bewussteren Umgang mit Einmal-Material oder der Bestellung von Spezialbetten voraus.

Der Patient als Kunde

Zugleich rückt der Patient stärker als zuvor in den **Mittelpunkt.** Die Tatsache, dass er in vielen Krankenhäusern bereits als Kunde bezeichnet wird, spiegelt die Hinwendung zur Wettbewerbs- und Dienstleistungsorientierung wider.

Das Krankenhaus als
Dienstleistungsunternehmen

Die Krankenhäuser treten untereinander **in Konkurrenz.** Und wer bestehen will, muss bessere Leistungen als andere Häuser bieten. So kommen auch die **Professionalisierungsbestrebungen in der Pflege** zum richtigen Zeitpunkt. Es gilt gemeinsam zu überlegen, was getan werden muss, damit aus dem abhängigen Patienten ein zufriedener Kunde wird. Insbesondere auf der Informations- und Kommunikationsebene hat der Patient einen hohen Klärungsbedarf. Auf vielen Stationen liegen diesbezüglich noch erhebliche Defizite vor. Durch die Bevorzugung des ambulanten Sektors vor dem stationären Sektor befinden sich im Krankenhaus immer weniger leicht erkrankte und immer mehr schwer kranke Menschen. Verstärkt wird dieser Prozess noch durch die demographische Entwicklung, da der Anteil alter und somit häufig multimorbider Menschen in der Bevölkerung ständig steigt. Dies bedeutet, dass der **Pflegeaufwand** für den Einzelnen wächst und sich somit auch die **physischen** und **psychischen Belastungen** der sie Pflegenden ständig erhöhen. Hier müssen das Team und der Arbeitgeber Kompensationsmöglichkeiten entwickeln, um nicht unnötig „auszubrennen". Außerdem müssen neue geriatrische Konzepte entwickelt werden.

Für den ambulanten Bereich zieht diese Entwicklung ein breites Aufgabenspektrum nach sich. Immer mehr Menschen werden pflegerisch zu Hause versorgt – manchmal auch unmittelbar postoperativ. Auch in diesem Bereich müssen daher neue Konzepte entwickelt werden, damit alle Zielgruppen individuell betreut werden können. Auch hier ist die **Zusammenarbeit** in einem **interdisziplinären Team** eine wichtige Voraussetzung für ein Gelingen der neuen Aufgaben. Zugleich gewinnen Maßnahmen der **Prävention** und **Gesundheitsförderung** große Bedeutung. Und es sollten Konzepte entwickelt werden, die transparent machen, wie diese Aspekte auch im Pflegealltag Eingang finden.

Veränderte Anforderungen an die ambulante Pflege

All diese Faktoren spielen für die Schüleranleitung eine wichtige Rolle. Im nachfolgenden Abschnitt wird daher beleuchtet, welche Ziele von der Praxisanleiterin in der praktischen Ausbildung schwerpunktmäßig vermittelt werden müssen.

2.2.5 Nach der Ausbildung erforderliche übergeordnete Kenntnisse

Die **Ausbildungsrichtlinien** gibt der Gesetzgeber bereits vor. Aus dem Krankenpflegegesetz lassen sich zudem **übergeordnete Ausbildungsziele** ermitteln (vgl. § 3 des Krankenpflegegesetzes). Hier wird deutlich, dass die Ausbildung in der Gesundheits- und Krankenpflege mit dem Gesetz von 2003 eine neue Ausrichtung bekommen hat. Zuvor war die Krankenpflege vorrangig auf die Sicherung des medizinischen Versorgungsauftrags ausgerichtet. Dementsprechend krankheits-, medizinisch- und medizintechnisch-orientiert waren die Qualifikationsanforderungen, die sich fast ausschließlich an dem sich in der stationären Behandlung befindlichen kranken Menschen orientierten.

Das neu verabschiedete Gesetz verfolgt einen **ganzheitlichen Ansatz** und betrachtet den Erwachsenen als die Summe gesundheits-, krankheits-, persönlichkeits- und sozialbezogener Aspekte. Es gibt somit eine **Orientierung** von der **Krankheit zur Gesundheit**. Die Handlungsfelder der Pflege werden über die kurative Pflege hinaus auf präventive, rehabilitative und palliative Bereiche erweitert. Außerdem wird das Pflegehandeln wissenschaftlich fundiert und erfährt erstmals eigenverantwortliche Zuständigkeiten.

Der ganzheitliche Ansatz

Diese **Umorientierung** ist nicht zuletzt durch die gesellschaftlichen und wirtschaftlichen Umwälzungen der letzten Jahre mit initiiert worden. Das Sozialsystem hat immer geringere finanzielle Ressourcen. Der Bedarf an Pflegeleistungen dagegen wächst stetig. So sehen sich die in der Pflege Tätigen der Tatsache ausgesetzt, dass immer mehr pflegerische Tätigkeiten von immer weniger Personal bewältigt werden müssen. Zudem verändert sich das zugrunde liegende pflegerisch-medizinische Fachwissen sehr schnell.
Um handlungsfähige Pflegepersonen auszubilden und selbst handlungsfähig zu bleiben, müssen daher auch **Schlüsselqualifikationen** vermittelt und erworben werden.

Bedeutung von
Schlüsselqualifikationen

> Es sind Qualitäten, die das sich schnell verändernde theoretische Wissen überdauern und die benötigt werden, um langfristig beruflich handlungsfähig zu bleiben. Schlüsselqualifikationen befähigen dazu, auf unvorhergesehene und neue Anforderungen so flexibel und mobil reagieren zu können, dass die einmal erworbene Berufsqualifikation erhalten bleibt. Es sind **Fähigkeiten, Einstellungen** und **Strategien,** mit deren Hilfe **Probleme gelöst** und **neue Kompetenzen in möglichst vielen Bereichen** erworben werden können. Sie können als Voraussetzung für die Bewältigung von Anforderungen in einer flexiblen Arbeitswelt gesehen werden.

Durch den Erwerb von Schlüsselqualifikationen lassen sich folgende Ziele erreichen: erhöhte Lerneffizienz, gesteigerte Transfermöglichkeiten erworbener Fähigkeiten und Fertigkeiten, Motivationssteigerung sowie eine erhöhte Flexibilität gegenüber Arbeitsaufgaben und beruflichen Laufbahnentscheidungen. Im theoretischen und praktischen Ausbildungsbereich dürfen daher die Kenntnisse, Fähigkeiten, Fertigkeiten, Einstellungen und Werthaltungen nicht nur auf die berufliche Qualifikation gerichtet sein, sondern zudem auf eine **ganzheitliche Persönlichkeitsentwicklung.** Dabei sollten Schlüsselqualifikationen integriert mit speziellen berufs- oder fachspezifischen Qualifikationen vermittelt werden. Durch das Zusammenwirken von spezifischen fachlichen und übergreifenden Qualifikationen kann sich eine **berufliche Handlungsfähigkeit** entwickeln.

2.3   Berufliche Handlungskompetenz in der Gesundheits- und Krankenpflegeausbildung und ihre Auswirkungen auf die Schüleranleitung im Pflegealltag

Der Begriff der Schlüsselqualifikationen mündet in den Kompetenzbegriff. Diese sind sogar im Krankenpflegegesetz (KrPflG) von 2003 aufgeführt. Dort heißt es:

Übersicht 5: § 3 des
Krankenpflegegesetzes

> §3 KrPflG Die Ausbildung (...) soll entsprechend dem allgemein anerkannten Stand pflegewissenschaftlicher, medizinischer und weiterer bezugswissenschaftlicher Erkenntnisse **fachliche, personale, soziale und methodische Kompetenzen** zur verantwortlichen Mitwirkung insbesondere bei Heilung, Erkennung und Verhütung von Krankheiten vermitteln.

Damit werden erstmalig in der Geschichte des Krankenpflegegesetzes die Merkmale beruflicher Handlungskompetenz verwendet. Was jedoch heißt berufliche Handlungskompetenz?

Handlungskompetenz erfasst als Summe die Erfahrungen, das Wissen und die Fertigkeiten eines Menschen, die ihn dazu befähigen, seine beruflichen, gesellschaftlichen und privaten Aufgaben und Anforderungen verantwortlich und eigenständig zu bewältigen und zu reflektieren.

Berufliche Handlungskompetenz

Die Aufnahme des Kompetenzbegriffes in das Krankenpflegegesetz zeigt die zunehmende Professionalisierung der Pflege, die nun nicht mehr „Handlanger" des Arztes ist, sondern eigenständige kurative, präventive und rehabilitierende Aufgaben übernimmt. „Pflege" muss jedoch zeigen, wie sie dieser neuen Aufgabe und Anforderung gerecht wird. Hierfür benötigt sie den Kompetenzbegriff.

Da der Kompetenzbegriff sehr vielschichtig ist, wird er meist operationalisiert: Er wird in Kategorien aufgeschlüsselt, um mit ihm arbeiten zu können (vgl. auch Gesetzestext). So ist die Handlungskompetenz in der Gesundheits- und Krankenpflegeausbildung in vier Kategorien aufgeteilt. Diese Aufteilung ist hilfreich. Dennoch darf nicht übersehen werden, dass im Berufsalltag – z. B. der ganzheitlichen Versorgung eines krebskranken Menschen, der eine Zytostatikatherapie erhält – meistens alle Kompetenzen gefordert sind und sich überschneiden. Eine eindeutige Zuordnung, z. B. für die Abschlussbeurteilung, wird nicht immer eindeutig möglich sein. Der Begriff der beruflichen Handlungskompetenz muss daher immer wieder auch als Ganzes gesehen werden.
Nachfolgend ein Beispiel für eine Einteilung in Kategorien.

Fachkompetenz

Fachkompetenz ist die Fähigkeit und Bereitschaft, Aufgaben selbstständig, verantwortlich, fachlich und methodisch richtig durchzuführen und zu beurteilen.

Definition: Fachkompetenz

Sie erfolgt auf Grundlage erworbener Qualifikationen, die Kenntnisse, Fertigkeiten und Fähigkeiten beinhalten.
Diese Kompetenz zeigt sich im Pflegealltag z. B. in nachfolgenden Situationen:
• die Gesundheit von anvertrauten Patienten ganzheitlich fördern, erhalten, wiederherstellen und schützen
• sterbende Menschen begleiten und bedürfnisorientiert unterstützen
• bei Behandlungen und Untersuchungen mitwirken und diese ausführen
• andere Menschen aus der beruflichen Beziehung heraus beraten und anleiten, z. B. Patienten, Angehörige, Schülerinnen
• ressourcenorientiertes Arbeiten, um die Umwelt zu schützen

Individualkompetenz (auch persönliche/personale Kompetenz genannt)

Definition:
Individualkompetenz

> Individualkompetenz ist die Fähigkeit und Bereitschaft, sich selbst im Rahmen der Arbeitsaufgabe oder der Arbeitsgruppe zu entwickeln und dabei die eigene Begabung, Motivation und Leistungsbereitschaft zu entfalten.

Bei der Vermittlung von Fähigkeiten sollte also auch die Individualität der Schülerin gefördert werden. Die Anleiterin sollte also herausfinden, wo die besondere Begabungen der Schülerin liegen, und diese unterstützen.

Diese Kompetenz zeigt sich im Pflegealltag z. B. in nachfolgenden Situationen:

- angemessener Umgang mit Nähe und Distanz in den beruflichen Beziehungen zu den Patienten, Angehörigen und Teammitgliedern
- Auseinandersetzung/Offenheit für Neues und dabei eigene Ideen einbringen
- Selbstbewusstsein und Selbstvertrauen im Umgang mit den eigenen Stärken und Schwächen haben; den eigenen Standpunkt immer wieder selbstkritisch reflektieren
- die eigene berufliche Entwicklung durch selbstbestimmtes Handeln mitgestalten
- trotz hoher physischer und psychischer Berufsanforderungen in der Balance bleiben

Sozialkompetenz

Definition:
Sozialkompetenz

> **Sozialkompetenz** ist die Fähigkeit und Bereitschaft, sich mit anderen – unabhängig von Alter, Geschlecht, Herkunft, Bildung usw. – rational und verantwortungsbewusst auseinanderzusetzen, sich gruppen- und beziehungsorientiert zu verhalten.

Gerade für den Beruf der Krankenpflege ist diese Qualifikation eine wesentliche Voraussetzung, denn Pflege ist immer zugleich Beziehungsgestaltung.

Diese Kompetenz zeigt sich im Pflegealltag beispielsweise in nachfolgenden Situationen:

- Kommunikationsfähigkeit auf allen Ebenen von non-verbal bis verbal, an die jeweilige Person und Situation angepasst
- Empathie zeigen, indem die Gefühle anderer Menschen (z. B. Patienten, Angehörige) differenziert wahrgenommen und das Handeln daran ausgerichtet erfolgt
- kritikfähig sein, d. h. in der Lage sein, fach- und sachbezogene Kritik anzunehmen und zu äußern
- konfliktfähig sein, d. h. gegensätzliche Meinungen, Konflikte und Schwierigkeiten konstruktiv bewältigen
- Rollendistanz und -akzeptanz, d. h. die eigene Rolle mit Erwartungen von anderen Menschen abgleichen und sich damit kritisch auseinandersetzen

Methodenkompetenz

> **Methodenkompetenz** ist die Fähigkeit und Bereitschaft, für beste-
> hende Lern- und Arbeitsaufgaben systematisch und selbstständig
> Lösungswege zu finden und anzuwenden.

Definition:
Methodenkompetenz

Immer wieder werden Pflegende mit Situationen konfrontiert, für die es
kein vorgefertigtes Lösungsschema gibt, sondern kreative Lösungen gefordert werden. Wenn in der praktischen Anleitung die oben genannten
Aspekte berücksichtigt werden und die theoretische Ausbildung dieselben Ziele verfolgt, kann die Schülerin handlungsfähig werden und erhält
sich somit ihre Berufsbefähigung.
Diese Kompetenz zeigt sich im Pflegealltag z. B. in nachfolgenden Situationen:
- die Fähigkeit, zu planen und zu organisieren (selbstorganisiertes Arbeiten)
- die Fähigkeit, Probleme zu lösen und Entscheidungen zu treffen, d. h.
  in der Lage sein, situationsangepasste Entscheidungen zu treffen
- die Fähigkeit, die tägliche Arbeit ökonomisch zu gestalten, z. B. durch
  gezielte Organisation der Arbeitsabläufe, ein gutes Zeit- und Ressour-
  cenmanagement

2.4 Förderung und Entwicklung von beruflicher Handlungskompetenz

Der Pflegealltag ist durch einen hohen Anpassungsdruck an sich schnell
verändernde Arbeitsumgebungen gekennzeichnet. Das Arbeiten der Pflegenden erfolgt zunehmend selbstständiger in einem multiprofessionellen
Team und fallbezogen. Neben der Fachkompetenz gewinnen die Sozial-,
Personal- und Methodenkompetenz daher an Bedeutung. Dies hat Auswirkungen auf den Arbeitsalltag der Praxisanleiterin, denn ihr muss es
– in enger Kooperation mit dem Lernort Schule – gelingen, die Schülerin
bis zum Examen in allen Kompetenzebenen zu schulen.

Um Kompetenzen zu vermitteln, müssen die Ausbildungsinhalte unter-
sucht werden. Es muss geklärt werden: Was ist wesentlich, berufstypisch,
grundsätzlich oder nebensächlich? Wenn hierüber Klarheit besteht, liegt
ein nächster Schritt darin, **Situationen** zu **systematisieren** und **pädagogisch aufzubereiten**. Es werden also stationsbezogene Zusammenhänge,
Verfahren, Arbeitsabläufe, Arbeitsorganisation und Arbeitsstrukturen so
aufgeschlüsselt, dass die Schülerin sie erfassen kann. So erhält sie die
Chance, erlernte Fähigkeiten, Kenntnisse und Fertigkeiten anzuwenden,
zu erweitern und zu vertiefen.
Neben der Vermittlung von Fachkompetenz, durch die vorrangig Kenntnisse und Fertigkeiten vermittelt werden, muss es in der Gesundheits- und
Krankenpflegeausbildung darum gehen, auch die anderen Kompetenzen
zu vermitteln. Diese beinhalten z. B. die Fähigkeit zur Analyse, Synthese,

Systematisierung der
Ausbildungsinhalte

Selbstständigkeit, Übernahme von Verantwortung, Urteils- und Kooperationsfähigkeit.

Kompetenzen und Persönlichkeitsbildung

Anders als die Fertigkeiten lassen sich diese Kompetenzen nicht auswendig lernen (z. B. eine Handlungskette) oder trainieren (z. B. kinästhetisches Arbeiten). Sie entstehen nur, wenn die nötigen Entwicklungsbedingungen vorhanden sind, als ein selbstschöpferischer „Akt".

Kompetenzen sind somit umfassend: Sie integrieren allgemeine und berufliche Bildung und münden in die Bildung der Persönlichkeit.

Die Ausbildung – auch in der Praxis – muss somit über die reine Vermittlung von Qualifikationen auf den Erwerb umfassender Kompetenzen ausgerichtet sein. Voraussetzung dafür ist ein differenziertes und individuelles Lernen, das verschiedene Lernstile und -voraussetzungen berücksichtigt (☞ Kapitel 3.3).

Selbstgesteuertes Lernen

Die Schülerinnen müssen zu selbstgesteuertem Lernen befähigt werden. Dies stärkt die Eigeninitiative und Reflexionsfähigkeit; Engagement und Verantwortungsbewusstsein bilden sich heraus. Diese Selbstständigkeit zeigt sich z. B. in der Beteiligung der Schülerinnen am Ablauf und an der Kontrolle ihres Ausbildungsgeschehens (☞ Kapitel 3.7.3).

Das neue Gesetz fordert somit auch einen Wandel in dem Rollenverständnis der Praxisanleiterin hin zu einer Moderatorin und Beraterin in Lernprozessen und der Organisatorin von Lernsituationen, weg von der reinen Unterweiserin und Qualifikationsvermittlerin. Diese Forderungen wiederum können nur erfüllt werden, wenn die Rahmenbedingungen den Lernprozess **positiv** beeinflussen.

3 Rahmenbedingungen für den Ablauf von Lernprozessen

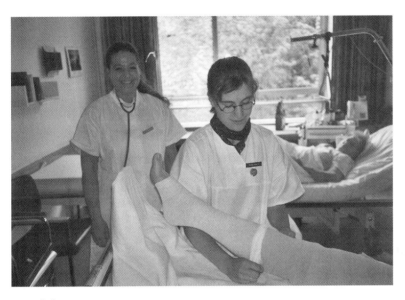

Lernziele

➡ Sie sollen Wege und Modelle für ein effektives und die Eigenständigkeit der Schülerin förderndes Lernen in der Praxis kennen- und umsetzen lernen.

➡ Sie sollen verstehen, weshalb es wichtig ist, eine positive Lernatmosphäre zu gestalten und Anleitungssituationen vorzubereiten.

➡ Sie sollen erkennen, welche Besonderheiten Ihr Fachgebiet für die Schülerin bereithält und wie Sie diese vermitteln können.

Lernen muss gelernt werden. Diese Aussage lässt sich auch auf die Gesundheits- und Krankenpflegeausbildung übertragen. Neben den persönlichen Voraussetzungen, die eine Schülerin mitbringt, hängt der Lernerfolg auch von Voraussetzungen ab, die sich von außen steuern lassen.

Positive Lernbedingungen lassen sich besser und gezielter gestalten, wenn Grundlagenkenntnisse vorhanden sind. Das nachfolgende Kapitel stellt Möglichkeiten des effektiven Lernens vor. Außerdem finden Sie verschiedene Modelle und Lerntheorien, die sich für ein Lernen in der Praxis eignen.

Die Rahmenbedingungen können auch hemmend wirken. Deshalb werden Möglichkeiten vorgestellt, diese positiv zu gestalten, um den

> Lernerfolg zu vergrößern. Zudem ist es ein Anliegen, Besonderheiten des Lernens in einzelnen Fachgebieten herauszuarbeiten, da sie eine besondere Lernmotivation für Schülerinnen darstellen können. Dies ist jedoch nur dann der Fall, wenn diese Besonderheiten Ihnen und den Mitarbeiterinnen bekannt sind.

3.1   Rund um das Lernen

Ziele in der Gesundheits- und Krankenpflegeausbildung

In der Gesundheits- und Krankenpflegeausbildung sollte als Ziel eine **ganzheitliche Berufsausbildung** angesteuert werden. Es sollte allen daran Beteiligten, also auch den Praxisanleiterinnen, an einem Lebens- und Lernkonzept liegen, das ganze Systeme in der Pflege und nicht nur Einzelteile wahrnimmt und beeinflusst. Das Lernen muss **ganzheitlich** organisiert werden, damit das Wissen handelnd erschlossen, körperlich erlebt und umgesetzt werden kann. Nur wenn die Schülerin auf diese Weise lernt und Kompetenzen erwirbt, wird sie die Patienten unter ähnlichen Gesichtspunkten betreuen und pflegen können.

Definition: Lernbegriff

> Lernen kann kurz gefasst als die Aufnahme, Verarbeitung und Wiedergabe von Informationen verstanden werden. Es führt zum Erwerb neuer Fähigkeiten, Fertigkeiten oder Einstellungen. Aus dem Lernen muss eine **situationsgemäße Handlungsfähigkeit** erwachsen. Es reicht nicht aus, Informationen aufzunehmen und abzugeben. Das Handeln mit dem Gelernten beweist, dass gelernt wurde. Handeln wiederum setzt eine Eigenaktivität voraus, da das nach außen abgegeben wird, was gelernt und verstanden wurde.

Bei diesem Thema kehren die Gedanken unwillkürlich in den eigenen früheren Schulalltag zurück – und verbinden sich sowohl mit positiven als auch mit negativen Lernerfahrungen, wie z. B. das Lösen bzw. Nicht-Lösen-Können einer schweren Aufgabe und das Loben oder Bloßgestellt-werden durch den Lehrer. Ebenso können die Gedanken aber auch zu Freizeiterlebnissen zurückkehren, beispielsweise zum Erreichen des Berggipfels nach einem beschwerlichen Aufstieg, zu einem gut gelungenen Essen oder zum Bestehen der Führerscheinprüfung. Kurzum: Das gesamte Leben ist angefüllt mit Lernerfahrungen. Anders als die angeborenen Verhaltensweisen, die Instinkte, beruhen sie auf der Lernfähigkeit des Menschen.

Bedeutung des Lernens für die Praxisanleitung

Das Lernen spielt insbesondere in der Ausbildung und somit auch im Arbeitsbereich der Praxisanleitung eine große Rolle. Die Schülerin ist eine Lernende, die von dem Wissen der Praxisanleiterin profitieren kann und sollte. Jeder Arbeitstag ist durch **Lernerfahrungen** geprägt. Dabei gibt es unterschiedliche Wege, über die das Ziel erreicht werden kann, eine kompetente und **handlungsfähige Pflegeperson** zu werden. Dies kann sowohl **zufällig** als auch **geplant** erfolgen; beides hat im Alltag seine Berechtigung. Insbesondere für komplizierte, anspruchsvolle Sachverhalte empfiehlt es sich, wenn die Praxisanleiterin die Lernsituationen plant und begleitet.

3.2 Wege zum effektiven Lernen

Stundenlang vor den Büchern sitzen und dennoch unzufrieden sein über das Ergebnis dieses hohen Zeiteinsatzes – dies dürfte vielen aus der eigenen früheren Schulzeit bekannt sein. Andererseits wurde vielleicht ein anderes Mal sehr viel weniger Zeit und Energie zum Lernen aufgewendet, und das Ergebnis ist dennoch sehr positiv ausgefallen.

Deutlich wird an diesem Beispiel: Nicht ein hoher Zeiteinsatz allein führt zum Erfolg, sondern es muss weitere Faktoren geben, die den Lernerfolg beeinflussen. Dieser Abschnitt zeigt Faktoren, die den Lernerfolg der Schülerinnen vergrößern können. Die Darstellung einzelner Aspekte ist knapp gefasst, da die meisten Elemente in späteren Buchabschnitten detaillierter aufgenommen und mit weiterführenden Inhalten verknüpft werden. An dieser Stelle wird ein Grundgerüst vorgestellt, auf dessen Basis das Thema ausgebaut werden kann. Dieses soll auf der Grundlage von Begriffserklärungen erfolgen.

Faktoren zur Optimierung des Lernerfolgs

Das Gedächtnis bildet die Voraussetzung, um Informationen aufzunehmen, zu behalten und sie willkürlich oder unwillkürlich wieder abzurufen. Unter biophysiologischen Gesichtspunkten wird es begriffen als eine Folge molekularer Veränderungen in einem Netz, das aus Millionen von Nervenzellen und Dendriten besteht. Durch die Verknüpfung früherer Erlebnisinhalte, die im Gedächtnis eine Struktur hinterlassen haben, mit aktuellen Inhalten werden auch alte Wissensinhalte wieder aktiv. Der Mensch besitzt das **Ultrakurzzeitgedächtnis** als Fähigkeit zum unmittelbaren Behalten, die **Merkfähigkeit**. Beim Erwachsenen beträgt dieser Kurzspeicher etwa 10 Sekunden, d. h., Informationen gehen verloren, wenn sie in dieser Zeit nicht mit Zusammenhängen verknüpft und somit gespeichert werden. Das **Langzeitgedächtnis,** auch assoziierendes Gedächtnis genannt, speichert hingegen selbst weiter zurückliegende Informationen. Unter sonst gleichen Umständen steigt die Gedächtnisleistung abhängig von der in das Lernen investierten Zeit, der Wiederholungsanzahl und der Zweckmäßigkeit der zeitlichen und sachlichen Verteilung. Dies gilt für den Erwerb jeglichen Wissens, also auch für die in der Krankenpflege im Vordergrund der Vermittlung stehenden Fähigkeiten. Es ist daher von Vorteil, zu wissen, wodurch die Aufnahmeleistung gesteigert werden kann. Nachfolgend sollen erste Tipps zu deren Steigerung gegeben werden; weitere folgen in den nachfolgenden Buchabschnitten.

Gedächtnis

Tipps zur Steigerung der Aufnahmefähigkeit

- Versuchen Sie, bei der Schülerin Reize anzusprechen, Assoziationspunkte zu finden, die bereits im Gedächtnis vorhanden sind. Durch die Wiederholung bekannter Inhalte kann auch das Neue vertieft gespeichert werden.
- Helfen Sie der Schülerin, diese Assoziationspunkte selbst aufzufinden. Auf diese Weise kann es gelingen, dass die Schülerin das Wichtigste des zu Lernenden selbst herausfindet.
- Drücken Sie sich präzise aus. Je genauer Sie den sprachlichen Ausdruck wählen, desto besser wird Sie die Schülerin verstehen.
- Sorgen Sie für Wiederholungsmöglichkeiten des Gelernten, um den Vergessensschüben entgegenzuwirken.
- Versuchen Sie, möglichst viele Sinne anzusprechen, damit unterschiedliche Eingangskanäle der Schülerin erreicht werden und Sie möglichst vielen Lerntypen gerecht werden.
- Haben Sie Geduld mit der Aufnahmeleistung der Lernenden. Entfernen Sie sich von Ihrer eigenen Routine und stellen Sie sich vor: „Dies ist neu für mich, ich kann es nicht, muss es erst lernen." Erst dann haben Sie Geduld und warten so lange, wie es die Lernende benötigt.

Behaltenseffekt

Wissenschaftliche Untersuchungen haben bestätigt, dass unsere Sinne steuern, in welcher Intensität Informationen aufgenommen und als Wissen gespeichert werden.
Demnach behalten wir (Richtwerte):

- 10 % von dem, was wir lesen,
- 20 % von dem, was wir hören,
- 30 % von dem, was wir sehen,
- 50 % von dem, was wir hören und sehen,
- 70 % von dem, was wir selber sagen und
- 90 % von dem, was wir selber tun.

Beziehung zwischen Lernerfolg und Modus der Informationsvermittlung

Der **Lernerfolg** hängt also entscheidend davon ab, **wie** Inhalte vermittelt werden, d. h. an welchem **Eingangskanal** sie sich orientieren. Das Lernen und Vermitteln in der Pflegepraxis bietet den Vorteil, dass sich an die verbale Vermittlung und Demonstration fast immer die Möglichkeit zum selbstständigen Umsetzen anschließt. Es kann also der Kanal mit der höchsten Aufnahmekapazität von 90 % erreicht werden. Leider werden die neu gewonnenen Kenntnisse nicht automatisch im Langzeitgedächtnis gespeichert. Um neue Dinge zu behalten, müssen zunächst die sogenannten **Vergessensschübe** überwunden werden.

Vergessensschübe

Wenn man etwas vergisst, so lässt sich etwas, was man wusste, nicht mehr finden. Es ist von anderen Inhalten überdeckt worden. Das Gehirn besitzt kein Ordnungssystem, in dem etwas gespeichert wird. Von Zeit zu Zeit schiebt es Dinge weg, die es aktuell nicht benötigt. Dies tritt ein, wenn neu vermittelte Inhalte, die nicht in entsprechenden Zeitabständen wiederholt werden, nur im Kurzzeitgedächtnis landen und folglich vergessen werden.

Bei den Vergessensschüben handelt es sich um **Wahrscheinlichkeitsperioden,** sie liegen bei jedem Menschen zeitlich etwas anders:

- Erster Schub, sogenannter Stundenteiler: nach 20 Minuten
- Zweiter Schub, sogenannter Tagesteiler: nach vier bis fünf Stunden
- Dritter Schub, sogenannter Wochenteiler: nach drei bis vier Tagen
- Vierter Schub: nach fünf bis sechs Wochen
- Fünfter Schub: nach drei bis vier Monaten

Das Langzeitgedächtnis speichert lediglich diejenigen Inhalte, die diese Zeit überdauern. Für das Lernen in der Praxis leitet sich daraus ab, dass die Anwendung des Gelernten wichtig ist. Das heißt v. a. auch, dass für neu vermittelte Inhalte im Verlauf eines Einsatzes immer wieder **Übungsmöglichkeiten** geschaffen werden müssen und diese Übungen möglichst noch auf den folgenden Stationen fortgesetzt werden sollten.

Wie ein Mensch lernt, unterscheidet sich je nach Vorerfahrungen und ist typbedingt. Man unterscheidet folgende Lerntypen:

Lerntypen

- Der **visuelle Lerntyp.** Hierbei handelt es sich um Menschen, die besser visuell, d. h. über Anschauung, lernen können. Damit sie schnell und sicher lernen und das Gelernte behalten können, müssen sie sich von den Lerninhalten „ein Bild machen können". Für ein effektives Lernen sollte Anschauungsmaterial in Form von Beispielen, Bildern, Modellen usw. eingesetzt werden. Beim Lesen oder Betrachten ist der Anteil der Verarbeitung viel größer als beim Hören von Sprache.
- Der **psychomotorische,** auch **handelnder Lerntyp** genannt. Dies sind Menschen, die v. a. über aktives Tun lernen. Damit sie lernen und behalten können, müssen sie Medien erhalten, mit denen sie übend und ausprobierend handeln können.
- Der **kognitive Lerntyp,** auch **begrifflich-verbaler** Lerntyp genannt. Es handelt sich um Menschen, die besonders leicht aufnehmen, wenn ihnen das zu Lernende über (abstrakte) Begriffe, also über gehörte und gelesene Symbole wie Wörter und graphische Darstellungen, dargeboten wird. Auch Pflegehandlungen sollten daher erklärt und begründet werden. Eventuell bietet es sich an, zuvor den Lerninhalt selbstständig aus Lehrbüchern erschließen zu lassen.

Bei den meisten Menschen durchmischen sich die oben genannten Lerntypen. Gerade deshalb sollte der Lernprozess für **alle** Typen etwas anbieten. Erst die Verbindung von Anschaulichkeit (Bild), Abstraktem (Wort) und Handeln (Tun) führt zu einem effektiven Lernen Etwas Neues wurde verstanden, wird behalten und kann angewendet werden.

Die Didaktik als die Lehre vom Lernen und die Methodik als Hilfsmittel, um dieses Ziel zu erreichen, müssen zusammen betrachtet werden. Immer, wenn etwas gelernt wird, geschieht es auf eine bestimmte Art und Weise, d. h. mit Hilfe der eingesetzten **Methoden.** Medien haben in der praktischen Anleitung die Aufgabe, die Vermittlung des Inhalts zu unterstützen und können zudem den eigenständigen Lernprozess fördern.

Didaktik, Medien und Methodik

Bezogen auf die praktische Anleitung bedeutet dies: Eine Lernsituation wird genau geplant. Und es sollte überlegt werden, welche Medien und Methoden geeignet sind, um das erforderliche Wissen zu transportieren.

In Bezug auf die Pflegeausbildung kann zwischen nachfolgenden Medien unterschieden werden:

- **Pflegematerial:** Mit Hilfe von Pflegematerialien kann die Schülerin über das Handeln lernen, da sie diese für die Ausführung von Pflegetätigkeiten benötigt.
- **Anschauungsmaterial:** Anschauungsmaterial kann den Inhalt einer Anleitung bildhaft veranschaulichen. Dazu zählen Zeichnungen, Fotos, Graphiken, Modelle.
- **Verbalisierte Medien:** Mit Hilfe von verbalisierten Medien kann die Schülerin darin unterstützt werden, sich das zu Lernende selbstständig zu erschließen oder bereits Gelerntes zu verfestigen. Zu diesen Medien gehören verbale Äußerungen (Sprache), Arbeits- und Informationsblätter, Lehrbücher, Ton- und Videokassetten.
- Als Medium wirkt indirekt auch **jede Person,** die mit der neuen Situation zu tun hat, z. B. der Patient oder die examinierte Pflegeperson.

Motivation und Lern-
motivation

Ein motivierter Mensch ist bereit, seine Fähigkeiten, Fertigkeiten und Kenntnisse so auszurichten und zu koordinieren, dass ein bestimmtes Ziel erreicht werden kann.

Definition

> Die **Motivation** stellt sich als Wechselspiel relativ überdauernder Persönlichkeitsmerkmale und momentaner Situationsgegebenheiten dar. **Lernmotivation** ist ein Ergebnis der Leistungsmotivation und eng verknüpft mit dem Grad der Erreichbarkeit sowie dem Anreiz und dem Neuigkeitsgehalt einer Aufgabe.

Zudem gewinnt die Lernende Anreiz aus sachbezogenen Interessen, ihren persönlichen Bedürfnissen nach Identifikation mit einem Vorbild aus dem Kreis der Erwachsenen, nach Zustimmung und nach Abhängigkeit von einem Erwachsenen.

Motivation ist außerdem die Folge erfolgreichen Lernens. Es wird von Erwartungen gesteuert und kann das Lernen kurzfristig effektiver werden lassen.

Die Lernmotivation ist eine wichtige **Voraussetzung** des Lernens. Wenn diese fehlt, werden Lehr- und Lernprozesse zur Qual. Einfluss auf die Lernmotivation nimmt auch das jeweilige Anspruchsniveau der Schülerin: das Ausmaß und der Grad der Leistung, die sie sich zutraut.

Einflussfaktoren

Die Lernmotivation wiederum hängt eng von den Vorerfahrungen der Schülerin, den sogenannten **Sozialisationserfahrungen,** ab. Weitere **Einflussfaktoren** sind bereits erworbene Fähigkeiten, Fertigkeiten und Kenntnisse. Neue Lerngegenstände in der Pflege sollten so dargeboten werden, dass es möglich ist, Verbindungen zu bereits bekannten Lerninhalten zu knüpfen. Wenn die Handlung in einen Gesamtrahmen eingeordnet und zunächst als Überblick (Struktur) vermittelt wird, bleibt sie für die Schülerin überschaubar. **Ziel der Motivation** in der praktischen Krankenpflegeausbildung sollte sein: Die Lernende setzt sich aktiv und eigenständig mit den Anforderungen ihres Arbeitsumfeldes auseinander, lernt sie zu verstehen und zu gestalten. Damit dies geschehen kann, ist es wichtig, **überdauernde Motive** (Interessen, Werte und Normen) in der

Schülerin zu wecken und zu festigen (sogenannte Motivbildung). Wenn dies gelingt, werden diese selbstständig weitergeführt und bieten die Aussicht, dass die Betroffene auch zukünftig die Anstrengung unternimmt, unverzichtbare, aber momentan unattraktive Aufgabenstellungen und Anforderungen zu bewältigen.

In den vorherigen Abschnitten wurden Aspekte herausgearbeitet, die Einfluss auf das Lernen der Schülerin und auf das Lernen der Praxisanleiterin nehmen. Durch das Wissen um diese soll es der Praxisanleiterin leichter fallen, die Schülerin und deren Reaktionen zu verstehen. Es sollte aber v. a. bewusst werden: Es ist eminent wichtig, das Lernen auf der Station **nicht dem Zufall** zu überlassen, also es immer nur dann stattfinden zu lassen, wenn sich eine günstige Gelegenheit bietet. **Lernaktivitäten sind** so zu **planen,** dass die Einflussfaktoren **lernfördernd** und nicht **lernhemmend** wirken.

Ziel der theoretischen Überlegungen

3.3 Verschiedene Modelle für ein Lernen in der Praxis

Der vorherige Abschnitt gab anhand begrifflicher Klärungen erste Hinweise, wie den Schülerinnen beim Lernen geholfen werden kann. Das nachfolgende Kapitel integriert diese Erkenntnisse in verschiedene Modelle, die sich für ein Lernen in der Praxis anbieten.

Lernen und Gedächtnis aus hirnbiologischer Sicht

Die Untersuchungen und Forschungsergebnisse des deutschen Biochemikers Frederic VESTER (geboren 1925) und des amerikanischen Psychologen Roger SPERRY (1913 bis 1994 – er erhielt 1981 den Nobelpreis für Medizin) führten zu neuen, gesicherten Erkenntnissen über die biologischen Grundlagen des Lernens.

Das Zentrale Nervensystem (ZNS) ist für die Aufnahme, Verarbeitung, Speicherung und Wiedergabe von Impulsen verantwortlich. Der größte Teil des menschlichen Gehirns ist bis zur Geburt ausgebildet. Im Vergleich zu anderen Organen, wie z. B. der Haut und den Knochen, gibt es im Gehirn einen frühen Zellteilungsstopp. Dieser ist sinnvoll, denn er bildet die Voraussetzung für die Lern- und Merkfähigkeit von Lebewesen. Würden sich die Gehirnzellen ständig erneuern und dabei alte Zellen und Verknüpfungen absterben, würde jedes Mal die damit verbundene Information verloren gehen. Es muss sich zunächst ein Netz aus fest verbundenen Fasern bilden, in dem sich die späteren Informationen befestigen. Nun kann das Gehirn damit beginnen, das erste Wort, die ersten Sinneseindrücke zu speichern, zu behalten, irgendwo im Gehirn einzuordnen und wieder zu finden. Je nachdem, welche Eindrücke die Sinne (z. B. das Auge, die Nase, das Ohr, die Haut) aufnehmen, wachsen die Zellen anders. Das Netz und die darin gespeicherten Informationen

Zentrales Nervensystem

hängen also entscheidend davon ab, in welcher Lebensumwelt ein Säugling aufwächst.

In den 70er Jahren machten Frederic VESTER und sein Team bei Münchener Müttern eine Fragebogenaktion. Mit Hilfe der Antworten auf die dort gestellten Fragen wollten sie herausfinden, welchen Eindrücken kleine Säuglinge ausgesetzt sind. Das Ergebnis war erstaunlich: Selbst bei einer Gruppe von Kindern, die aus einem ähnlichen Milieu stammten, gestalteten sich die Umwelt und die damit verbundenen Einflüsse sehr unterschiedlich. Aus diesen in verschiedenen Untersuchungen belegten Beobachtungen folgert Frederic VESTER: Es sind äußerst unterschiedliche Faktoren, die den individuellen Lerntyp maßgeblich prägen, also festlegen, ob die Person in erster Linie ein visueller, auditiver, haptischer oder kinästhetischer Lerntyp ist. Die eine Schülerin benötigt zum Lernen im Pflegealltag also Bilder und Veranschaulichungen (z. B. anatomische Modelle), die andere muss zuhören oder selbst sprechen (z. B. der Praxisanleiterin die Handlung vor der Ausführung erklären), und die Dritte muss etwas anfassen und dabei umhergehen, also ihre Lage verändern.

Reiz-Reaktions-Lernen und instrumentelles Lernen

Diese Lerntheorien entstanden in den ersten Jahrzehnten des 20. Jahrhunderts. Deshalb zählen sie inzwischen zu den „Klassischen Lerntheorien". Physiologen und Psychologen wie Iwan Petrowitsch PAWLOW (1849 bis 1936), Edward Lee THORNDIKE (1874 bis1949), Burrhus Frederic SKINNER (1904 bis 1990) und John Broadus WATSON (1878 bis 1958) konzentrierten sich in erster Linie auf die **Folgen** dessen, was im Kopf der Menschen vor sich geht, **nämlich Reaktionen und Verhalten,** und nicht auf die Bewusstseinsprozesse selbst (die ja nicht zu sehen sind).

Das **Reiz-Reaktions-Lernen** gründet sich auf Experimente des Russen PAWLOW. Er wollte in Erfahrung bringen, wie der Körper physiologisch auf bestimmte Reize reagiert. Dieses Modell impliziert ein instinktgesteuertes Lernen auf Ersatz-Signale. Ein Beispiel aus dem Krankenhausalltag soll diese Erkenntnisse verdeutlichen:

Beispiel

Ein Kind, das von klein auf viele Arztbesuche machen musste und mit ihnen unangenehme Erfahrungen gesammelt hat, wird zukünftig immer anfangen zu weinen, wenn es einen weißen Kittel sieht. Der weiße Kittel ist für das Kind mit dem Reiz des Schmerzes verbunden, z. B. hervorgerufen durch eine Spritze. Erst wenn dieses Kind sich in einem einsichtsfähigen Alter befindet, wird sich das Verhalten verändern. Die Angst bleibt jedoch – zumindest unbewusst – in der Regel bestehen, sofern die eigentliche Ursache nicht erkannt wird.

So erklären sich auch die negativ besetzten Gefühle, die Patienten haben, wenn sie ins Krankenhaus eingewiesen werden – obwohl die Patienten kommen, damit ihnen geholfen wird. Diese Erkenntnisse lassen sich nicht unmittelbar für die Anleitung nutzen. Das Wissen um diese Hintergründe jedoch kann helfen, der Schülerin unverständliches Patientenverhalten zu erklären, und trägt somit zu einer gelungenen Anleitung bei.

Der Behaviorist Frederic B. SKINNER entwickelte diese Erkenntnisse weiter. Er war der Ansicht, dass **Verhalten nur durch dessen Auswirkungen gebildet und geprägt wird.** SKINNER begründete seine Annahme mit der Beobachtung, dass je nachdem, ob ein Reiz von außen eine positive oder negative Reaktion hervorruft, dieser Reiz zukünftig stärker wirkt. Durch die Belohnung oder Bestrafung wächst die Wahrscheinlichkeit, dass mit der gleichen Reaktion geantwortet wird, wenn der Reiz erneut auftritt. So erklärt es sich, dass Reaktionen bekräftigt werden, die Bedürfnisse befriedigen (Reizstillung). Reize dagegen, die negative Emotionen hervorrufen, werden eher gemieden. Zusammengefasst bedeutet dies, dass auf einen bestimmten Reiz eine ganz bestimmte Reaktion erfolgt. Beim Erlernen neuer Handlungsabläufe benötigt die Schülerin daher eine Verstärkung durch Lob und Tadel, damit die Verknüpfung dauerhaft wird. Die Reaktion der Praxisanleiterin muss unmittelbar erfolgen, damit sie dem entsprechenden Ereignis zugeordnet werden kann. Auf diese Weise kann sich die Schülerin rückversichern, ob das, was sie getan (verknüpft) hat, richtig ist. Wenn dies der Fall ist, wird ihre Reaktion in Zukunft schneller und sicherer ablaufen. Es ist eine Sache des Feingefühls, der Intuition und der Sensibilität, herauszufinden, wie viel Verstärkung eine Schülerin benötigt. Außerdem muss die Verstärkung der Situation entsprechen.

Behavioristischer Ansatz

Das **Lernen durch Versuch und Irrtum** geht auf den Behavioristen THORNDIKE zurück, der seine Erkenntnisse aus Tierexperimenten gewann. Nach THORNDIKE kann ein Lernvorgang durch nachfolgende Schritte gekennzeichnet sein:

Lernen durch Versuch und Irrtum

1. Durch einen Versuchs- und Irrtumsprozess kristallisiert sich das richtige Verhalten heraus.
2. Wenn die Reaktion verstärkt wird, stabilisiert sie sich. Unzweckmäßiges Verhalten dagegen wird entweder fallen gelassen oder nur nachrangig gespeichert.
3. Üben verstärkt die erfolgreiche Verknüpfung von Reiz und Reaktion. Es wird nun wahrscheinlich, dass bei erneutem Eintreten der Lernsituation die entsprechende Reaktion immer rascher ausgeführt wird.

Insbesondere **Kinder** lernen viel nach dieser Methode: Sie probieren etwas aus, und wenn ihr Versuch zum Erfolg führt, werden sie die entsprechenden Schritte zukünftig in ihr Verhaltensrepertoire aufnehmen. Wenn das Ausprobieren von Misserfolg geprägt ist, wird das Kind wiederum versuchen, eine andere Lösung für das Problem zu finden. Auf diese Weise lernt es seine Welt kennen und erwirbt zunehmend mehr Fähigkeiten. Im Krankenhausalltag eignet sich dieses Lernmodell in der Regel **nicht** zum Anleiten, obgleich es sehr häufig angewendet wird. Überall dort, wo Schülerinnen mit neuen Aufgaben alleine gelassen werden, werden sie zumeist nach diesem Prinzip vorgehen, um die ihnen gestellten Probleme und Aufgaben zu lösen. Genau hierin liegt die Gefahr, da sich sehr schnell **Fehler** einschleichen können. Diese wiederum könnten fatale

Folgen haben, da mangelhaft ausgeführte pflegerische Tätigkeiten den **Patienten gefährden** können.

Es ist daher dringend davon **abzuraten,** diese Methode für die Schüleranleitung zu nutzen, da sie die große Gefahr in sich birgt, dass sich die Schülerin Falsches einprägt.

Lernen durch Beobachtung bzw. am Modell

Lernen am Modell

Diese Lerntheorie geht zurück auf Albert Bandura (geboren 1925). Er gilt als Begründer einer sozial kognitiven Lerntheorie und sieht im Beobachtungslernen erstmals eine eigenständige Lerntheorie.

Diese Lernform, die manchmal auch Beobachtungslernen, Nachahmungslernen oder soziales Lernen genannt wird, kennzeichnet einen Prozess, bei dem der Lernende Verhaltensweisen annimmt, die er bei anderen Personen **beobachtet** hat. Der Lernende ist der **Beobachter,** die beobachtete Person das **Modell.** Ebenso können wir mit Hilfe von Modellen, Bildern oder abstrakten Sachverhalten lernen. Ein Lernen am Modell erzeugt in einem weiteren Schritt eine ähnliche, dem Vorbild entsprechende Handlung. Das Lernen am Modell gliedert sich in **vier Prozesse** und **Phasen:**

1. **Aufmerksamkeit:** Das Modell wird durch bewusstes Hinschauen wahrgenommen und beobachtet.
2. **Gedächtnis:** Im Gehirn erfolgt die symbolische Speicherung des beobachteten Verhaltens.
3. **Motorische Reproduktion:** Das beobachtete und gespeicherte Verhalten wird nachgeahmt.
4. **Verstärkung:** Die Imitation kann verstärkt werden. Die Verstärkung fördert das Lernen, sie ist jedoch keine notwendige Bedingung des Lernens am Modell.

Die Pflege ist ein Beruf, der von vielen aktiven Handlungen geprägt ist. Um pflegerische Tätigkeiten selbstständig und sicher auszuführen, ist es daher erforderlich, dass die Schülerin zunächst die auszuführende Handlung bei anderen beobachtet. Diese sollte **korrekt vorgemacht, erklärt** und **begründet** werden. Der nächste Schritt ist das **handelnde Lernen** im Beisein der Praxisanleiterin, die bei Bedarf korrigierend eingreift. Wenn die entsprechende Tätigkeit korrekt ausgeführt wurde, ist es unerlässlich, **Sicherheit in der Ausführung** zu erwerben, um selbstständig handeln zu lernen. Es schließt sich daher die **Übungsphase** an, bei der die Schülerin immer wieder Gelegenheit hat, sich rückzuversichern. Wenn eine Tätigkeit nach diesem Prinzip angeleitet werden soll, empfiehlt es sich, nach den oben skizzierten Schritten vorzugehen. Eine weitere Voraussetzung ist die eigene **fachliche Sicherheit.** Wenn sich die Praxisanleiterin bei einer zu vermittelnden Tätigkeit unsicher fühlt, ist die Gefahr groß, dass sich bei der Schülerin ähnliche Unsicherheiten und Fehler einschleichen. Daher sollte die Anleiterin vor der Anleitung einer Tätigkeit die eigene Fachlichkeit überprüfen und bei Bedarf auffrischen.

Lernen am Modell muss nicht zu bloßer Nachahmung führen. Kreative Beobachter fügen die Einflüsse mehrerer Modelle und eigene Vorstellungen zu neuen Kombinationen zusammen; sie lernen **durch Einsicht.**

Das Lernen durch Einsicht, dem zumeist das Lernen am Modell voraus-geht, kann als eine **sinnvolle** Form des Lernens gesehen werden, da das von der Schülerin einmal Gelernte und Verstandene **langfristig** gespei-chert wird. Gerade deshalb ist es wichtig, dass die Schülerin nicht nur Gelegenheit zum Beobachten und Üben erhält, sondern auch die Mög-lichkeit hat, Fragen zu stellen oder das Gelernte in eigenen Worten wie-derzugeben. Es zeigt sich dann, ob wirklich alles verstanden wurde oder ob Fehler korrigiert werden müssen, bevor sich das Gelernte langfristig einprägt. Wenn bereits viel Wissen über das Lernen durch Einsicht abge-speichert wurde, kann dieses leichter modifiziert auf andere Situationen übertragen werden.

Lernen durch Einsicht

Lernen durch Problemlösen

Unterschieden wird ein **Problem von** einer **Aufgabe.** Bei einer Aufgabe können Regeln angewendet werden (Wissen und Know-how), die zur Lösungsfindung beitragen. Bei einem Problem ist dies nicht der Fall.

> **Beispiel**
>
> Die Erstversorgung eines Unfallpatienten in der Ambulanz stellt für eine Gesundheits- und Krankenpflegerin mit einer dreijährigen Be-rufserfahrung in diesem Bereich eine Aufgabe dar, für eine Schülerin oder Berufsanfängerin dagegen ein Problem.

Problemlösen durch Umstrukturieren und Einsicht

Beim Problemlösen durch Umstrukturieren und Einsicht wird das Pro-blem gelöst, indem man sich die Elemente der problematischen Situa-tion bewusst macht. Häufig führt dies zu einer **Umstrukturierung.** Die Situation wird somit aus einer anderen Sichtweise heraus betrachtet: Die Elemente werden neu zueinander in Beziehung gesetzt und nach anderen Gesetzmäßigkeiten kombiniert (Umstrukturierung). Dies geschieht über Denkprozesse und nicht durch Handeln. Der Prozess ist somit für Au-ßenstehende nicht sichtbar.

Die **Denkprozesse führen zu neuen Einsichten** (Aha-Erlebnisse) in die Zusammenhänge und Beziehungen der Einzelelemente. Mit Hilfe dieser Einsicht wird das Problem einer Lösung zugänglich gemacht. Die gedank-lich gefundene Lösung wird nun sofort oder zu einem späteren Zeitpunkt in eine Handlung umgesetzt. Erweist sie sich tatsächlich als erfolgreich, wird dieses Lösungsverfahren beibehalten und kann auf andere Situatio-nen übertragen werden. **Der Mensch hat durch Denkprozesse gelernt.**

Neue Einsichten durch Denkprozesse

> **Konsequenzen für das Anleite- und Lehrverhalten:**
>
> Die Lehrende sollte für eine **Überschaubarkeit der Gesamtsituation** sorgen. Denn: Einsicht kann nur entstehen, wenn alle für die Lösung notwendigen Elemente im Blickfeld sind. Das heißt z. B.:
>
> • Anleitung beim Trennen von Wesentlichem und Unwesentlichem

Überschaubarkeit

> - Herausheben relevanter Informationen
> - Verdeutlichung wesentlicher Zusammenhänge, die von den Lernenden nicht gesehen werden (können)

Beispiel

Eine Schülerin erstellt die individuelle Pflegeplanung einer Patientin zunächst als Konzept. Die Praxisanleiterin unterstützt sie bei der Strukturierung nach Schwerpunkten und wesentlichen Informationen.

Anschaulichkeit erhöht das Verständnis

Die Lehrende sollte für **Anschaulichkeit** sorgen. Komplizierte Probleme lassen sich beispielsweise durch Bilder, Beispiele, Skizzen und Modelle veranschaulichen. Dadurch werden sie zu kleinen überschaubaren Einheiten. Hilfreich ist auch eine klare und verständliche Sprache.

Beispiel

Eine Schülerin hat Probleme, ihre Arbeit zu organisieren. Die Praxisanleiterin schreibt die einzelnen anfallenden Tätigkeiten auf Kärtchen, unterscheidet mit Hilfe von Farben zwischen patientennahen und patientenfernen Tätigkeiten. Mit diesen Kärtchen erstellt sich die Schülerin einen Organisationsplan.

Für Perspektivenvielfalt sorgen

Die Praxisanleiterin sollte für **Perspektivenvielfalt** sorgen. Es fällt manchmal leichter, ein Problem von einem anderen Standpunkt her zu betrachten, wenn man erfährt, wie es andere sehen. Voraussetzung für die Einnahme einer anderen Perspektive ist die Erfahrung, dass unterschiedliche Meinungen und Sichtweisen toleriert werden.

Beispiel

Eine Schülerin hat Schwierigkeiten mit dem Verhalten eines Patienten, den beiden anderen auf Station befindlichen Schülerinnen geht es ebenso. Die Praxisanleiterin bemerkt dies und ermöglicht einen Austausch zwischen den dreien über ihre Meinung darüber, warum sich der Patient so verhält. Zusätzlich führt ihre „Expertenmeinung" möglicherweise zu einer veränderten Sichtweise und zum Verständnis des Verhaltens dieses Patienten.

Problemlösen durch Kreativität

Im Gegensatz zum Problemlösen durch Umstrukturieren, das zu einem (Wieder-)Zusammenführen von Einzelelementen einer Situation führt, beginnt ein **kreativer Lösungsprozess** zuerst damit, dass **mehrere Lösungswege**, Ziele, scheinbar nicht zu verknüpfende Elemente zunächst nebeneinander bestehen bleiben. Mit diesen scheinbar voneinander unabhängigen Elementen wird gedanklich gespielt, bevor sie verknüpft und systematisch geordnet werden.

Konsequenzen für das Anleite- und Lernverhalten:

- Möglichkeiten zur Entdeckung und Identifizierung von Problemen schaffen
- Lernende dazu ermuntern, eigene Ideen für scheinbar unlösbare Probleme auf Station beizusteuern. Sie sind oft unbefangener und lassen daher auch mehr Gedanken und Ideen zu. Das heißt natürlich nicht unbedingt, dass diese Ideen sofort in die Realität umgesetzt werden sollten.
- Es sollten Wege vermittelt werden, wie innere Spannungen und Misserfolge ertragen werden können, ohne entmutigt zu werden.
- Zu fördern ist die Fähigkeit, spielerisch vielfältige Einfälle (Assoziationen, Vorstellungen, Symbole, Ideen) zum Problem zu produzieren.
- Zu unterstützen ist Flexibilität, d. h. die Fähigkeit zur Neuorganisation von Wissen und Erfahrung, zur Änderung von Meinungen, Erwartungen und Einstellungen.
- Phasen des Lernstillstandes oder sogar -rückschrittes sollten zunächst einmal von allen Beteiligten akzeptiert werden.
- Phasen der emotionalen Entspannung sind nötig, damit sich Ideen entwickeln können und Gedanken ordnen lassen.
- Gedanken nicht nur sprachlich ausdrücken, sondern auch bildhaft, umschreibend, in Metaphern

Kreatives Lernen und Problemlösen hat nichts mit Strukturlosigkeit, Oberflächlichkeit und Disziplinlosigkeit zu tun. „Kreative Persönlichkeiten" haben meist ein breit gefächertes, aber in bestimmten Bereichen auch ein gründliches Wissen. Sie gelten als Menschen mit einer eher überdurchschnittlichen Frustrationstoleranz und können innere Spannungen ertragen, ohne sich entmutigen zu lassen.

Kreativität fördern

Lernen als sozialer Prozess

Im beruflichen Bildungsbereich spielen die sowjetischen Psychologen Lew S. WYGOTSKI (1896 bis 1934) und Aleksej N. LEONTJEW (geboren 1964) eine wichtige Rolle. Aus ihrer Sicht ist der Mensch kein Solo-Lerner, sondern er lernt immer mit anderen und von anderen Und diese beeinflussen nicht nur, was er lernt, sondern auch wie er lernt. WYGOTSKI und LEONTJEW meinen, dass das menschliche Denken und die Entwicklung zentraler Funktionen unseres Bewusstseins nur verstanden werden können, wenn man etwas von der sozialen Realität versteht, in der die Menschen jeweils leben.

In vielen sozialen Situationen, also bei Anwesenheit mindestens einer weiteren Person, können wir beobachten, wie andere mit Anforderungen von anderen Personen umgehen, die auch für uns selbst bedeutsam sind. Mithilfe der Sprache sind wir in der Lage, unser Denken zu strukturieren.

Lernen durch Beobachtung anderer Personen

WYGOTSKI hat sich intensiv mit dem Erwerb der Sprache im Kindesalter auseinander gesetzt und dabei folgende Stufenfolge festgestellt:

Stufen beim Spracherwerb

- **Phase der Nachahmung:** Das Kind ahmt zunächst einmal die Sprache nur nach, ohne ihren Sinn wirklich zu verstehen.
- **Phase der Internalisierung (Verinnerlichung):** Das Kind merkt beim Auftreten von Schwierigkeiten, dass die Sprache ein hilfreiches Werkzeug darstellt.
- **Phase der Personalisierung:** Im fortgeschrittenen Stadium ist die Sprache in Denken übergegangen. Aus der Sprache der anderen ist die eigene und persönliche Gedankenwelt geworden.

Konsequenzen für das Lernen:

Grundsatz: Die oben dargestellte Stufenfolge ist nicht nur für den Spracherwerb von Bedeutung, sondern auch immer dort, wo es um den Erwerb von Handlungskompetenzen geht, die noch nicht zur Verfügung stehen.

- Lehrende und Ausbildende müssen die Gedanken, die ihr Handeln und Problemlösen begleiten, wieder in Worte fassen, damit diese von den Lernenden nachvollzogen werden können.
- Lehrende und Ausbildende, die sehr kommunikativ sind (gegenüber Patienten, Mitarbeiterinnen, Schülerinnen), sind Modelle für „denkendes Handeln".
- Lernende ahmen einen Jargon und Sprachgepflogenheiten, die in einem bestimmten sozialen Umfeld üblich sind, häufig nach, um das Denken dieses Umfeldes zu verstehen.
- Lernende sollten ermuntert werden, bei der Bewältigung neuer Aufgaben ihre Gedanken, Lösungsansätze, Fragen usw. mündlich und/oder schriftlich zu formulieren.

1. Der Prozess der Internalisierung von Denkstrukturen:
Die Phase der Internalisierung ist für die Unterstützung von Lernprozessen die wichtigste. Nach WYGOTSKI braucht es dafür eine gelungene Instruktion. Instruktion heißt bei ihm aber nicht einfach, Anweisungen geben oder ausschließlich bei einer Handlung zuschauen lassen.

„Lautes Denken" unterstützt den Lernprozess

Damit diese Phase gelingt, ist – wie dargestellt – lautes Denken unabdingbar. Zusätzlich ist aber notwendig, dass die instruierende Person das Denken der lernenden Person steuert, indem sie:

- anleitende Fragen stellt,
- in die Anfangselemente der Aufgabenlösung einführt,
- Strategien erläutert und
- die Lernenden in Entscheidungen bezüglich der Lösungen einbezieht.

Sie sollte aber die Aufgabe nicht **für** die Lernenden lösen, denn nur durch **selbstständige Lösungen** wird wirklich gelernt.

2. Die Funktion von „Werkzeugen" für den Aufbau von Denkstrukturen:
Nicht nur die Sprache ist ein Werkzeug, mit deren Hilfe anderen Gedanken mitgeteilt werden können und damit deren Denken beeinflusst wird. Das Denken wird immer auch von gegenständlichen Medien (also sogenannte Mittler, Vermittler) geprägt, die das Handeln unterstützen. In der Pflege sind dies z. B. Qualitäts- und Pflegestandards, Dokumentationssysteme und Organisationspläne. Alle diese „Werkzeuge" verraten Neulingen in einer Kultur („Stationskultur"), wie diese denkt und ihr Handeln begründet.

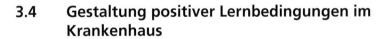

Konsequenzen für das Lernen:

Lernende sollten:
- mit den Werkzeugen einer Kultur aktiv umgehen, diese anwenden,
- in den Gebrauch dieser Werkzeuge, z. B. des Dokumentationssystems, schrittweise eingeführt werden,
- etwas über die Entstehung der Werkzeuge erfahren,
- bei der Neugestaltung von Werkzeugen **passiv** (d. h. zuhörend und zuschauend), **aber auch aktiv** (d. h. selbst ausprobierend und den Kollegen gegenüber zur Diskussion stellend) beteiligt sein. Beispielsweise wenn es in der Pflege darum geht, Pflegestandards für eine Station zu erstellen und
- zwischen den Werkzeugen unterschiedlicher „Kulturen" vergleichen können, z. B. zwischen verschiedenen Stationen oder Krankenhäuser.

3.4 Gestaltung positiver Lernbedingungen im Krankenhaus

Der Krankenhausalltag ist geprägt durch einen meist sehr straff organisierten Ablauf. Die Organisation ist dabei abhängig von der **Gesamtstruktur** des Hauses. Der Pflegealltag wiederum richtet sich u. a. nach den Zeiten der Ärzte, der Küche, dem Labor, den Funktionsabteilungen und den Physiotherapeuten. Veränderte gesetzliche Rahmenbedingungen bedingen zudem, dass der Ablauf genau geplant werden muss, um die knappen Zeitressourcen bestmöglich zu nutzen. Dies führt auf vielen Stationen immer wieder dazu, dass Schülerinnen einen Großteil ihrer Einsatzzeit auf sich selbst angewiesen sind und ihnen nur selten direkte Lernangebote gemacht werden. So bleibt das Lernen im Krankenhausalltag häufig dem **Zufall** überlassen. An dieser Realität versucht das Krankenpflegegesetz zu rütteln. In § 2 (2) der Ausbildungs- und Prüfungsverordnung für die Berufe in der Krankenpflege (KrPflAPrV) schreibt es vor:

§ 2 (2) Die Einrichtungen der praktischen Ausbildung stellen die Praxisanleitung der Schülerinnen und Schüler (...) durch geeignete

Übersicht 6: § 2 der Ausbildungs- und Prüfungsverordnung

> Fachkräfte sicher. Aufgabe der Praxisanleitung ist es, die Schülerinnen und Schüler schrittweise an die eigenständige Wahrnehmung der beruflichen Aufgaben heranzuführen und die Verbindung zu gewährleisten. Hierzu ist ein angemessenes Verhältnis zwischen der Zahl der Schülerinnen und Schüler zu der Zahl der Praxisanleiterinnen und -anleiter in dem jeweiligen Einsatzgebiet (...) sicherzustellen.

Dieser Paragraph schreibt erstmalig in der Geschichte der Pflege die praktische Ausbildung gesetzlich vor und legt sie in die Mitverantwortung pädagogisch qualifizierter Fachkräfte.

Schülerinnen sind lernende Mitarbeiterinnen

Deutlich wird: Das praktische Lernen kann nicht neben dem Alltagsgeschäft erfolgen, und die Schülerinnen sind keine mitarbeitenden Lernenden, sondern lernende Mitarbeiterinnen. Trotz der verbesserten Anrechnung der Schülerinnen auf den Stellenschlüssel wird die Anleitekapazität begrenzt bleiben. Denn das Gesetz schreibt kein Stellenverhältnis Schülerin zu Praxisanleiterin vor. Das Personal stellt nach wie vor den größten Kostenfaktor im Gesundheitswesen dar: Deshalb werden die Verwaltungschefs der jeweiligen Kliniken sicherlich nur dann dazu bereit sein, die Stellenkapazitäten für Praxisanleiterinnen zu erhöhen, wenn sie beim Stammpersonal einsparen. Somit ist die Verantwortung für die praktische Anleitung zwar tatsächlich in deren Hände gelegt, aber letztendlich wird nur unwesentlich mehr Zeit (wenn überhaupt) für die praktische Anleitung der Schülerinnen zur Verfügung stehen als früher.

Vorteile einer optimal organisierten Anleitung

Umso wichtiger ist es, die Schülerinnen vom ersten Einsatztag an gezielt zu begleiten und entsprechend viel Zeit in die Anleitung zu investieren. Die Schülerin wird auf diese Weise den Stationsablauf mit seinen Besonderheiten viel besser kennen lernen und ist im späteren Einsatzverlauf eher in der Lage, eigenverantwortlich zu arbeiten – zumindest in bestimmten Aufgabenbereichen. Mit dieser Vorgehensweise kann die Anleiterin sogar Zeit **gewinnen**, da sie die Zeit für immer wiederkehrende Erklärungen spart. Diese wiederum sind erforderlich, wenn eine Schülerin nicht korrekt eingearbeitet wurde. Somit profitieren beide Seiten von einer ernst genommenen Anleitung. Die Station kann sich mit Fortschreiten des Einsatzes immer mehr auf die Schülerin verlassen, die Schülerin wiederum verbucht echte **Lernerfolge** und ist motiviert, das Gelernte **selbstständig umzusetzen**.

3.5 Vorbereitung von Anleitungssituationen – Klärung der Lernbedürfnisse

Der nachfolgende Abschnitt stellt dar, wie eine praktische Anleitung so vorbereitet werden kann, dass mit ihrer Hilfe eine stabile Ausgangsbasis für eine lernfördernde Atmosphäre geschaffen wird. In vielen Fällen erfolgt die Anleitung einer Schülerin **ungeplant**. Die Realisierung ist dann einerseits von der aktuellen Motivation der Anleiterin und der Schülerin abhängig, andererseits von Zeitnischen im Pflegealltag. Zudem wird ziemlich spontan entschieden, welche Tätigkeit/Aufgabe näher in den Blick genommen werden soll.

Prinzipiell kann auch auf diese Art und Weise gelernt werden, doch nur **geplante Anleitsituationen** können dazu beitragen, dass die Qualität und Quantität der praktischen Gesundheits- und Krankenpflegeausbildung keinen starken Schwankungen unterworfen ist. Solche geplanten Situationen erfordern nur scheinbar mehr Aufwand. Letztendlich sparen sie jedoch Zeit und Energie. Eine Tätigkeit, in welche die Schülerin optimal hineinfinden kann, mit der entsprechenden Zeit zum Üben und Wiederholen, kann sie relativ bald selbstständig, sicher und zuverlässig ausführen. Somit entfällt der Aufwand und die Anstrengung für erneute Erklärungen und für beide Seiten lästige Kontrollen. Diese Beobachtung kann immer wieder gemacht werden, und sie sollte die Motivation fördern, bereits im Vorfeld eine der Schülerin und dem Thema angemessene Lernsituation zu gestalten. Nachfolgend werden Anregungen gegeben, die dazu ermutigen, zukünftig ähnlich vorzugehen. Manche Inhalte werden in diesem Kapitel nur skizziert, um in den entsprechenden Buchabschnitten vertieft zu werden, auf die jeweils verwiesen wird.

Planung

Es gibt bestimmte Tätigkeiten, bei denen die Anleitung besonders viel Freude bereitet, weil es sich um individuell favorisierte Themen handelt. Andere praktische Tätigkeiten wiederum werden vielleicht nicht so gerne vermittelt, weil Wissenslücken vorhanden sind. Recht häufig richten sich daher die angeleiteten Tätigkeiten nach den **eigenen** Schwerpunkten und nicht nach dem, was die Schülerin wissen und können sollte. Hier gilt es, objektiv zu bleiben und die Lernangebote am **Wissensbedarf der Lernenden** auszurichten. Voraussetzung ist, dass klar ist, was die Schülerin lernen und können soll. Wie wiederum lässt sich dies ermitteln?

Klärung der Lernbedürfnisse wichtig ...

An erster Stelle steht der **persönliche Austausch** mit der Schülerin. Dieser bietet zugleich die Möglichkeit, sich auf individueller Ebene zu begegnen und ein Vertrauensverhältnis wachsen zu lassen, das lernfördernd wirkt. Neben dem sich zufällig ergebenden Austausch, z. B. während der Pausen, beim gemeinsamen Arbeiten oder vor und nach der Schicht, sollte es im Verlauf des Einsatzes immer wieder geplante Gespräche geben.

... über den persönlichen Austausch

Insbesondere das sogenannte **Erst- oder Vorgespräch** dient dazu, den Lernstand der Schülerin zu ermitteln und den Einsatz zu planen. Zu diesem Zeitpunkt sollten bereits anhand des Dienstplans ganz gezielt Zeiten erfasst werden, zu denen eine geplante Anleitung erfolgt. Auch die groben Themen und die damit zu erreichenden Lernziele sollten festgelegt werden. Da das Erstgespräch einen hohen Stellenwert für das Gelingen eines Einsatzes hat, sollte diesem entsprechend viel Beachtung geschenkt werden (☞ Kapitel 4.2.2).

... im Erstgespräch

Außerdem gibt der **Ausbildungsstand** Hinweise, welche Lernvoraussetzungen die Schülerin mitbringt und welche Lerninhalte im Theorieunterricht aktuell im Vordergrund stehen.

... anhand des individuellen Ausbildungsstands

Wertvolle Unterstützung kann zudem ein intensiver **Austausch** mit den **Lehrerinnen der Krankenpflegeschule** bieten, die genau Auskunft darüber geben können, welchen theoretischen Wissenshintergrund die Schülerin tatsächlich mitbringt. Eine lernmotivierte Schülerin sollte selbst genau wissen, welche Kenntnisse und welches Wissen sie mitbringt.

... über einen Austausch mit der Schule

... durch fachspezifische Lernangebote

Sinnvoll ist es zudem, wenn jede Station **fachspezifische Lernangebote** unterbreitet und in diese auch Lernbesonderheiten ihres Fachgebietes aufnimmt (☞ Kapitel 3.9). Des Weiteren ist es von Vorteil, eine Staffelung des Lernangebotes nach Ausbildungsjahren vorzunehmen.

Oben genannte Vorbereitungen erfordern v. a. ein Vorausdenken und Planen.

Räumliche Voraussetzungen

Zu den Voraussetzungen der Gestaltung positiver Lernbedingungen gehören außerdem geeignete **räumliche Voraussetzungen,** indem eine **gesprächsfördernde Atmosphäre** durch **ruhige Raumbedingungen** hergestellt wird. Die Gespräche zwischen der Praxisanleiterin und der Schülerin sollten möglichst abgeschirmt vom allgemeinen Stationsalltag und der damit zumeist verbundenen Hektik geführt werden können. Als Räumlichkeiten bietet sich die Teeküche, der Aufenthaltsraum des Personals oder der Patienten an. Entscheidend ist, das Gespräch möglichst ohne Störungen von außen führen zu können. Hilfreich ist es zudem, für die Dauer des Gesprächs ein Schild mit einem entsprechenden Hinweis anzubringen. Ein Gespräch, das in Ruhe geführt werden kann, erfordert einen geringeren Zeitaufwand als ein Austausch mit dauernden Unterbrechungen, wie sie sich z. B. im Stationszimmer kaum vermeiden lassen.

Auswahl der Patienten

Aber auch für die Anleitung selbst gilt es, möglichst ideale Voraussetzungen zu schaffen. Man sollte in die Vorüberlegungen mit einbeziehen, ob das anzuleitende Thema nur bei **einem bestimmten** Patienten ausgeführt werden kann oder ob **mehrere** Personen zur Auswahl stehen. Ist dies der Fall, so sollte ermittelt werden, welcher Patient am ehesten infrage kommt. Die Auswahl sollte sich an nachfolgenden Kriterien orientieren:

Auswahlkriterien

- Erlaubt es der **gesundheitliche Zustand** des Patienten, dass die Tätigkeit an ihm demonstriert und/oder geübt wird? Eine angeleitete Tätigkeit dauert immer länger und wird somit vom Patienten als körperlich belastender und anstrengender erlebt.
- Erlaubt es der **psychische Zustand** des Patienten, dass die Tätigkeit an ihm demonstriert und/oder geübt wird? Patienten, die sich aus den verschiedensten Gründen in einer psychischen Krise befinden, sind oft wenig belastbar. Sie erleben ungewohnte Situationen als sehr belastend und kommen sich unter Umständen zur Schau gestellt vor.
- Erlaubt es die **intellektuelle Verfassung** des Patienten, dass die Tätigkeit bei ihm demonstriert und/oder geübt wird? Bei einer Anleitung ist es immer auch wichtig, den Patienten kommunikativ einzubeziehen. Auch diese Fähigkeit muss je nach Aufgabenstellung unterschiedlich erlangt werden. Infolgedessen ist es unter Umständen wichtig, dass neben der rein praktischen Tätigkeit diese Kompetenz parallel vermittelt und erworben wird.
- Erlauben es die **räumlichen Voraussetzungen im Patientenzimmer,** dass bei ihm demonstriert und/oder geübt wird? Hier gilt es, die Zimmerbelegung und die Art der anzuleitenden Aufgabe zu überdenken. Bei einer Maßnahme, wie z. B. der Vorbereitung auf eine Darmspiegelung und als Einzeltätigkeit die Anleitung zu einem Einlauf, die die Intimsphäre des Patienten stark beeinträchtigt, empfiehlt es sich, Patienten, die in einem Einzelzimmer liegen, auszuwählen oder gehfähige Mitpatienten für die Dauer der Aufgabe hinauszuschicken.

All diese Aspekte schaffen wesentliche Voraussetzungen, damit die Anleitung gemäß dem Ausbildungsstand erfolgt. Dadurch lassen sich Gefühle der Über- oder Unterforderung minimieren, und die Schülerin ist motivierter, aufnahme- und umsetzungsbereiter. Diese gut durchdachten und organisierten Vorbereitungen bereiten den Weg zur konkreten Anleitung.

3.6 Steuerung von Lernprozessen

Der vorangegangene Abschnitt ebnete durch konkrete Vorüberlegungen den Weg für das Lernen. Nun sollen die einzelnen Schritte einer Anleitung so gestaltet werden, dass die Lernprozesse so gut wie möglich ablaufen können.

> Ein **Lernprozess** ist ein allgemeiner Vorgang des Lernverlaufes, der mit einem **Wissens- und Erfahrungszuwachs** verbunden ist.

Definition: Lernprozess

Im Verlauf der Gesundheits- und Krankenpflegeausbildung setzt sich die Schülerin immer wieder mit Sachverhalten und selbst entwickelten Fragestellungen auseinander, geht selbstständig mit Lernaufgaben oder -materialien um. Dabei versucht und experimentiert sie, um Beziehungen, Strukturen oder Regeln zu finden und bei Unklarheiten oder Widersprüchlichkeiten Fragen zu formulieren.

Die Praxisanleiterin muss für die Schülerin die nötigen Voraussetzungen schaffen, indem sie **aktiv-entdeckendes** und **handlungsorientiertes Lernen** initiiert. Gerade der Beruf der Gesundheits- und Krankenpflege hält für diese Lernform eine Vielfalt von Möglichkeiten bereit, sodass sich dieser Schwerpunkt konsequent umsetzen lässt. Effektive Lernprozesse laufen ab, wenn sich die Praxisanleiterin eher als Beraterin versteht, die durch einen Hinweis, einen Rat oder einen Impuls das **selbstständige Lernen** fördert. Selbstbestimmtes Lernen und Handeln sollten daher so oft wie möglich unterstützt werden, und die Schülerin als Lernende sollte ihre Lernprozesse mit organisieren. Dies kann bedeuten, dass bereits zu einem recht frühen Ausbildungszeitpunkt bestimmte Teilaufgaben im Rahmen eines festgelegten Themas in eigener Kompetenz und Verantwortung übernommen werden. Gerade die **Bereichspflege** eignet sich sehr gut, um das Übernehmen von Verantwortung zu erlernen. So kann die Schülerin schon früh durch die Übernahme der pflegerischen Aufgaben in einem Patientenzimmer lernen, selbstbestimmt zu handeln. Der Anspruch und die Komplexität der damit verknüpften Anforderungen und Aufgaben steigen je nach Ausbildungsabschnitt. Die examinierte Pflegekraft trägt jedoch weiterhin die Endverantwortung (☞ Kapitel 3.8). Dies setzt voraus, dass die Schülerin das Lernen in ihrem praktischen Handlungsfeld gelernt hat und bereits gewisse **Grundqualifikationen** mitbringt, auf denen sie aufbauen kann.

Die Praxisanleiterin ist auf den drei Ebenen der **Motivation**, der **Stoffvermittlung** und der **Moderation** der zu lernenden Tätigkeit zugleich präsent. Bereits besprochen wurde der erste Schritt zur Realisierung dieser

Voraussetzungen für effektive Lernprozesse

Motivation, Stoffvermittlung und Moderation

Ebene, die organisatorisch-technische Vorbereitung (☞ Kapitel 3.5). Die nachfolgenden Phasen werden nun dargestellt.

3.6.1   Gestaltung einer lernfördernden Grundstimmung

Zu berücksichtigen sind organisatorische Voraussetzungen wie z. B. Absprachen mit Kolleginnen und Patienten, die zeitliche Abstimmung mit dem Stationsalltag und der Schülerin sowie der Festlegung des Lerninhalts. Dies ebnet den Weg für eine lernfördernde Atmosphäre. Im Vorfeld sollte die Anleiterin möglichst viel über die Lerninteressen der Schülerin wissen. Die Aufgabe sollte eine Beziehung zu der Erfahrungs- und Vorstellungswelt der Auszubildenden bieten können, da sie erst dann adäquat verstanden wird.

Eigenschaften von Lerninhalten

Die Lerninhalte sollten **Bedürfnisse** ansprechen. Dann werden sie bedeutsam und lassen sich lernend bewältigen. Wenn nicht nur der Ist-Zustand erhalten bleiben soll, sondern eine Weiterentwicklung gewünscht ist, muss die anzuleitende Tätigkeit ein gewisses Maß an Kenntnissen, Fähigkeiten und Fertigkeiten enthalten, über die die Schülerin **noch nicht** verfügt. Andererseits muss die Aufgabe jedoch vom Schwierigkeitsgrad her zu bewältigen sein, da sie sonst demotivierende Auswirkungen haben kann. Das **Selbstvertrauen** der Schülerin bildet eine grundlegende Voraussetzung für die Bewältigung von Lernaufgaben und muss immer wieder gestärkt werden. Dies erfolgt nicht zuletzt durch die angeleiteten Tätigkeiten. Um diesen Anforderungen gerecht zu werden, sind Kenntnisse darüber erforderlich, was die Schülerin bereits kann und was sie andererseits können soll. Welche Tätigkeiten hat sie an welchen Lernorten ausgeführt? Von welchen Interessen und Einstellungen lässt sie sich leiten (☞ Kapitel 3.5)? All diese Aspekte sollten bereits im gemeinsamen Erstgespräch erkundet und entsprechend protokolliert werden (☞ Kapitel 4.2.2). Anhand der Vorkenntnisse der Schülerin wäre also festzulegen, welche Lernziele sie durch die Anleitung erreichen soll. Was wiederum versteht man jedoch konkret unter dem Begriff Lernziele?

3.6.2   Lernziele

Definition: Lernziele

> **Lernziele** beschreiben möglichst präzise Kenntnisse, Fähigkeiten, Fertigkeiten und Haltungen, aber auch Erkenntnisse, Verstehens- und Gestaltungsleistungen, die die Schülerin **am Ende des Lernprozesses** erreichen soll.

Nur wenn diese **präzise** angegeben sind, ist die Voraussetzung für eine pädagogisch begründbare Organisation dieser Prozesse gegeben. Jede menschliche Aktivität ist grundsätzlich zielgerichtet, auch das Lehren und Lernen. Lernziele verdeutlichen die anzustrebende Durchdringung der jeweiligen Lerninhalte durch berufliche Lernprozesse und helfen dabei, für die Situation geeignete Lerninhalte, -materialien und -verfahren auszuwählen. Wenn Lernziele operationalisiert sind, d. h. überprüfbar, lässt sich der **Lernfortschritt** messen. Durch Lernziele wird der Lernprozess für die Schülerin transparent. Sie weiß dann, wohin sie will und kann zum **eigenen Lernfortschritt** beitragen.

- Leitlernziele, sogenannte **Richtziele:** Sie haben ein **hohes Abstraktionsniveau** und beziehen sich auf übergeordnete Prinzipien. Sie besitzen nur einen geringen Grad an Eindeutigkeit und Präzision und arbeiten stattdessen mit umfassenden, unspezifischen Begriffen. Dies bedeutet, dass sie übergeordnet sind und lediglich die Richtung angeben. Richtziele
- Gesamtlernziele, sogenannte **Grobziele:** Sie haben ein **mittleres Abstraktionsniveau,** besitzen einen mittleren Grad an Eindeutigkeit und Präzision und zeigen eine erste Beschreibung des angedeuteten Verhaltens. Sie beziehen sich auf ein Gesamtziel. Grobziele
- Teillernziele, sogenannte **Feinziele:** Sie haben ein **niedriges Abstraktionsniveau** und arbeiten mit eindeutigen und präzisen Formulierungen. Dabei beziehen sie sich auf konkrete Ausbildungsinhalte. Es sind kaum Alternativen möglich, das Ziel ist fest umrissen. Vorrangig geht es um nützliche, brauchbare und abrufbare Fähigkeiten, Fertigkeiten und Kenntnisse. Sie sind somit überprüfbar, d. h. operationalisierbar. Feinziele

---

Beispiel

- **Richtziel:** Die Schülerin überträgt die Prinzipien der Kinästhetik auf den Pflegealltag.
- **Grobziel:** Die Schülerin bewegt Patienten nach kinästhetischen Gesichtspunkten.
- **Feinziel:** Die Schülerin unterstützt einen Patienten durch spiralige Bewegungen über die Seite, um vom Liegen zum Sitzen zu kommen.

Jedes Lernziel kann zudem einem **bestimmten Lernbereich** zugeordnet werden, je nachdem welcher Aspekt bei der Vermittlung des Lerninhaltes im Vordergrund steht:

- **Kognitive Lernziele:** Sie beziehen sich auf den Verstand, das Wissen und Denken. Es handelt sich um Kenntnisse inhaltlicher und prozessualer Art sowie um intellektuelle Fähigkeiten. Zu ihnen zählen Verstehen, Einsehen, Erkennen, Deuten und Vergleichen von Zusammenhängen, das Anwenden von erworbenem Wissen in der Praxis, die Analyse von Sachzusammenhängen sowie die sachgerechte Beurteilung und Lösung von Problemen. Sie werden mit Begriffen wie Wissen, Begründen und Erklären beschrieben. Kognitive Lernziele
- **Affektive Lernziele:** Bei ihnen handelt es sich um Verhaltensbereitschaften wie Gefühle, Einstellungen, Haltungen, Strebungen und Wertungen. Auch das Lernen sogenannter Arbeitstugenden wie Pünktlichkeit oder Ordentlichkeit zählen dazu. Diese Lernbereiche werden durch Normen geprägt. Sie werden umschrieben mit Begriffen wie Empfinden, Einfühlungsvermögen und Überwinden. Affektive Lernziele
- **Psychomotorische Lernziele:** Bei ihnen geht es um das Erlernen manueller/motorischer Fähigkeiten. Sie beziehen sich somit auf Handlungen und den Erwerb praktischer Fähigkeiten und Fertigkeiten. Psychomotorische Lernziele

Beispiel

- **Kognitives Lernziel:** Die Schülerin kennt die fünf Prinzipien der Kinästhetik und kann sie erklären/erläutern.
- **Affektives Lernziel:** Die Schülerin ist in der Lage, Bedürfnisse des Patienten bei der Bewegung wahrzunehmen.
- **Psychomotorisches Lernziel:** Die Schülerin bewegt einen Patienten so an die Bettkante, dass jedes Körperteil nacheinander und langsam bewegt wird.

Klassifizierung von Lernzielen

Jedes Lernziel lässt sich ordnen, gliedern und einer bestimmten **Taxonomie**, einem **Klassifikationsschema**, zuordnen. Ihnen liegt als Aufbauprinzip zugrunde, dass die höhere Verhaltensstufe die jeweils niedrigere mit einschließt. Die nachfolgende taxonomische Rangordnung, die vom Deutschen Bildungsrat festgesetzt wurde, lässt sich auch auf das Lernen in der Gesundheits- und Krankenpflege übertragen:

Reproduktion

- Erste Stufe: **Reproduktion**. Das Wissen und Stichworte können auf Abruf aus dem Gedächtnis wiedergegeben werden.

Reorganisation

- Zweite Stufe: **Reorganisation**. Das Gelernte wird selbstständig verarbeitet und angeordnet.

Transfer

- Dritte Stufe: **Transfer**. Die Grundprinzipien des Gelernten werden auf neue oder ähnliche Situationen übertragen.

Problemlösendes Denken

- Vierte Stufe: **Problemlösendes Denken:** Es werden Neuleistungen erbracht, d. h. an den Sachverhalt werden neue, zusätzliche Fragen gestellt; Alternativen werden formuliert oder Hypothesen aufgestellt.

Beispiel

- Erste Stufe: **Reproduktion**. Die Schülerin kann die fünf Prinzipien der Kinästhetik definieren.
- Zweite Stufe: **Reorganisation**. Die Schülerin kann die fünf Prinzipien der Kinästhetik gemäß ihrer jeweiligen Bedeutung in Beziehung zueinander setzen.
- Dritte Stufe: **Transfer**. Die Schülerin kann die fünf Prinzipien der Kinästhetik auf die jeweils besonderen Erfordernisse einer Pflegesituation übertragen und fachgerecht anwenden.
- Vierte Stufe: **Problemlösendes Denken**. Die Schülerin überprüft, inwieweit durch die Anwendung kinästhetischer Prinzipien die Ressourcen des Patienten aktiviert werden; daraus leitet sie pflegerische Konsequenzen für die grundsätzliche Anwendung dieser Methode ab.

3.7 Einzelschritte einer geplanten Anleitung

Die vorangegangenen Abschnitte vermittelten Hintergrundwissen für Lehr- und Lernprozesse. Nun werden diese Erkenntnisse **auf die Praxis** der Anleitung übertragen. Dieser Abschnitt spezifiziert die **geplante Anleitung**. Da sich diese aus mangelnden Ressourcen vor allem an Zeit und Personal kaum täglich realisieren lässt, stellt ☞ Kapitel 3.8 die Anleitung bei geringen Zeitressourcen vor.

3.7.1 Gestaltung positiver Lernbedingungen

Zu Beginn steht die Gestaltung der positiven Lernbedingungen (☞ Kapitel 3.4). Abzuklären wäre rechtzeitig vorher, aber auch nochmals unmittelbar zuvor, ob der für die Anleitung gewählte Zeitpunkt in Frage kommt. Gerade im Krankenhausalltag bedingen aktuelle Erfordernisse, z. B. die akute gesundheitliche Verschlechterung eines Patienten oder krankheitsbedingte Ausfälle bei Kolleginnen, dass der Termin verschoben werden muss. Oder die Vermittlung des Themas muss mehr in den Bereich der Anleitung bei geringer Zeit (☞ Kapitel 3.8) überführt werden.

1. Schritt: Positive Lernbedingungen gestalten

Es empfiehlt sich einerseits, Termine auszuwählen, zu denen die oben genannten ungünstigen Faktoren vermutlich nicht wirksam werden. Man sollte sich also nicht unnötig unter Druck setzen, indem z. B. ein Notaufnahmetag ausgewählt wird. Auch der Freitag und der Montag sind eher ungünstige Tage für eine intensive Anleitung: Die personelle Besetzung ist knapper (viele Mitarbeiterinnen sind im verlängerten Wochenende), häufig sind sehr viele Patienten aufzunehmen oder Entlassungen vorzunehmen, und diagnostische und therapeutische Maßnahmen stehen an. Umgekehrt gilt aber, dass z. B. das **Wochenende** verstärkt genutzt werden kann. Zwar ist die personelle Besetzung zu diesem Zeitpunkt reduziert; andererseits sind es Arbeitstage, die durch den Wegfall diagnostischer und therapeutischer Maßnahmen, einer Reduzierung von Zu- und Abgängen gekennzeichnet und somit sehr **pflegeorientiert** sind. Sofern die Anleitung am Patienten erfolgt, sollte dieser rechtzeitig vorher über das Vorhaben informiert werden. Der Termin sollte zudem mit der Schülerin abgestimmt werden. Rechtzeitig vorher sollten der Tag und das Thema bekannt gegeben werden. Bereits im Vorfeld sollte die Anleiterin klären, ob die Schülerin sich in irgendeiner Weise auf die Anleitung vorbereiten muss, indem sie z. B. die Theorie zu dem betreffenden Thema nochmals nacharbeitet.

Auswahl eines geeigneten Termins

Hilfestellung bei der **Themenfindung** kann neben allgemeinen **Lernzielkatalogen** und besonderen **Lernwünschen** der Schülerin auch die **kritische Auseinandersetzung** mit den infrage kommenden Aufgaben geben.

Gegenstand der Anleitung

Nach Wolfgang KLAFKI (GEBOREN 1927), Professor der Pädagogik, dessen Didaktikmodell weite Verbreitung fand, müssen an Arbeits- und Lernaufgaben didaktische Leitfragen gerichtet werden; diese erschließen ihren berufstheoretischen Inhalt und Bildungsgehalt.

Übersicht 7: Fragenkatalog zur Festlegung eines Anleitungsthemas

> 1. Gibt es ein **allgemeines Gesetz** oder **Prinzip,** das durch den demonstrierten Handlungszusammenhang erschlossen werden kann? Dies kann z. B. bei einem Verbandwechsel das grundsätzliche Prinzip des Umgangs mit und des Einsatzes von sterilen Materialien sein. Themen, bei denen solche **Handlungszusammenhänge** mit vermittelt werden, sind besonders für die Anleitung geeignet, da sich ihre Erkenntnisse auf andere Situationen übertragen lassen und für diese Tätigkeiten dann unter Umständen keine erneute Anleitung nötig wird.
> 2. Haben die Aufgabenstellung oder das vermittelte Gesetz oder Prinzip eine **Bedeutung im aktuellen** und **zukünftigen Berufsleben** der Schülerin? Diese Frage sollte insbesondere dann gestellt werden, wenn es um die Vermittlung „exotischer" Themen geht. Zwar können diese für die Schülerin im Augenblick durchaus sehr interessant wirken. Wenn dafür jedoch die Anleitung von Themen, die sie häufig im Berufsalltag benötigt, nicht erfolgt, sollten diese Aspekte nicht vorrangig vermittelt werden.
> 3. Gibt es **Teilaspekte** des zu erschließenden Gesetzes oder Prinzips? Stehen diese Teilaspekte in einem **sachlogischen Zusammenhang?** Welche Wissensbereiche benötigt die Schülerin als Vorwissen, wo können mögliche Schwierigkeiten liegen? Mit Hilfe dieser Fragen kann primär die Gefahr der Überforderung einer Schülerin durch eine Tätigkeit eruiert werden (☞ Kapitel 3.7.2).
> 4. Wie kann die Anleiterin die Aufmerksamkeit der Schülerin auf die **wesentlichen Punkte** der Handlung lenken? Durch welche Aufgabenstellungen kann sie die Aufmerksamkeit der Lernenden so ausrichten, dass das zu lernende Gesetz oder Prinzip zum Gegenstand der Handlung wird?

Die **didaktischen** Entscheidungen müssen sich am jeweiligen **Ausbildungs-** und **Entwicklungsstand** der Schülerin orientieren. Es ist daher wichtig zu wissen, was die Schülerin bereits kann und was sie können sollte. Diese Frage bildet die Überleitung zu dem zweiten Schritt im Rahmen der Gestaltung von Anleitesituationen.

3.7.2   Ermittlung des Kenntnisstandes

2. Schritt: Eigene Kenntnisse und die der Schülerin hinterfragen

Bevor Wissen und Können weitergegeben werden, muss sicher sein, dass beides überhaupt vorhanden ist. Bei der Anleitung einer Tätigkeit sollte einerseits die praktische Vorgehensweise demonstriert, andererseits das nötige Hintergrundwissen mit vermittelt werden. Das Ziel jeder Anleitung sollte sein, Lernprozesse auf **möglichst hohem Niveau** anzuregen (Taxonomierung von Lernzielen ☞ Kapitel 3.6.2). Hilfreiche Fragen zur Überprüfung der eigenen Fachlichkeit sind:

Fragen zur Überprüfung des eigenen Wissensstandes

- Welche Themen, komplexen Zusammenhänge und Inhalte stecken in der Anleitesituation?
- Wo muss ich nochmals nachlesen?
- Was muss ich selbst nochmals „durchspielen"?

Das Wissen der Schülerin wiederum kann auch an **formalen Kriterien** festgemacht werden. Hierzu gehören z. B. Informationen darüber, in welchem Ausbildungsabschnitt/Semester sich die Schülerin befindet und welche Erfahrungen sie vermutlich bereits für das Fachgebiet mitbringt – z. B. durch vorangegangene Einsätze. Aufschluss geben kann hier auch das **Nachweisheft der praktischen Ausbildung,** das die meisten Schulen von ihren Auszubildenden führen lassen. Andererseits kann die Schülerin eine **eigene Einschätzung** zu ihrem Wissensstand zu dem Thema mitteilen, beispielsweise, ob sie in der Schule bereits theoretische Kenntnisse zu dem Lernstoff erwerben konnte. Außerdem können auch die eigenen Wahrnehmungen hilfreich sein. Handelt es sich eher um eine Praktikerin oder Theoretikerin? Besitzt die Schülerin eine rasche Auffassungsgabe oder benötigt sie mehr Zeit? Kann sie bereits vernetzt denken oder sieht sie mehr die Einzeltätigkeit?

Wissensstand der Schülerin

3.7.3   Festlegung der Anleitungsmethode

Je nach Tätigkeit und Vorkenntnissen der Schülerin legt die Anleiterin die **Anleitungsmethode** fest. Es gibt eine Vielzahl verschiedener Methoden. Die wichtigsten für den Erwerb von Fertigkeiten in der Krankenpflege werden nachfolgend dargestellt. Selbstverständlich schließt jede der vorgestellten Methoden ein, dass ein Vorgespräch (☞ Kapitel 3.7.5) und ein Nachgespräch (☞ Kapitel 3.7.7) geführt wurden.

Anleitungsmethode abhängig von Vorkenntnissen der Schülerin

Die Vier-Stufen-Methode

Die Vier-Stufen-Methode stellt die am häufigsten angewendete Methode der Unterweisung von Tätigkeiten dar. Sie fördert eigenständige Denk- und Vorstellungsprozesse nur wenig, da sie vorrangig auf das Nachmachen ausgerichtet ist. Diese Methode sollte daher vorrangig zu Beginn der Ausbildung eingesetzt werden. Schülerinnen des ersten Semesters haben ein noch sehr geringes fachliches Hintergrundwissen, das sie zu eigenständigen Transferleistungen befähigt. Stattdessen müssen sie zunächst „alle" Tätigkeiten auch manuell ganz neu lernen – für dieses Lernniveau ist die Vier-Stufen-Methode geeignet.

Beim Erwerb von Fertigkeiten werden vier Phasen unterschieden:

Erste Phase: Vorbereitungen treffen
Zweite Phase: Vormachen
Dritte Phase: Nachmachen
Vierte Phase: Üben

Erste Phase: Vorbereitungen treffen:
Die Praxisanleiterin und/oder die Schülerin bereiten das Thema, den Patienten (Information und Einwilligung), das Material und den Arbeitsplatz vor. Außerdem wird der zeitliche Rahmen festgelegt, und ergänzende Medien (z. B. Graphiken, Kopien, Tabellen aus Lehrbüchern, Modelle, Plakate usw.) werden besorgt.

Zweite und dritte Phase: Vormachen und Nachmachen:
Diese Phase beginnt meist mit **Erklärungen** und **Absprachen** (Je nach Einzelfall auswählen!). Es werden Ziel, Sinn und Zweck der Tätigkeit erläutert. Im Allgemeinen (auf die Tätigkeit selbst bezogen):

> **Beispiel:** Das Legen einer Magensonde kann diagnostischen, therapeutischen und pflegerischen Zwecken dienen, vorrangig der ausreichenden Versorgung eines Menschen mit Nährstoffen unter Umgehung der oberen Verdauungsabschnitte.

Im Speziellen für diesen pflegebedürftigen Menschen:

> **Beispiel:** Frau Meier erhält jetzt eine Magensonde, da sie aufgrund einer Kieferoperation momentan oral keine Nahrung zu sich nehmen darf.

Im Kontext, d. h. im Sinnzusammenhang für pflegerisch-professionelles Handeln; für übergeordnete Arbeits- und Funktionszusammenhänge:

> **Beispiel:** Sondenlegen als delegierte Tätigkeit; Abhängigkeitsverhältnis verdeutlichen und damit zusammenhängende, vorausgehende Absprachen mit der Patientin.

Hinweise auf Handlungsgerüste, Schwerpunkte oder bedeutsame Regeln:

> **Beispiel:** Handlungsgerüst ist die Vorbereitung der Patientin, des Materials und der Pflegeperson. Ausführung: Nachsorge. Regeln: „Bei dieser Patientin ist ein aseptisches Vorgehen notwendig." Schwerpunkte: „Vergegenwärtigen Sie sich nochmals die Komplikationen und die damit zusammenhängenden Schwerpunkte der Beobachtung."

Absprache der Rolle und Vorgehensweise.

Wahl der Phasen orientiert sich am Lernstand der Schülerin

Das eigentliche Vormachen und Nachmachen orientiert sich stets am Lernstand und dem Vorwissen der Schülerin, dem anzuleitenden Thema und der zur Anleitung zur Verfügung stehenden Zeit. Nachfolgend werden verschiedene Varianten des Vor- und Nachmachens vorgestellt.

Varianten des Vor- und Nachmachens

Vorgespräch – Vormachen – Erklären – Nachmachen – Nachgespräch:
Hierbei handelt es sich um die effektivste Methode, die jedoch sehr aufwändig ist. Die Angeleitete ist an allen Schritten aktiv beteiligt. Außerdem wird ihr Gelegenheit gegeben, Fragen zu klären. Durch das schrittweise Vorgehen kann der Lernstand aktualisiert werden.

Die Angeleitete erfährt zugleich, was sie richtig gemacht hat und wo der Übungsbedarf liegt.

> **Beispiel:** Das Anlegen eines Pütter-/Fischerverbandes eignet sich z. B. sehr gut für diese Methode, da in der Regel gleich beide Beine zu wickeln sind. Beim ersten Verband wird die Praxisanleiterin aktiv, beim zweiten Bein – nach einer kleinen Austauschpause, über deren Hintergrund der Patient informiert werden muss – die Schülerin. Nicht nur aus Zeitmangel lässt sich diese Methode manchmal nur schwer realisieren. Hinzu kommt, dass manchmal zu wenig „Übungsmaterial" vorhanden ist. In diesem Fall verkürzt sich die Anleiteform zumeist auf das Vorgespräch, das Vormachen und Erklären, verbunden mit der Möglichkeit, Fragen zu stellen. An einem anderen Tag wiederum erfolgen die noch fehlenden Schritte, das Nachmachen und das Nachgespräch.

Erklären – Ausführen – Nachgespräch:
Dies ist eine Methode, die bei Vorwissen angewendet werden kann, z. B. wenn die Schülerin bereits ähnliche Tätigkeiten selbstständig ausgeführt hat oder theoretisches Wissen aus der Schule mitbringt. Es sollten dabei jedoch einfache Tätigkeiten bevorzugt werden.

> **Beispiel:** Das Vorbereiten und Anhängen von Sondenernährung eignet sich für diese Unterweisungsform. Die kritischen Punkte, beispielsweise hygienische Aspekte und Überprüfung der richtigen Sondenlage, können durch das Vorgespräch klargestellt werden.

Vorbild geben – Beobachten – Vorstellung erwerben – Nachgespräch:
Bei dieser Methode demonstriert die Anleiterin eine Pflegehandlung. Währenddessen beobachtet die Schülerin und kann eine Vorstellung aufbauen, die ihr späteres Handeln leitet.

Diese Methode eignet sich vor allem in der Anfangsphase der Ausbildung, wenn fast jede Pflegehandlung für die Schülerin neu ist. Damit bei dieser Methode effektiv gelernt werden kann, sollte der Schülerin ein Beobachtungsauftrag erteilt werden. Auf diese Weise wird ihr eine Struktur für die Vielfalt der Eindrücke vorgegeben. Dennoch bleiben unter Umständen vielschichtige Eindrücke zurück. Diese wiederum gilt es, im Nachgespräch zu ordnen.

Vielfalt der Eindrücke sinnvoll strukturieren

> **Beispiel:** Bei der Ganzkörperpflege eines vollkommen pflegeabhängigen bettlägerigen Patienten handelt es sich um eine Tätigkeit, die die Schülerin schon relativ bald selbstständig ausführen wird. Zugleich ist diese Aufgabe von einer großen Komplexität gekennzeichnet – es fließt z. B. Wissen um psychosoziale Aspekte/Kommunikation/Intimsphäre, die Krankenbeobachtung, die Prophylaxen mit ein. Es ist wichtig, in kleineren Schritten vorzugehen und die oben genannten

> Aspekte schrittweise einzubauen. So kann es einmal darum gehen, dass die Schülerin vorrangig den Ablauf/die Reihenfolge und die verwendeten Materialien wahrnehmen soll. Ein anderes Mal soll sie den Schwerpunkt auf die Beobachtung des Patienten legen. Auf diese Weise wird das komplexe Thema erschlossen; und die Schülerin kann grundsätzliches Wissen und Können erwerben, das sich auch auf andere Pflegesituationen übertragen lässt.

4. Phase: Üben:

Unter Üben wird die nur zeitweilig überprüfte und unterstützte Alleinarbeit der Schülerin verstanden. Durch das Üben einer Fertigkeit werden die aufgenommenen Informationen fest im Gedächtnis verankert und stehen der Schülerin zukünftig bei entsprechenden Anforderungen spontan zur Verfügung. Dabei werden bildhafte, sprachliche und motorische Schemata miteinander verwoben.

Erfolg motiviert zum Üben

Die Bereitschaft zum Üben und der Erfolg des Übens sind voneinander abhängig. Das Erfolgserlebnis weckt neue Übungsbereitschaft. Die Übungsaufgaben müssen daher ein angemessenes Anspruchsniveau haben. Dieses wird durch eine schrittweise Steigerung der Komplexität, verteiltes Üben (d. h. eher kurz und häufig) und wechselnde Übungsformen erreicht. Es muss zudem bedacht werden, dass sich nur die Anzahl der korrekt ausgeführten Übungsschritte positiv auswirkt. Wenn sich beim Üben Fehler einschleichen, die nicht sofort korrigiert werden, können sie sich im Verlauf des weiteren Übens verstärken. Die Anleiterin sollte das Üben daher mit einem ständigen Feedback begleiten. Außerdem sollte der Übungsfortschritt kontinuierlich beobachtet und zugleich von der Schülerin verfolgt werden. Rückmeldekriterien können dabei sein: Fehlerfreiheit, Geschicklichkeit, Tempo oder Grad der Automatisierung, der sich an der zunehmenden Einbeziehung weiterer Situationsmerkmale in die Handlung zeigt (z. B. dem Eingehen auf Äußerungen).

Anleitung mit Handlungsketten

Zu Beginn der Ausbildung oder wenn Schülerinnen unstrukturiert arbeiten, kann es sinnvoll sein, neue pflegerische Aspekte in Einzelhandlungen zu gliedern, die dann zu erlernbaren Einzelaufgaben werden (z. B. Blutdruckmessung, Bedienung des Perfusors, Verbandwechsel beim zentralen Zugang). Die Anleitung anhand von Handlungsketten lässt sich gut in die vorab dargestellten Vorgehensweisen integrieren. Besonders rasch und sicher lernt die Schülerin eine Pflegehandlung, wenn sie die Handlungselemente gezeigt bekommt und die Entscheidungen im Handlungsverlauf ihr gegenüber erläutert und begründet werden. Die Effektivität des Lernens kann gesteigert werden, wenn die Schülerin an der Analyse beteiligt wird. Die Gliederung erhöht die Transparenz der Tätigkeiten und kann zudem dazu beitragen, gleichartige Tätigkeiten zu vereinheitlichen oder auf einen neuen Stand zu bringen.

Mögliche Arbeitsschritte bei der Erstellung einer Handlungskette:
Die Handlung wird gegliedert in

- Vorbereitung/Vorarbeiten,
- Durchführung und
- Nachbereitung/Nacharbeiten/Nachsorge.

Handlungskette
erstellen

Anschließend sollte die Reihenfolge der Teilhandlungen erarbeitet werden. Dann können z. B. Material und Fehlerquellen/Komplikationen hinzugefügt werden. Abschließend wird die Pflegehandlung in „größere Schritte", in Handlungssequenzen aufgeteilt, um sie (für die Schülerin) noch übersichtlicher zu machen (Zwischenkontrollen bedenken). Fordert die Anleiterin eine Schülerin auf, eine Handlungskette zu erstellen (z. B. von einer eigenen Tätigkeit oder einer beobachteten Tätigkeit), ist empfehlenswert: Die Schülerin schreibt für jedes Element Zettel, klebt diese in der entsprechenden Reihenfolge auf und stellt durch Pfeile Beziehungen unter den einzelnen Elementen her.

Anleitung in Gruppen

Von einer Gruppe spricht man ab zwei Personen. Das Lernen in einer Gruppe sorgt durch die verschiedenen Ansichten für eine Perspektivenvielfalt. Es regt das vernetzte Denken an. Die Schülerin ist durch den Austausch in der Gruppe eher in der Lage, vorhandene, aber nicht mehr sinnvolle Wahrnehmungsstrukturen zu verändern oder zu korrigieren. Die eigene Meinung kann sich differenzierter ausbilden, da sie hinterfragt wird. Hinzu kommt, dass die sprachlichen und kommunikativen Fähigkeiten der Schülerinnen verbessert und geschult werden. Die Praxisanleiterin nimmt in der Diskussion die Rolle der Moderatorin ein.

Gruppen sorgen für
Perspektivenvielfalt

Fragen zur Planung einer Gruppenanleitung
1. Welches Thema in der praktischen Gesundheits- und Krankenpflegeausbildung eignet sich für eine Gruppenanleitung unter dem Gesichtspunkt der „Perspektivenvielfalt"?
2. Wie müsste die Anleitesituation geplant und strukturiert werden?
   - Welche Vorbereitung hat die Praxisanleiterin zu treffen?
   - Welche Vorbereitungen hat die Gruppe der Lernenden zu treffen?
   - In welchen Schritten muss die Anleitung durchgeführt werden?

Oben genannte Fragen umgesetzt am **Beispiel des Anleitethemas „Thromboseprophylaxe"**:

1. Thema:
Thromboseprophylaxe durch eine neue Wickeltechnik

2. Planung der Anleitesituation:
Anleiterin:
- Information, z. B. über Schule und Üben
- Material bereitstellen
- Zeitpunkt/Ort festlegen

Gruppe:
- Infoblatt durchlesen oder Wiederholen der theoretischen Grundlagen

Ausführung:
- Bestandsaufnahme
- Herausfiltern der Probleme
- Ausführen, Ausprobieren und Diskutieren in Zweiergruppen, die Anleiterin unterstützt dabei
- Schlussevaluation im Plenum

Förderung des Gruppenpotenzials durch die Praxisanleiterin

Aufgabe der Praxisanleiterin bei der Gruppenanleitung:
Die Anleiterin kann gezielt dazu beitragen, dass die erwähnten Vorteile zum Tragen kommen.
Damit dieses Potenzial zur Wirkung kommt, sollte die Anleiterin:

- unterschiedliche Perspektiven hervorheben,
- Schülerinnen dazu verhelfen, ihre Perspektiven begründet zu vertreten,
- Schülerinnen zum Debattieren ermuntern und
- entstehende (kognitive) Konflikte eventuell durch eigenes Expertenwissen oder durch eine Theorie (objektives Wissen) auf einer höheren Ebene auflösen.

Rollenwechsel in der Gruppe:
Durch die Übernahme von Tätigkeiten, die traditionell der Anleiterin vorbehalten sind, können Schülerinnen neue Informationen (Wissen, Können) so be- und verarbeiten, dass sie diese besser behalten und anwenden können.

Voraussetzung dafür ist, dass die Anleiterin:

- für die jeweiligen Rollen klare Aufgabenstellungen formuliert,
- vor allem in der Anfangsphase darauf achtet, dass die Schülerinnen ihre Rollen beibehalten,
- darauf achtet, dass die Rollen gewechselt werden und
- in den Lernprozess eingreift, wenn Fehler „verankert" werden.

Das selbst gesteuerte Lernen (SGL)

Das selbst gesteuerte Lernen (SGL) dient der effizienten Aneignung von Wissen. Kennzeichen des SGL ist: Es existiert bereits eine didaktisch arrangierte Lernmöglichkeit (meist fremdorganisiertes Lernangebot), oder die Schülerin organisiert sich die Lernzusammenhänge selbst (z. B. durch autodidaktisches Lernen im Lebenszusammenhang). Innerhalb des bestehenden Lernangebotes kontrolliert die Schülerin die Lernprozesse selbst; sie wählt aus und entscheidet, welche Form und welchen Inhalt der Lerngegenstand hat. Die Entscheidungsmöglichkeiten und Handlungsspielräume nimmt die Schülerin wahr und realisiert sie.

Schülerin als Lehrende
Die Schülerin ist dabei zugleich für sich selbst Lehrende, beispielsweise bei der Methodenauswahl oder bei der Prüfung der Lernfortschritte. Die Schülerin trifft selbst die lernrelevanten Entscheidungen; diese schließen somit die Selbstverantwortlichkeit für das eigene Lernen mit ein.

Formen des selbst gesteuerten Lernens:

Leittextmethode:
Im Zentrum steht ein Lernen, das selbst gesteuert den Arbeitsprozess begleitet. Die Wissensaneignung ist dabei verbunden mit der Herstellung eines konkreten Arbeitsproduktes oder mit der Ausübung einer zweckgerichteten Tätigkeit. Das eigentliche Lernen erfolgt mit Unterstützung von Checklisten, Leitfragen und Kontrollbögen, welche die Praxisanleiterin zur Verfügung stellt. Mit Hilfe dieser Instrumente sollen die Schülerinnen in die Lage versetzt werden, möglichst viel eigenständig zu lernen und geeignete Hilfsmittel als Unterstützung auszuwählen und einzusetzen.

Unterstützung durch Leitfragen

Vorgehensschritte:

1. Konfrontation mit einer praktischen Aufgabenstellung: Was soll getan werden? Leitfragen und Leitsätze formulieren
2. Wie geht man vor? Wissen aneignen/Fragen beantworten, Arbeitsplan und eventuell Liste der Arbeitsmittel erstellen
3. Kontrolle der vorausgesetzten Kenntnisse
4. Arbeitsplanung, Fachgespräch mit der Praxisanleiterin als Rückversicherung
5. Ausführung der Arbeiten
6. Bewerten/Ergebnis kontrollieren. Verlief alles fachgerecht? Was muss das nächste Mal verändert werden? Fachgespräch mit der Praxisanleiterin

Die Aufgabe der Praxisanleiterin besteht im Vorfeld in der Auswahl einer Aufgabe und dem Zusammenstellen von benötigten Informationen. Bei der Ausführung beschränkt sie sich auf die Aufgabe der Beratung des Prozesses und in der Reflexion.

Die Praxisanleitung mit Hilfe der Leittextmethode trägt zu einem hohen Transfer theoretischen Wissens in die Praxis bei. Durch sie wird vorhandenes Wissen mit neuen Erkenntnissen verknüpft, und die Kommunikations- und Kooperationsfähigkeit der Schülerin wird gestärkt. Da diese Methode ein hohes Maß an Eigenständigkeit und Verantwortungsbewusstsein voraussetzt, eignet sie sich besonders für Schülerinnen höherer Semester. Die Leittextmethode bereitet gut auf eigenständiges Arbeiten vor und fördert die im Laufe der Ausbildung zu erwerbenden Kompetenzen (☞ Kapitel 2.3).

Impulslernen:
Beim Impulslernen sollen die Lernenden durch bestimmte Impulse dazu gebracht werden, selbst die Initiative zu ergreifen. Sie erhalten dabei einen bestimmten Arbeitsauftrag, um ein bestimmtes Lernziel zu erreichen.

Impulslernen fördert die Eigeninitiative

> **Beispiel:** Anhand von Beobachtungsaufträgen, z. B. „Wochenthema Schmerz"

Lernparcours/Werkstattunterricht:

Bei dieser Form der Anleitung werden den Schülerinnen im Sinne des entdeckenden Lernens (siehe unten) Lern-, Arbeitsaufträge und Material zur freien Wahl gestellt. Auch die Bearbeitung erfolgt individuell und selbstständig. Es kann sich sowohl um praktische als auch um theoretische Lehraufträge handeln.

Innerhalb eines bestimmten Rahmens sind die Lernenden eigenständig:

Bereiche der Eigenständigkeit der Lernenden

- Sie wählen das Lernangebot aus.
- Sie bestimmen Art und Umfang des zu bearbeitenden Stoffes,
- die Reihenfolge der Bearbeitung des Auftrages und
- das Arbeitstempo.

Meist werden die Aufgaben mit anderen gemeinsam gelöst. Diese Methode bietet sich insbesondere für Schülerinnen des fünften und sechsten Semesters an, die schon viel Vorwissen mitbringen und es im Verlauf der Ausbildung gelernt haben, sich Wissen eigenständig zu erschließen. Sie erleben nun, dass dies auch im Praxisalltag möglich ist.

Es ist eine Methode, die als „Reserveangebot" eingesetzt und zum Einsatz kommen kann, wenn gerade keine Zeit für eine unmittelbare Anleitung ist, der Schülerin aber Zeit für ihre Ausbildung zur Verfügung gestellt werden kann. Voraussetzung ist jedoch, dass die Schülerin Arbeitsmaterialien gestellt bekommt.

Beispiel: Eine Oberkursschülerin ist in der Onkologie eingesetzt. In der Behandlung der Patienten steht dort die Verabreichung von Zytostatika im Vordergrund. Die Praxisanleiterin hat daher einen Ordner mit Fachartikeln und aufgenommenen Beiträgen zu weiteren Behandlungsformen (auch alternativen) zusammengestellt. Sie lässt ihre Schülerin eine alternative Behandlungsmethode (nach ihrem Interesse) auswählen, die sie sich mit den zur Verfügung gestellten Materialien und Arbeitsaufträgen selbstständig erarbeitet. Ziel ist es, dass sie die Essenz ihres Wissens Schülerinnen niedrigerer Kurse in einer „Kurzfortbildung" vermittelt. An dieser nimmt die Praxisanleiterin ebenfalls teil und integriert die Lernerfolgskontrolle. Während der Erarbeitungsphase steht sie ihrer Schülerin beratend zur Seite.

Handlungsketten:

Siehe dort (☞ Seite 66).

Die problemorientierte Handlungsinstruktion:

Die Aneignung einer praktischen Fähigkeit oder einer Handlungstechnik steht im Zentrum. Dabei ist die Aktivität der Schülerin nicht auf das Vormachen und Üben beschränkt, sondern richtet sich auf den Entwurf und die Erprobung eigener Lösungsvorschläge.

Problemorientierung fördert das selbstständige Lernen

Eine Demonstration des richtigen Vorgehens, die den individuellen Lösungsversuchen unter Umständen nachfolgen kann, wird hier primär als ein Mittel verstanden, um eigene Handlungsvorstellungen zu überprüfen und zu korrigieren. Schwierigkeiten, auf die die Schülerin dabei stößt, bilden für sie den Anstoß für gezielte Beobachtungen und Fragen. Dadurch erfolgt eine selbst gesteuerte und letztlich auch selbstverantwortete Informationsaufnahme und -verarbeitung. Kennzeichnend ist außerdem, dass theoretisches Wissen in die Praxis integriert wird. Sehr häufig wird gerade durch das Handeln auch ein Interesse an entsprechendem Hintergrundwissen ausgelöst. Daher ist es sinnvoll, die theoretischen Wissensinhalte möglichst unmittelbar mit der zugehörigen Praxiserfahrung zu verbinden, statt Theorie und Praxis getrennt zu vermitteln.

Ziel: Lernende können durch diese Methode eigene Lösungsvorschläge für Problemstellungen entwerfen und erproben.

Grundsatz: Die problemorientierte Handlungsinstruktion folgt den Grundgedanken des entdeckenden Lernens.

Entdeckendes Lernen:
- Unterricht und Anleitung sind häufig auf das Erlernen von Bekanntem und nicht dahingehend ausgerichtet, herauszufinden, was unbekannt ist. Dabei ist gerade das Unverstandene, Unklare und Widersprüchliche der sinnvolle Ausgangspunkt für Lernen.
- Beim entdeckenden Lernen werden Zusammenhänge und Lösungswege selbst herausgefunden. Dabei geht es nicht um das Erfinden von etwas vollkommen Neuem, sondern darum, das Gegebene neu zu ordnen und zu transformieren. Außerdem wird das bisherige Wissen und Können für die Lösung unbekannter Fragestellungen genutzt.

Eigenständige Lösungswege finden

Kolumbus konnte Amerika nur entdecken, weil es Amerika bereits gab, weil er über entsprechende Instrumente und materielle Ressourcen verfügte und weil er den Mut hatte, über das Gewohnte hinaus zu denken …

- Beim entdeckenden Lernen werden Erfolg und Misserfolg nicht als Belohnung oder Bestrafung gewertet, sondern als Information. Diese Information dient dazu, eigene Problemlösungsregeln und -strategien zu entwickeln.

1. Praktische Aufgabenstellung:
Die Schülerinnen werden mit einem Problem (einer Aufgabe) konfrontiert. Um dieses zu lösen, müssen sie praktisch tätig werden. Je nachdem, welches Lernziel beabsichtigt ist, kann die Aufgabenstellung auf die Ausführung einer Technik, auf die Planung und Herstellung eines Produktes, auf die Bedienung eines Gerätes oder auf die Lösung eines (komplexeren) praktischen Problems bezogen sein. Bei Bedarf kann die Anleiterin vorweg gezielte Hilfestellungen geben, um Gefährdungen der Lernenden oder der Patienten zu vermeiden.

2. Suchen/Erproben eigener Lösungen (Probe-Handeln):
Die Lernenden bekommen nun Gelegenheit, eigene Lösungsvorschläge zu entwerfen und selber auszuprobieren. Dabei auftauchende Fragen und Schwierigkeiten sollten protokolliert werden. Die Praxisanleiterin ist in dieser Phase überwiegend als Beobachterin tätig. Nur wenn die Schülerinnen sich nicht mehr zu helfen wissen oder „Gefahr im Verzug" ist (z. B. Gefährdung von Patienten), ist ihr aktives Handeln gerechtfertigt.

3. Bearbeitung der aufgetauchten Fragen und Schwierigkeiten:
In dieser Phase bearbeitet die Schülerin die aufgetauchten Fragen zusammen mit der Praxisanleiterin. Dabei werden unter Umständen (objektive) Informationen aus Lehrbüchern, Fachzeitschriften usw. hinzugezogen. Die gefundene Lösung wird mit der korrekten Lösung verglichen. Dies kann auch bedeuten, dass die Fertigkeit korrekt durch die Praxisanleiterin ausgeführt wird. Für diese Phase leitend sind der Fragenkatalog und die notierten Schwierigkeiten der Lernenden. Aus ihnen geht hervor, welche Teile des Handlungsverlaufes besonders sorgfältig instruiert oder kommentiert werden müssen.

4. Herausarbeiten wichtiger Handlungsgrundsätze:
Nun werden in einem nächsten Schritt Handlungsgrundsätze schriftlich fixiert, die sich aus der zuvor erfolgten Auseinandersetzung und Diskussion von Fragestellungen ergeben haben. Es geht u. a. darum, Prinzipien zur Vermeidung von Fehlern oder zur Reduktion von Komplikationen festzuhalten.

3.7.4 Formulieren von Anleitungszielen

4. Schritt: Ziele für die Anleitung formulieren

Nachdem die Praxisanleiterin die Entscheidung für eine Anleitungsmethode und das zu vermittelnde Thema getroffen hat, formuliert sie im nächsten Schritt **Lernziele**. Diese geben an, wohin die Anleitung führen soll, auf welches **Ziel** sie also ausgerichtet ist. Andererseits gibt die Anleiterin der Schülerin **Richtlinien** vor; diese erfährt, was sie einmal wissen, können oder tun soll. Da in ☞ Kapitel 3.6.2 bereits ausführlich auf dieses Thema eingegangen wurde, wird an dieser Stelle nur auf die dort stehenden Aspekte verwiesen.

3.7.5 Führen des Vorgesprächs

5. Schritt: Vorgespräch führen

Das Vorgespräch dient dazu, gemeinsam mit der Schülerin eine **Basis** für die Anleitungssituation zu schaffen. Es nimmt ganz gezielt das anzuleitende Thema in den Blick.

Zeitpunkt des Vorgesprächs

Der Zeitpunkt des Gesprächs sollte sich nach der Art der Handlung richten. Wenn davon auszugehen ist, dass sich die Schülerin fachlich auf das Thema vorbereiten muss, so sollte das Gespräch einige Tage vor dem festgelegten Termin erfolgen.
Ist dies nicht nötig, so empfiehlt es sich in der Regel, das Gespräch am Vortag zu führen. So bleibt ausreichend Zeit, weitere Vorbereitungen zu treffen, wenn sich beispielsweise herausstellt, dass das Fachwissen aufgefrischt werden muss. Am Tag der Anleitung gibt es unmittelbar vorher einen weiteren kurzen Austausch. Hier ist Gelegenheit, in der Zwischenzeit entstandene Fragen zu klären und den Ablauf rückzuversichern.

Dauer des Vorgesprächs

Für das Vorgespräch sollten normalerweise etwa 20 Minuten veranschlagt werden. Manchmal dauert es sehr viel kürzer, bei sehr komplexen Anleitesituationen auch länger. Insgesamt gelten für das Vorgespräch die gleichen Richtlinien wie für die Gesprächsführung allgemein (☞ Kapitel 4.2).

Zu Beginn des Gesprächs sollte die Anleiterin mit der Schülerin das **Thema** der Anleitung besprechen. Nun muss sie die Vorkenntnisse und/oder den **Lernstand** ermitteln. An den Vorkenntnissen richten sich die zu formulierenden Lernziele, die Aufgabenverteilung und die Art der Anleitung für diese Tätigkeit aus (☞ Kapitel 3.6.2). Des Weiteren orientieren sich daran die Informationen, die zu diesem Thema bereits im Vorfeld ausgetauscht wurden. Es ist zu entscheiden, welche **Vorinformationen** und **Erklärungen** die Schülerin vorab benötigt. Welche davon werden ihr vermittelt und welche muss sie selbst erarbeiten? Außerdem sollte der **Patient** in den Blick genommen werden, bei dem die Anleitung ausgeführt wird. Anhand der Kurve und der Pflegeplanung oder -dokumentation wird überprüft, ob die Schülerin über ausreichendes Hintergrundwissen zu diesem Patienten verfügt. Gerade wenn es um die Anleitung komplexer Pflegesituationen geht, wie z. B. der Pflege bei Herzinsuffizienz, also nicht nur isolierte Pflegehandlungen angeleitet werden, ist es erforderlich, einen Überblick über die Gesamtsituation zu besitzen.

Nachdem all diese Vorüberlegungen getroffen wurden, sollten in einem nächsten Schritt einerseits die Lernziele schriftlich formuliert, andererseits der Auftrag an die Schülerin möglichst präzise, ebenfalls schriftlich festgehalten werden. Gerade wenn es sich „nur" um Beobachtungsaufträge handelt, sollten diese eindeutig formuliert werden, da die Schülerin in der Regel nicht in der Lage ist, eigene Schwerpunkte zu setzen. Am Ende des Vorgesprächs sollte die Schülerin Gelegenheit erhalten, **Fragen** zu stellen, um Unklarheiten auszuräumen. Außerdem sollte sie wissen, was eventuell noch an Vorbereitungen zu leisten ist, d. h., sie sollte einen **klaren Handlungsauftrag** erhalten.

Inhalt und Struktur des Vorgesprächs

Schriftliche Formulierung der Lernziele

Praktische Anleitung von .... **Kurs:** ....
Name der Praxisanleiterin: ....
Datum der Anleitung: ....

Inhalt des Vorgesprächs, Leitgedanken:
- Lernwünsche der Schülerin
- Informationsstand der Schülerin zum Ablauf und Inhalt der Anleitung. Welche Theorieaspekte müssen vorab noch von der Schülerin erarbeitet werden?
- Informationsstand der Schülerin zum Patienten
- Aufgabenverteilung, d. h. Absprachen zur Arbeit

Lernziele:

Abbildung 1: Muster eines Vorgesprächsprotokolls

3.7.6 Durchführung der Anleitung

6. Schritt: Anleitung durchführen

Die bisherigen Schritte fanden außerhalb des Patientenzimmers statt. Nun tritt eine weitere Person hinzu, der **Patient.** Dieser befindet sich meist in einer belastenden Situation, die ihn ängstigt. Damit er nicht noch stärker verunsichert wird, ist es wichtig, dass die Aufgabenverteilung klar ist. Das Vorgehen bei der Anleitung richtet sich nach den Absprachen im Vorgespräch und den in ☞ Kapitel 3.7.3 dargestellten Methoden. Bei allen dort vorgestellten Vorgehensweisen gibt es stets eine **aktive** Person (die Ausführende) und eine eher **passive** Person (die Beobachterin). Es soll daher an dieser Stelle ein kleiner Exkurs zum Thema Beobachtung erfolgen.

Grundsätzlich unterscheidet die Pädagogik zwischen der **teilnehmenden** und der **nicht-teilnehmenden Beobachtung.** Für welche Form man sich entscheidet, hängt u. a. von dem ausgewählten Thema, den Lernzielen sowie der zur Verfügung stehenden Zeit ab. Nachfolgend werden die Vor- und Nachteile beider Beobachtungsformen kurz skizziert.

Die teilnehmende Beobachtung

Die teilnehmende Beobachtung wird im Anleitungsalltag am häufigsten praktiziert. Es wird **gemeinsam gearbeitet,** der Aktive **zeigt** und **erklärt,** der andere **assistiert** und **beobachtet.** Durch diese Form entsteht meist eine kollegiale, partnerschaftlich geprägte Atmosphäre, da beide Beteiligten eine Arbeitsleistung erbringen. Zudem ist der Zeitaufwand geringer, da eine gemeinsam ausgeführte Aufgabe schneller zu bewältigen ist. Auch vom Patienten wird diese Anleitungsform meistens als angenehmer empfunden, da er sich nicht so sehr als Versuchsobjekt fühlt. Zudem ist die Akzeptanz aufseiten der Kolleginnen größer, da diese Anleitungsform in der Durchführung kaum zusätzliche Arbeitszeit beansprucht. In ☞ Kapitel 3.8 wird diese Methode daher eine wesentliche Rolle spielen. Von Nachteil ist dagegen, dass die Beobachterin sowohl die Eigen- als auch die Fremdleistung beobachten muss, somit also extrem beansprucht ist. Für die Schülerin ist der Lerneffekt gering, weil durch die Alltagssituation viele Beobachtungsergebnisse relativ rasch wieder vergessen werden.

Die nicht-teilnehmende Beobachtung

Die nicht-teilnehmende Beobachtung ist im Pflegealltag zumeist nicht so beliebt, da sie an Prüfungen erinnert, obwohl sie andererseits sehr **praxisorientiert** ist. Viele Pflegetätigkeiten werden alleine ausgeführt, deshalb sollte auch die eigenständige Ausführung geübt werden. Außerdem kann die Schülerin so die Fähigkeit erwerben, trotz Fremdbeobachtung ruhig zu arbeiten und die selbstständige Übersicht zu behalten. Dies spielt sowohl im späteren Pflegealltag eine Rolle, da der Patient zum einen unter Umständen sehr genau das Können einer Pflegeperson beobachtet. Zum anderen dient sie aber zugleich der Prüfungsvorbereitung, nicht nur für die Schülerin, sondern auch für die Praxisanleiterin, die praktische Prüfungen abnehmen muss und in diesen stets nicht-teilnehmend beobachtet.
Der Beobachtende ist dabei **nicht** an der Pflegehandlung beteiligt. So erbringt er zwar keine direkte Pflegeleistung, kann aber andererseits **gezielt** beobachten, da er seine ganze Konzentration der Beobachtung zuwenden kann. Somit können auch viele marginale Aspekte wahrgenommen werden, und der Lerneffekt ist für beide Seiten entsprechend groß. Die

Aufgabenverteilung lässt sich nicht immer ganz planen. So kann es eine akute Zustandsverschlechterung des Patienten erfordern, dass vom abgesprochenen Verlauf und der Aufgabenverteilung abgewichen werden muss. Trotz der Anleitesituation muss der Patient klar im Vordergrund stehen, und seine Bedürfnisse sollten stets auch während der Anleitung berücksichtigt werden. Die Effektivität des Lernens hängt jedoch nicht nur von der Beobachtungsform ab. Viel liegt auch daran, **auf welche Art und Weise** der Schülerin Wissen und Können vermittelt werden.

Fördernde Lernbedingungen sind Umstände, durch die ein Lernen in der Praxis **erleichtert** wird und somit eher zum Erfolg führt. Nachfolgend werden einige derjenigen Bedingungen aufgelistet, welche die Praxisanleiterin berücksichtigen sollte:

Lernfördernde
Bedingungen

- Es wird auf vorhandenem Wissen aufgebaut.
- Für Rückfragen stehen Zeit und Raum zur Verfügung.
- Die Praxisanleiterin vermittelt Sicherheit und Fachwissen souverän.
- Zeit, Geduld und Motivation der Praxisanleiterin
- Die Aufbau- und Ablauforganisation ist klar und transparent.
- Neue Lerngegenstände werden so dargeboten, dass Verbindungen zu bereits bekannten Lerninhalten hergestellt werden können.
- Je mehr die Aufgabenstellung der Lernfähigkeit und den Interessen der Schülerin entgegenkommt, desto stärker ist die Lernbereitschaft.
- Lernziele müssen Lernaufgaben mit angemessenem, d. h. zu bewältigendem Schwierigkeitsgrad beinhalten.
- Selbstbestimmung motiviert stärker als Fremdbestimmung. Die Schülerinnen sollten daher ihre Interessen einbringen können, da sie nur dann motivationsfördernd wirken.
- Das Vorgehen erfolgt in kleinen Schritten und mit einer klaren Struktur.
- Das zuvor ermittelte Vorwissen der Schülerin wird einbezogen.
- Der Lerninhalt ist dem Lern- und Ausbildungsstand angepasst.
- Vorab werden Lernziele festgelegt.
- Die Einzelschritte werden erklärt, Fachbegriffe erläutert, Handgriffe gezeigt.
- Die Praxisanleiterin überprüft, ob alles verstanden wurde.
- Es wird genügend Hintergrundwissen vermittelt, sodass die Schülerin mitdenkt.
- Bei Fehlern besteht die Möglichkeit für Korrekturen.
- Fehler der Schülerin sollten für neu zu initiierende Lernprozesse genutzt werden. So kann ein Fehler vom Frustrationserleben hin zum Erfolgserlebnis führen.
- Der Schülerin wird die Möglichkeit zum Üben gegeben, da durch Wiederholen das Behalten unterstützt wird. Es sollte jedoch nur so lange geübt werden, bis die Tätigkeit fehlerfrei ausgeführt wird.

Lernhemmende Bedingungen

Hemmende Lernbedingungen **erschweren** oder **behindern** ein Lernen in der Praxis, eventuell verhindern sie den Lernerfolg sogar **vollständig**. Nachfolgend werden einige dieser Umstände aufgelistet, welche die Praxisanleiterin vermeiden sollte:

- Bei der Praxisanleiterin fehlt die Motivation.
- Die Praxisanleiterin besitzt mangelndes Fachwissen.
- Die Vorbereitung war ungenügend, die Koordination ist mangelhaft.
- Während der Anleitung wirken von außen Störungen wie Unruhe, Hektik oder Lärm ein.
- Wenn etwas Neues vermittelt wird, sollte eine Aufgabe nicht durch eine zweite überdeckt werden, wenn es sich um zwei verschiedene Lerninhalte handelt. Die zweite Aufgabe wird dann schlechter behalten als die erste.
- Wenn der erste vermittelte Inhalt keine Zeit hatte, sich festzusetzen, bevor weiterer Stoff aufgenommen wurde, kann er nicht wiedergegeben werden.
- Neue Inhalte, die sich sehr ähnln und deren Unterschiede nicht eindeutig wahrgenommen wurden, führen ebenfalls zu einer Lernhemmung.
- Der Informationsfluss erfolgt mit zu großer Dichte, ohne Punkt und Komma.
- Die Anleitung erfolgt an einem sehr speziellen Fall, d. h., es können keine allgemein gültigen Kenntnisse erworben werden.
- Die Schülerin wird über- oder unterfordert, indem zu viel oder zu wenig Fachwissen vorausgesetzt wird.
- Es erfolgt keine Rückversicherung, ob alles verstanden wurde.
- Es ist kein Raum und keine Zeit, um Fragen zu stellen.
- Die Übungsmöglichkeit fehlt.

Diese Aufzählung könnte noch fortgesetzt werden. An dieser Stelle geht es jedoch lediglich darum, Anregungen zu geben, wie die Anleiterin lernfördernde Bedingungen schaffen und lernhemmende Bedingungen vermeiden kann (☞ Kapitel 3.4). Ob die Anleitung erfolgreich verläuft, hängt auch davon ab, **wie** neue Inhalte vermittelt, vor allem wie diese erklärt werden.

Verständlich erklären und vermitteln

Neben den oben genannten lernfördernden Bedingungen hängt der Lernerfolg der Schülerin wesentlich auch von der Fähigkeit ab, verständlich erklären zu können.

Tipps zum verständlichen Erklären

Friedemann Schulz von Thun (geboren 1944), Professor für Psychologie, hat sogenannte Verständlichkeitsfaktoren der Kommunikation entdeckt, die sich sehr gut auch auf Erklärungen bei der praktischen Anleitung in der Krankenpflege übertragen lassen.

Niedriger Komplexitätsgrad

- Die Darstellung ist einfach.
- Der Aufbau ist klar, die Gliederung sinnvoll.
- Die Sätze sind kurz und einfach, komplexe Sätze werden vermieden.

- Es werden geläufige Wörter verwendet.
- Fachwörter werden erklärt.
- Die Formulierungen sind konkret und anschaulich.

- Die Erklärung ist gegliedert, folgerichtig und übersichtlich.
- Es erfolgt eine klare Unterscheidung zwischen Wesentlichem und Unwesentlichem.
- Der rote Faden ist stets erkennbar.
- Es gibt sprachliche Hervorhebungen und Zusammenfassungen.

Struktur

- Die Aussagen sind klar und deutlich.
- Sie beschränken sich auf das Wesentliche.
- Dabei sind sie knapp, aber nicht gedrängt.
- Sie konzentrieren sich auf zentrale Informationen.
- Es gibt kurze, sinnvolle Wiederholungen und Zusammenfassungen.

Prägnanz

- Die Erklärungen erwecken Aufmerksamkeit und Interesse.
- Sie sprechen persönlich an.
- Sie sind durch Beispiele belebt.
- Durch Visualisierung wird Sachlichkeit und Verständlichkeit gefördert.
- Über die zu vermittelnde Fertigkeit ist Transparenz zu schaffen.

Stimulanz

- Sinn und Zweck der Fertigkeit sollen benannt werden.
- Das Vorwissen bei der Schülerin soll einbezogen werden.
- Die eingesetzten Arbeitsmaterialien sollen vorgestellt und eventuell erklärt werden.
- Die Fertigkeit soll in einen größeren Zusammenhang gestellt werden, damit ihre eigentliche Bedeutung erkannt wird.
- Die Tätigkeit soll demonstriert, wichtige Handgriffe je nach Situation zusätzlich erläutert werden.
- Besonders schwierige Handgriffe sollen gesondert, nicht am Patienten, demonstriert werden.
- Besondere Gefahrenquellen sollen erwähnt und Hinweise zur Vermeidung gegeben werden.
- Fragen der Schülerin sollen besprochen werden.

Tipps zur Vermittlung einer praktischen Tätigkeit

- Die einzelnen Handgriffe und Aufgaben gedanklich nochmals durchgehen lassen, damit Fehler selbstständig erkannt werden.
- Bei besonders anspruchsvollen Tätigkeiten das Vorgehen vorab nochmals erläutern lassen.
- Benötigte Materialien vorab gedanklich auf Vollständigkeit überprüfen lassen.
- Bei Anwesenheit des Patienten nur schwere Fehler korrigieren, um die Schülerin und den Patienten nicht zu verunsichern.
- Alle Beobachtungen und Erfahrungen nachbesprechen.
- Weitere Anleitungsschritte planen und bei Bedarf schriftlich fixieren.

Tipps zur Korrektur von Anzuleitenden

7. Schritt: Nachge-
spräch führen

3.7.7 Führen des Nachgesprächs

Das Nachgespräch, auch Auswertungsgespräch genannt, nimmt eine wichtige Stellung im Anleitungsprozess ein. Es sollte wichtig genommen werden, da es die Reflexionsfähigkeit der Schülerin schult. Damit wiederum wird sie gut auf ihre praktische Examensprüfung vorbereitet, die als eine benotete Teilaufgabe eine Reflexion ihres „Examenhandelns" verlangt.

Das Nachgespräch hat zum Ziel, die Anleitesituation zu **reflektieren** und den Blick einerseits auf die Lernelemente zu lenken, die besonders **positiv** verlaufen sind, andererseits auf diejenigen Aspekte, die **noch geübt** werden müssen, damit sie **verbessert** werden können. Das Gespräch dient außerdem dazu, unvorhergesehene Situationen zu reflektieren und bei Bedarf zu erläutern. Es unterteilt sich in das **Auswertungsgespräch** mit der Schülerin und die eigene **Reflexion der Anleitung.** Insgesamt gelten für das Nachgespräch die gleichen Rahmenbedingungen, wie sie in ☞ Kapitel 4.2 ausführlich dargestellt werden. An dieser Stelle wird daher auf diese Aspekte nur verwiesen.

Zeitpunkt des
Nachgesprächs
Wann das Nachgespräch stattfinden sollte, lässt sich nicht pauschal sagen. Es gibt folgende drei Möglichkeiten:

1. Das Nachgespräch wird **sofort geführt,** d. h., direkt nach der Anleitung. Dafür spricht, dass die Beobachtungen unmittelbar ausgetauscht werden können und eher an **alles** gedacht wird. Außerdem erhält die Schülerin ein **sofortiges Feedback.** Insgesamt wird die Anleitung dadurch schneller abgerundet. Es können sofort **neue Lernschritte** festgelegt werden. Das Gelernte kann schnell eigenständig vertieft werden, wobei die Fehler oder Unsicherheiten, die beim ersten Mal aufgetreten sind, sogleich ausgeräumt werden und sich somit gar nicht erst vertiefen. Die Gefahr ist jedoch, dass jede Kleinigkeit und jedes Detail erörtert werden und somit der Blick für das Ganze verloren geht. Zudem ist die Schülerin nach der Anleitung häufig erschöpft und weniger aufnahmebereit.

2. Das Nachgespräch wird **nach einer Pause zwischen 10 bis 60 Minuten** geführt. Es ist Zeit für eine Pause, nach der die neuen Reize wieder **besser aufgenommen** werden können. Durch den Abstand wird der Blick eher auf die **Gesamtsituation** gelenkt. Wesentliches wird vom Unwesentlichen getrennt. Die Gefahr bei dieser Methode liegt jedoch darin, dass unter Umständen keine Gelegenheit zum Austausch mehr gefunden wird, da die Beteiligten zu sehr in den Pflegealltag eingebunden sind. Wenn nicht protokolliert wurde, wird der Austausch über Einzelheiten zumeist vernachlässigt, da diese in der Zwischenzeit vergessen wurden. Zudem bleibt eine eventuell vorhandene Anspannung der Schülerin länger vorhanden.

3. Das Nachgespräch wird **später geführt,** d. h. **nach mehreren Stunden oder Tagen.** Durch die zeitliche und räumliche Distanz kann die Anleiterin den Schwerpunkt des Gesprächs mehr auf die **Gesamtsituation** lenken. Die Anleiterin ist dadurch **neutraler** und kann mehr **grundsätzliche Wahrnehmungen** widerspiegeln. Diese Form erweckt zudem bei den Kolleginnen subjektiv den Eindruck einer weniger zeitintensiven Anleitung, und sie treten daher dieser Form offener entgegen. Je nachdem welchen Eindruck die Anleitung bei der Schülerin

hinterlassen hat, wird sie es als belastend empfinden, so lange auf eine Rückmeldung warten zu müssen. Zudem verschiebt sich die Übungsmöglichkeit der angeleiteten Tätigkeit, da ja zunächst klargestellt sein muss, dass diese sicher und korrekt beherrscht wird.

Nachdem Sorge getragen wurde, dass ein ruhiger Raum für das Gespräch gefunden wurde, sollte die Anleiterin die Gesprächsinitiative ergreifen. Dieser und der Schülerin sollte bewusst sein, dass ein **offen** geführtes Gespräch auf **beiden** Seiten die besten Chancen bietet, zukünftig Veränderungen vorzunehmen. Einleitend sollten kurz die inhaltlichen Punkte und der Ablauf des Gesprächs skizziert werden (☞ Übersicht 5), damit sich die Schülerin darauf einstellen kann.

Ablauf des Nachgesprächs

Das sich anschließende Gespräch verläuft zumeist besonders effektiv und positiv, wenn nachfolgende Phasen und inhaltlichen Schwerpunkte berücksichtigt werden.

Es empfiehlt sich, zunächst die Schülerin zu Wort kommen zu lassen. Auf diese Weise fühlt sie sich in ihrem „Erwachsen-Sein" respektiert, und ihre Fähigkeit zur Selbstreflexion wird angeregt. Dadurch, dass sich die Schülerin ernst genommen fühlt, wird sie später leichter (positive) Kritik annehmen.

Die Schülerin steht im Mittelpunkt

Übersicht 8: Leitfragen für das Nachgespräch

- Wie erging es Ihnen bei der Umsetzung?
- Was empfanden Sie?
- Wie fühlen Sie sich jetzt?
- Wie schätzen Sie Ihre Handlung ein?
- Was ist Ihnen nach Ihrer Meinung besonders gut gelungen, was weniger gut?
- Waren Sie mit sich/Ihrer Arbeit zufrieden?
- Wo gab es Probleme? An welchen Stellen fühlten Sie sich unsicher?

Je nachdem, ob die Schülerin die Ausführende war oder eine Tätigkeit demonstriert wurde, wird das Feedback unterschiedlich verlaufen. Bei der Rückmeldung an die Schülerin ist es unter Umständen wichtig, **zunächst** die **positiven** und **dann** die **negativen** Beobachtungen mitzuteilen. Auf diese Weise gerät das Selbstvertrauen der Schülerin nicht so schnell ins Wanken, und ihr wird eher bewusst, dass es bereits Dinge gibt, die sie beherrscht. Eine andere Möglichkeit ist, die Rückmeldung an der Reihenfolge des Vorgehens zu orientieren: es mischen sich dann positiv und negativ wahrgenommene Aspekte.

Feedback geben

Trotz der Kritik sollte der Schülerin bewusst sein, dass diese zumeist nicht ihr als Person gilt. Wenn es jedoch tatsächlich notwendig ist, Kritik an der Persönlichkeit zu äußern, so sollte die Anleiterin dieses Gespräch äußerst sensibel führen. Nähere Hintergründe und Empfehlungen für ein Kritikgespräch ☞ Kapitel 5.3.

Bei der Rückmeldung werden die Schwerpunkte **je nach Situation** gesetzt. Inhalte, die vermutlich immer wieder ein Thema sind, betreffen die Personal- und Sozialkompetenz (z. B. Kommunikation mit dem Patienten, Verantwortungsbereitschaft), die Fachkompetenz (z. B. die Ausführung einzelner Tätigkeiten, inklusive Vor- und Nachbereitung derselben, die Krankenbeobachtung, die Themen Hygiene und Sicherheit sowie die As-

Inhalte des Feedbacks

pekte Arbeitsorganisation und Wirtschaftlichkeit) und die Lern-/Methodenkompetenz (z. B. Interesse und Initiative).

Übersicht 9:
Einführende Sätze in die positive oder negative Rückmeldung

- Ich finde, Sie haben Ihre Sache gut gemacht. Besonders gefallen hat mir …
- Bei dieser Aufgabe haben Sie … korrekt und sicher gearbeitet. Ich möchte mir mit Ihnen die Einzelaspekte dennoch näher anschauen …
- … war nicht korrekt, weil …
- … wäre auf diese (= andere) Weise korrekt/besser/sicherer, weil …
- Weiterhin sollten Sie berücksichtigen …
- Mir ist aufgefallen, dass …
- Zukünftig sollten Sie …
- Generell ist zu beachten …
- Das Wesentliche daran ist …
- Richten Sie Ihre Aufmerksamkeit auf …

Schülerin in der Beobachtungsfunktion

Sicherung von fachlichen Ergebnissen und Bereinigung von Unklarheiten

Wenn die Praxisanleiterin wiederum die aktive Rolle eingenommen und die Schülerin schwerpunktmäßig die Beobachtungsfunktion übernommen hat, verläuft das Gespräch unter anderen Gesichtspunkten. Es geht dann eher darum, **fachliche Ergebnisse zu sichern** und **Unklarheiten** auf der Ebene der Schülerinnen **zu beseitigen**. Auch hier empfiehlt es sich, der Schülerin das erste Wort zu erteilen. Wenn sie ihre Eindrücke geschildert hat, kann die Anleiterin herausfinden, welche Inhalte und praktischen Aspekte der Tätigkeit bereits klar sind und wo Unsicherheiten liegen. Das Feedback durch die Schülerin zeigt zudem, wo mögliche Ungenauigkeiten der Anleitung liegen, sei es in den Erklärungen oder in der Art der Demonstration. Es zeigt aber möglicherweise auch auf, wo Widersprüchlichkeiten zu den Aspekten liegen, die die Schülerin als Fachwissen von ihrer theoretischen Ausbildung bereits mitbringt. An diesem Punkt erreicht die Anleiterin mit Ehrlichkeit am meisten, da sie dann glaubwürdig auf die Schülerin wirkt. Wenn sie der Meinung ist, dass beide Vorgehensweisen korrekt sind, so begründet sie der Schülerin die Handlungsschritte. Verdeutlichen sollte die Anleiterin: Es gibt oft mehrere Wege, die zum Ziel führen; In dieser Situation ist es jedoch wichtig, zunächst eine Methode sicher zu beherrschen. Hat die Anleiterin eigene Fehler in der Anleitung bemerkt, sollte sie diese ganz deutlich im Nachgespräch herausstellen. Nutzen sollte sie die Chance, mögliche Gefahrenmomente aufzuzeigen, indem sie der Schülerin mitteilt, wie es zu diesem Fehler gekommen ist. Nur wenn sie auch bereit ist, sich eigene Fehler und diese in einem nächsten Schritt gegenüber der Schülerin einzugestehen, wirkt die Anleiterin glaubwürdig und wird zum **Vorbild**, an dem sich die Schülerin orientieren kann.

Übersicht 10:
Leitfragen für den Gesprächsabschnitt „Fehler"

- Sind während der Umsetzung oder während unseres Gesprächs Fragen bei Ihnen aufgetaucht?
- Ist noch irgendetwas unklar?
- Gibt es etwas, was Sie bisher anders gelernt haben, z. B. in der Schule?

- Gibt es etwas, was Sie an meiner Demonstration verunsichert hat?
- Haben Sie Verbesserungsvorschläge oder Anregungen in Bezug auf diese Tätigkeit oder an mich?

Damit der Inhalt und/oder die Botschaft der Rückmeldung an die Schülerin gesichert ist, sollten Sie eine Ergebnissicherung vornehmen. Diese macht es möglicherweise erforderlich, nochmals fachlich tiefer in einzelne Pflegehandlungen einzusteigen, sich z. B. Einzelaspekte schildern zu lassen oder dabei das bereits vorhandene Fachwissen zu hinterfragen.

Sicherung der Ergebnisse

- Beschreiben Sie bitte noch einmal Ihr Vorgehen bei der Pflege(handlung) und erläutern Sie die Gründe dafür.
- Weshalb haben Sie die Handlung/das Hilfsmittel so und nicht anders ausgeführt/verwendet?
- Dokumentieren Sie bitte die Pflege. Überprüfen Sie die gestrigen Pflegedaten, z. B. in der Pflegeplanung und im Durchführungsnachweis, und nehmen Sie die nötigen Änderungen oder Ergänzungen vor.

Übersicht 11:
Leitfragen für den Gesprächsabschnitt „Ergebnissicherung"

Die Gesundheits- und Krankenpflege ist ein sehr **praktisch orientiertes** Tätigkeitsfeld. Viele Aufgaben werden manuell relativ rasch beherrscht. Wenn jedoch der fachliche Hintergrund fehlt, kann der Patient Schaden erleiden, z. B. bei einer Ganzkörperwaschung, die ohne Hintergrundwissen und Beachtung der Krankenbeobachtung und Prophylaxen ausgeführt wird. Es ist daher unerlässlich, im Nachgespräch die Chance zu nutzen, der Schülerin diese **Zusammenhänge** zu verdeutlichen. Hier sollte die Anleiterin auch die Gelegenheit ergreifen, einen Bezug zu pflegewissenschaftlichen Erkenntnissen herzustellen (z. B. zum Expertenstandard der Dekubitusprophylaxe).

Verzahnung von theoretischem und praktischem Hintergrund

- Konnten Sie Ihre theoretischen Kenntnisse problemlos in die Praxis umsetzen?
- Konnten Sie pflegewissenschaftliche Bezüge finden? Wenn ja, welche?
- Hätten Sie sich mehr theoretisches Hintergrundwissen gewünscht?
- Welche Aspekte sollen wir nochmals durchsprechen?
- Sehen Sie Zusammenhänge zu …?
- Müssen Sie die Theorie mit Ihren nun erworbenen Kenntnissen und Erfahrungen nochmals aufarbeiten?

Übersicht 12:
Leitfragen für den Gesprächsabschnitt „Umsetzung der Kenntnisse"

Zusammenfassung und Ausblick

Zum Abschluss des Gesprächs sollte die Anleiterin die **Kerngedanken** nochmals aufgreifen und einen **Gesamteindruck** vermitteln. Dies hat den Vorteil, dass viele kleine Einzelaspekte zusammengeführt werden und die Schülerin ihre Position hinsichtlich des Lernstandes besser einschätzen kann. Es empfiehlt sich, diesen Teil **schriftlich** zu formulieren. Die Dokumentation kann in einer ziemlich weiten Form erfolgen, indem z. B. unter den Rubriken „erreichte Lernziele" oder „neue Lernziele" die wichtigsten Gesprächselemente fixiert werden. Auf diese Weise erhält die Schülerin auch eine visuelle Rückmeldung über ihr Können, muss sich aber andererseits den Aspekten stellen, denen sie durch kontinuierliches Üben noch mehr Aufmerksamkeit schenken sollte. Des Weiteren sollten nun zugleich nächste Schritte für die angeleitete Tätigkeit festgelegt werden. Der Schülerin sollte eine **Fotokopie** des Protokolls angeboten werden. So hat sie die Möglichkeit, sich immer wieder mit dem eigenen aktuellen Lernstand auseinanderzusetzen und eigene Schwerpunkte zu legen.

Übersicht 13: Kernaussagen und Leitfragen zum Gesprächsabschnitt „Zusammenfassung und Ausblick"

- Mein Gesamteindruck war .../Insgesamt ...
- Arbeiten Sie den entsprechenden Abschnitt bitte im Lehrbuch durch.
- Fassen Sie am besten die Prinzipien der Handlung schriftlich zusammen.
- Was hätten Sie anders machen können?
- Was werden Sie in Zukunft anders machen?
- Was wünschen Sie sich noch an Unterstützung von mir bzw. von anderen Teammitgliedern?
- Gibt es irgendwelche Fragen, die noch offen geblieben sind?

Nachfolgend wird dargestellt, wie ein **Nachgesprächsformular** aussehen könnte. Es empfiehlt sich, das Nachgesprächsformular auf die Rückseite des in ☞ Kapitel 3.7.5 abgedruckten Vorgesprächsprotokolls zu fotokopieren. So bleiben die einzelnen Schritte der Anleitung transparent, und es kann jederzeit auf die Ergebnisse zugegriffen werden, wie z. B. auch die abgesprochenen neuen Lernziele.

Nachgespräch

am: ....

Inhalte des Nachgesprächs, Leitgedanken:

* Kommunikation mit dem Patienten (z. B. sprachlicher Ausdruck, Gesprächsatmosphäre, Anspruchsniveau, Beratungskompetenz)
* Fachlichkeit bei einzelnen Tätigkeiten (Vorbereitung, Ausführung, Nachsorge)/Gesamtblick (z. B. Beobachtung des Patienten: Was wurde wahr- bzw. nicht wahrgenommen? Welche Rückschlüsse lassen die Beobachtungen zu?)
* Hygiene und Sicherheit (Patient: hygienische und körpergefährdende Prinzipien; Schülerin: Eigenschutz durch rückenschonendes Arbeiten, Vermeidung von Kontamination)
* Arbeitsorganisation und Wirtschaftlichkeit (Koordination der verschiedenen Arbeiten, Arbeitstempo, Materialaufwand, eigener Kräfteaufwand)
* Übertragung pflegewissenschaftlicher Erkenntnisse
* Reflexionsfähigkeit der eigenen Tätigkeit

Erreichte Lernziele:

Neue Lernziele:

Abbildung 2: Muster eines Nachgesprächsprotokolls

Die **eigene Reflexion hilft** der Praxisanleiterin in der Anfangszeit, die eigene Befindlichkeit einzuschätzen und Sicherheiten oder Unsicherheiten in der Anleitungssituation zu hinterfragen. In der Regel erfolgt die Reflexion im **Dialog**. Anleitungssituationen, die als besonders schwierig erlebt wurden, erfordern jedoch eventuell eine andere Form der Auswertung. Es kann z. B. günstig sein, ein Teammitglied zu fragen, ob es Zeit für ein Gespräch hat. Allein durch das Erzählen werden manche, bis dahin unklare Aspekte deutlicher. Eine andere Möglichkeit ist es, eine **schriftliche Auswertung** vorzunehmen. Stets sollte die gesamte Anleitungssituation in den Blick genommen werden; Die Anleiterin sollte also jeden Schritt vom Vorgespräch bis zum Abschlussgespräch hinterfragen. Die Reflexion dient einerseits dazu, sich selbst besser kennen zu lernen und neue Ziele zu setzen, andererseits unterstützt sie die Persönlichkeitsentwicklung als Praxisanleiterin.

Übersicht 14: Leitfragen für den Dialog

* Was habe ich als positiv erlebt?
* Was habe ich als negativ erlebt?
* Was war leicht/schwierig in der Beziehung zur Schülerin?
* Was war leicht/schwierig in Bezug auf die Rahmenbedingungen (z. B. Zeit, Hektik, störende Mitpatienten …)?
* Wo fühlte ich mich sicher?

- Wo fühlte ich mich unsicher?
- Was möchte ich auch nächstes Mal so machen?
- Was möchte ich verändern?

3.7.8 Planung weiterer Schritte

8. Schritt: Weitere Schritte planen

Solange es um das angeleitete Thema geht, wird dieser Inhalt Bestandteil des Nachgesprächs sein. Die Anleiterin spricht dann ganz konkret weitere Schritte ab, mit dem Ziel, dass die Schülerin in dieser Tätigkeit **Fach- und Methodenkompetenz** erlangt. Es sollte jedoch auch ein Anliegen sein, sich für die verbleibende Einsatzzeit **neue Ziele** für die Anleitung dieser Schülerin zu setzen. Immer dann, wenn eine Anleitung vom ersten bis zum letzten Schritt – in diesem Fall die eigene Reflexion – ausgeführt wurde, wird sich die Wahrnehmung von der Schülerin verändert haben. Es ist dann nötig, die beispielsweise im Erstgespräch gesetzten Ziele (☞ Kapitel 4.2.2) zu überdenken und bei Bedarf zu revidieren.

Übersicht 15: Leitfragen zur Überprüfung der Ziele

- Wie habe ich die Schülerin bei der Anleitung erlebt? War sie eher über- oder unterfordert, oder war das Vorgehen angemessen?
- Wo habe ich grundsätzliche Unsicherheiten und Sicherheiten bemerkt?
- Wie schätze ich ihr Lerntempo ein?
- Wie eigenständig ist die Schülerin bereits? Kann sie nun eher selbstständiger arbeiten oder ist eine noch intensivere Betreuung nötig?

Anhand der Antworten auf diese Fragen wird es leichter fallen, Übungsmöglichkeiten für die Schülerin zu planen sowie einen Termin festzulegen, zu dem das angeleitete Thema nochmals überprüft wird. Außerdem sollte die Anleiterin etwa nach der Hälfte der Einsatzzeit das **Zwischengespräch** mit der Schülerin führen (☞ Kapitel 4.2.3).

Ausblick

Wenn das erste Mal nach den im vorangegangenen Kapitel dargestellten Schritten eine Anleitung erfolgte, wird der zeitliche Aufwand vermutlich sehr **hoch** eingeschätzt. Dies ist auch durchaus realistisch. Unbekannte Situationen erfordern immer einen sehr viel höheren Zeiteinsatz, als wenn Aufgaben zur Routine werden. Dennoch spürt die Anleiterin schon bald, dass sie etwas von der investierten Zeit zurückerhält. Eine Schülerin, die gut eingearbeitet ist – und dies erreicht man bei fast allen Schülerinnen durch eine gezielte Anleitung – wird sehr viel schneller befähigt sein, eigenständig zu arbeiten und Verantwortung für ihr Tun zu übernehmen. Dennoch kann nicht jedes Thema unter solch intensivem Aufwand angeleitet werden. Es gibt durchaus Rahmenbedingungen im Krankenhausalltag, unter denen eine Anleitung in der zuvor geschilderten Intensität nicht möglich, aber auch nicht nötig ist. Damit auch für diese negativen Lernbedingungen **Handlungsoptionen** offen stehen, gibt das nachfolgende Kapitel Hilfestellung.

3.8 Umgang mit negativen Lernbedingungen im Krankenhausalltag – Anleitung bei Zeit- und Personalmangel

Das Lernfeld **Krankenhaus** stellt nicht selten eine Herausforderung für alle Beteiligten dar. Es ist geprägt durch ständig wechselnde Anforderungen, sodass eine konkrete Planung, z. B. einer Anleitsituation, schnell durch **aktuelle Erfordernisse** in den Hintergrund rücken kann. Diese Umstände erschweren die Aufgabe, eine Ausbildungsbegleitung stets **bedürfnisorientiert** zu gestalten. Nicht in den Rahmenbedingungen allein liegen die Probleme, sondern zusätzlich in der **hohen Erwartungshaltung,** die alle Mitarbeiterinnen stets mit ihrer jeweiligen Aufgabe und Tätigkeit zu verbinden scheinen. Sie ist konstruktiv, wenn sie als ein Maximalziel angesehen wird. Sie ist jedoch destruktiv und extrem belastend, wenn sie an jedem Arbeitstag als Messlatte angelegt wird.

Die Erwartungen an sich und an andere sollten **realistisch** bleiben, denn nur so können **Frustrationserlebnisse reduziert** werden und die **Motivation erhalten** bleiben. Hierin liegt jedoch andererseits die Gefahr, wenn die Messlatte zu tief gelegt wird und z. B. die schlechten Rahmenbedingungen immer wieder dafür verantwortlich gemacht werden, dass nur eine „sichere Pflege" (Pflegequalitätsstufe 1) statt einer „angemessenen Pflege" (Pflegequalitätsstufe 2) oder sogar einer „optimalen Pflege" (Pflegequalitätsstufe 3) angestrebt wird. Die niedrige Stufe sollte eine Ausnahme bilden, dann jedoch keine Schuldgefühle erzeugen, wenn wirklich keinerlei personelle, zeitliche und vielleicht auch materielle Ressourcen zur Verfügung stehen. Letzteres gilt vor allem zunehmend für die Versorgung von Patienten im ambulanten Sektor. Es gilt dann stattdessen, neue Wege und Organisationsstrukturen zu entwickeln, z. B. durch eine verbesserte Ablauforganisation.

Oben skizzierte Faktoren lassen sich auch auf die Situation der **Schüleranleitung** übertragen. Häufig kommt es z. B. vor, dass ein fester Anleitungstermin mit der Schülerin vereinbart wurde, und plötzlich wird jemand aus dem Team krank. Schon muss die gesamte Planung neu gestaltet werden. Diese Situation führt zumeist sowohl bei der Schülerin als auch bei der Praxisanleiterin zu Frustrationserlebnissen. Auf der Seite der Praxisanleiterin treten vielleicht noch Schuldgefühle hinzu. Sie spürt, dass sie sich nicht in dem Umfang der Schülerin widmen kann, wie sie es gerne möchte und auch sollte. Wie kann sie jedoch auch mit solchen Situationen, die fast schon alltäglich sind, zufrieden stellend umgehen? In den nachfolgenden Abschnitten werden Ressourcen und Ideen für das Gelingen der Schüleranleitung auch unter **erschwerten** Rahmenbedingungen aufgezeigt. Diese sollten jedoch die Ausnahme bilden, da die Schülerin sonst nicht ihr Ausbildungsziel erreichen kann.

Vorausgeschickt sei an dieser Stelle, dass zudem auch zeitliche Ressourcen erschlossen werden müssen und dies nicht immer leicht ist.

An erster Stelle der sich negativ auf Anleitungssituationen auswirkenden Faktoren steht der **Mangel an qualifizierten Pflegepersonen,** der auf den meisten Stationen Alltag ist. Für die verbleibenden Pflegepersonen ist ein immer größeres Arbeitspensum zu bewältigen. Sie müssen zunehmend mehr Verantwortung übernehmen, und der Alltag bietet kaum **zeitliche Spielräume.** Die Anforderungen, die eine – wie in ☞ Kapitel 3.7 darge-

Das Lernfeld „Krankenhaus"

Anpassung der Erwartungshaltung

Flexibilität auch in Bezug auf die Anleitung

Anleitung bei Zeit- und Personalmangel

stellte – Anleitung stellt, sind in diesem Alltag nur selten umsetzbar. So geht es daher einerseits darum, Anleitungsformen einzusetzen, die weniger (zeit)aufwändig sind. Andererseits gilt es aber auch, neue zeitliche Freiräume zu entdecken, durch die dann wieder mehr Raum für intensive Anleitungen gewonnen werden kann. Mit beiden Aspekten setzen sich die nachfolgenden Abschnitte auseinander.

Möglichkeiten des Zeitgewinns

Zeitgewinn durch Neuorganisation des Pflegesystems

Wenn nur **wenig Zeit** für die Anleitung zur Verfügung steht, so ist es wichtig, dass der Stationsablauf **klar strukturiert** ist. Dies bietet den Vorteil, dass verschenkte Zeit (z. B. durch Doppeldokumentationen einerseits im Kardex, andererseits auf extra Plänen wie z. B. für Medikamente, zur Kontrolle von Vitalwerten usw.) anderen Aufgaben gewidmet werden kann. Zudem finden sich neue Mitarbeiterinnen – und hierzu gehören ja auch die Schülerinnen – schneller im Ablauf und auf der Station zurecht. Eine wichtige Voraussetzung ist auch die Wahl des geeigneten **Pflegesystems.** Die sogenannte **Ganzheitspflege** ist das geeignete Arbeitsorganisationssystem für die Einarbeitung neuer Schülerinnen und hilft ihr, umfassende Handlungskompetenz zu erwerben und somit ihr Ausbildungsziel zu erreichen (☞ Kapitel 2.2.2). Bei dieser Organisationsform ist die Pflege in patientenbezogene Aufgabenbereiche eingeteilt. Eine Pflegeperson trägt dabei die Verantwortung für die Pflege eines oder mehrerer Patienten. Formen sind die Zimmer-, Gruppen- oder Bereichspflege. Im zugewiesenen Bereich versorgt dabei die verantwortlich Pflegende alle Patienten von der Körperpflege bis zur Begleitung und Ausarbeitung der Visite. Dabei werden mehrere Pflegetätigkeiten bei den einzelnen Patienten zusammenhängend ausgeführt. Die Schülerin ist einem der Bereiche zugeteilt und übernimmt gemeinsam mit der examinierten Pflegeperson die Versorgung der Patienten. Je nach Ausbildungsstand, aber auch je nach Einarbeitung auf Station, wird sie zunehmend mehr Eigenständigkeit erwerben. Damit dies der Fall ist, sollte dafür gesorgt werden, dass die Schülerin mehrere Tage hintereinander demselben Bereich zugeteilt ist. Zudem sollte auch bei höheren Kursen zumindest die erste Versorgung im Früh- und Spätdienst gemeinsam erfolgen. Auch ohne dass eine explizite Anleitung mit all ihren Schritten erfolgt, kann die Schülerin auf diese Weise doch viel von der Examinierten lernen. Als Anregung zur Förderung dieser Lernform sollen nachfolgende Schritte dienen:

Übersicht 16: Einführung der Schülerin in die Zimmerpflege

- Stellen Sie der Schülerin vor dem Zimmer anhand des Dokumentationssystems nochmals die Patienten kurz vor und setzen Sie pflegerische Schwerpunkte in Ihren Aussagen.
- Vermitteln Sie dabei auch, welche Pflegedimensionen (z. B. kurative, rehabilitative, präventive oder palliative) bei der Versorgung der Patientin im Vordergrund stehen.
- Fordern Sie die Schülerin auf, sich anhand der Pflegeplanung und des Durchführungsnachweises einen selbstständigen Überblick über die aktuellen Aufgaben bei diesen Patienten zu verschaffen. Auf diese Weise können sie sogleich wahrnehmen, wie (un)selbstständig die Schülerin mit dem Dokumentationssystem umgeht.

- Zeigen und erklären Sie ihr, wo benötigte Hilfsmittel zu finden sind. Dadurch werden Wege erspart, und die Schülerin lernt sogleich die Räumlichkeiten und die Ordnung auf Ihrer Station kennen.
- Fragen Sie die Schülerin, bei welchen auszuführenden Tätigkeiten sie sich jeweils sicher fühlt und lassen Sie sie diese selbstständig ausführen. Sie sollten sich jedoch während der Ausführung vergewissern, dass die Selbsteinschätzung und die Realität übereinstimmen.
- Fragen Sie Ihre Schülerin, bei welchen Aufgaben sie sich noch unsicher fühlt. Zeigen und erklären Sie ihr diese.
- Überlegen und besprechen Sie mit der Schülerin, welche Aufgaben sie aufgrund ihres Ausbildungsstandes noch nicht selbstständig ausführen darf.
- Klären Sie nach der Versorgung eines Zimmers aufgetretene Fragen, bevor Sie das nächste Zimmer betreten.
- Versorgen Sie nach diesen Schritten den gesamten Bereich gemeinsam.
- Geben Sie der Schülerin nach der gemeinsamen Versorgung des Bereichs ein Feedback. Setzen Sie Ziele für den nächsten Tag.
- Versorgen Sie sowohl im Spät- als auch im Frühdienst Ihren Bereich einmal gemeinsam.

Wenn die Anleiterin wie oben angegeben vorgeht, wird sich die Schülerin in der Regel relativ schnell im Alltag und mit den Arbeitsabläufen auf der Station zurechtfinden. Sie kann immer mehr Aufgaben selbstständig übernehmen und lernt zugleich, den Blick auf die Gesamtsituation und die Gesamtversorgung eines Patienten mit all seinen Ressourcen, Problemen und Bedürfnissen zu lenken. Durch die **Bereichspflege** ist es für die Schülerin zudem einfacher, sich zurechtzufinden, wenn ihre Praxisanleiterin z. B. aufgrund von Urlaub oder Freizeitausgleich nicht da ist und sie einem anderen Teammitglied zugeteilt ist. Wenn die Patienten der Schülerin bekannt sind, wird sie sehr viel besser mit den wechselnden Ansprechpartnern zurechtkommen und erhält vielleicht sogar wieder neue Impulse durch die neue Praxisanleiterin.

Vorteile der Bereichspflege

Wird eine sehr selbstständige und verantwortungsbewusste Schülerin betreut, besteht die Gefahr, dass man sie **zu selbstständig** arbeiten lässt und dadurch Gelegenheiten versäumt, ihr Neues zu zeigen. Andererseits wird vielleicht nicht bemerkt, wo sich Unsicherheiten oder sogar ein fehlerhaftes Vorgehen verbergen, sodass sich diese verfestigen können. Grundsätzlich sollte daher in regelmäßigen Zeitabständen der Bereich **gemeinsam** versorgt werden. So kann die Anleiterin sich wieder ein aktuelles Bild vom Können der Schülerin verschaffen und erhält Impulse durch den dabei stattfindenden Austausch.

Gefahren der Bereichspflege

Die Mitarbeiterinnen auf einer Station setzen sich sehr häufig aus einem langjährig festgefügten Team zusammen. Dies hat zum einen viele Vorteile, auf die an dieser Stelle allerdings nicht eingegangen werden soll, andererseits besteht die Gefahr der Verkrustung: Neuerungen werden nur sehr zögerlich aufgenommen, und am liebsten wird es gesehen, wenn alles beim Alten bleibt. Darin wiederum liegt die Gefahr, dass auch Arbeitsabläufe **starr, unflexibel** und somit zu **Zeitfallen** werden, die den

Zeitgewinn durch das Aufdecken von Zeitfallen

Einzelnen unnötig unter (Zeit-)Druck setzen. Wie lange hat z. B. die Einsicht gedauert, dass nicht alle bettlägerigen und hilfsbedürftigen Patienten bereits vor dem Frühstück komplett versorgt sein müssen? Und wie lange wird es noch dauern, auch die doppelte Dokumentation z. B. von Medikamenten abzuschaffen? Diese starren Strukturen rauben unnötig viel Zeit und Energie, die dann wiederum für andere Aufgaben wie die Schüleranleitung nicht mehr zur Verfügung stehen. Es geht daher darum, diese Zeitfallen aufzuspüren und langfristig Arbeitsabläufe anders zu organisieren. Hilfreich kann es sein, die Arbeitsabläufe zu analysieren. Eine neutrale Erfassung gelingt am besten durch außenstehende Personen wie Mitarbeiterinnen von Nachbarstationen.

Zeitgewinn durch Umstrukturierungen und Neuorganisation von Arbeitsabläufen

Es wäre denkbar, zu diesem Zweck gegenseitig zu hospitieren und jeweils bei einem Früh- und Spätdienst den Ablauf zu beobachten, um herauszufinden, aus welchen **Umstrukturierungen** ein **Zeitgewinn** resultieren könnte. Dieses Vorgehen ist nicht so beliebt, da sich die Station dann sozusagen mit all ihren positiven und negativen Seiten offenbart. So ist es vermutlich die bessere Lösung, Beobachter aus den eigenen Kreisen zu gewinnen. Auch diese werden vielschichtige Wahrnehmungen machen, die zu Verbesserungsvorschlägen führen können. Wer selbst nicht unmittelbar am Arbeitsprozess beteiligt ist, wird viel eher Schwachstellen wahrnehmen.

Auch im Hinblick auf die überall eingeführten Maßnahmen zur **Qualitätssicherung** ist es sinnvoll, Arbeitsabläufe zu hinterfragen und neu zu organisieren. Folgende Fragen können bei der Erfassung von zeitlichen Ressourcen hilfreich sein:

Übersicht 17:
Leitfragen zur Erfassung zeitlicher Ressourcen

- Muss diese Tätigkeit genau um diese Uhrzeit ausgeführt werden?
- Mit welchen Tätigkeiten lässt sich die auszuführende Aufgabe kombinieren?
- Zu welcher Uhrzeit sind wir zu 100 % (und noch mehr ...) mit Aufgaben ausgelastet, zu welchen Zeiten gibt es eher einen Leerlauf?
- Muss diese Aufgabe wirklich zu jeder bisher geplanten Zeit ausgeführt werden?
- Wie viel Zeit benötigen wir für unsere Übergaben? Wie konzentriert erfolgen sie?
- Wo erfolgt eine doppelte Dokumentation?
- Nach welchem Pflegesystem arbeiten wir?
- Welche zusätzlichen Aufgaben hat der Früh-, Spät- oder Nachtdienst zu bewältigen? Wo ist die Verteilung ungünstig?
- Wie koordinieren wir unsere Absprachen?
- Wie ist die Qualifikation verteilt? Inwieweit ist durch den Dienstplan für eine Kontinuität gesorgt?
- Wie erfolgt die Zusammenarbeit mit den Ärzten? Wann und wie lange dauert die Visite?
- Wo sorgen starre Hierarchien für die Blockierung von Arbeitsabläufen?
- Wie qualifiziert ist generell jede examinierte Mitarbeiterin in allen Arbeitserfordernissen?

Es ist natürlich nicht ausreichend, nur Fragen zu stellen. Damit verbunden muss die Bereitschaft sein, bei Bedarf Veränderungen herbeizuführen. Neben der Zeit, die durch Umstrukturierungen gewonnen und u. a. für die Anleitung von Schülerinnen genutzt werden kann, steigt auch die **Transparenz des Stationsalltags.** Neue Mitarbeiterinnen – zu denen ja auch die Schülerinnen gehören – können sich besser zurechtfinden.

Durch die Umsetzung der Fünf-Tage-Woche in der Pflege hat sich zumeist die Überlappungszeit des Früh- und Spätdienstes **verlängert.** Während dieses Zeitraumes ist fast die doppelte Besetzung auf Station, das Arbeitspensum während dieser Zeit ist jedoch zumeist relativ **gering.** Nach der Übergabe bleibt auf den meisten Stationen meist noch etwa eine Stunde gemeinsamer Arbeitszeit. Zu den Aufgaben, die dann schwerpunktmäßig durchgeführt werden, sollte auch die Schüleranleitung gehören. Es handelt sich um eine „Zeitoase", da die Chance relativ groß ist, dass die Anleitung zu dieser Uhrzeit auch bei höherem Arbeitspensum stattfinden kann, da trotzdem noch weitere Pflegepersonen als Ansprechpartner und zur Ausführung der aktuellen Erfordernisse zur Verfügung stehen. Es sollte daher zum **festen Bestandteil** dieser Zeit werden, Schülerinnen anzuleiten. Es versteht sich, dass für eine gleiche Verteilung dieser Zeit unter allen Auszubildenden gesorgt werden muss. Hilfreich kann es dabei sein, auf einem Wochen- oder sogar Monatsplan festzuhalten, welche Schülerin wann und zu welcher Tätigkeit angeleitet wird.

Ein Grundgedanke bei der Begleitung und Anleitung von Schülerinnen sollte sein, ihnen eine möglichst **kontinuierliche Praxisanleiterin** zuzuteilen. Diese kann am ehesten Lernfortschritte und Schwierigkeiten beim Lernen feststellen und die Schülerin individuell fördern. Gerade in der ersten Zeit – hiermit sind die ersten ein bis zwei Einsatzwochen gemeint – sollten die Praxisanleiterin und die Schülerin parallel in einer Schicht arbeiten, um einen guten Start auf der neuen Station zu ermöglichen.

In der **Realität** lässt sich dieses Konzept jedoch oft **nicht** umsetzen, da durch Urlaub und Freizeitausgleich eine kontinuierliche Bezugsperson nicht gefunden werden kann. So kann es unter Umständen sinnvoll sein, der Schülerin von Anfang an zwei oder drei Ansprechpartner zuzuteilen. Den einzelnen Personen könnten auch **Zuständigkeitsbereiche** für notwendige Anleitungen zugeordnet werden. So kann z. B. eine Praxisanleiterin für alles Organisatorische (Visite, Organisation von Aufnahmen und Entlassungen, Anmeldung von Untersuchungen usw.) und eine weitere für die direkte Pflege (Umsetzung der in der Pflegeplanung erfassten Pflegemaßnahmen) zuständig sein. Es sollte berücksichtigt werden, dass **alle** vorrangig an der Begleitung der Schülerin beteiligten Personen **gemeinsam** das Vor-, Zwischen- und Endgespräch führen. Falls dies z. B. aufgrund von Urlaub nicht möglich ist, sollten sie zumindest ihre Wahrnehmungen einbringen, bei Bedarf auch schriftlich.

Neben der Zeit, die für das Vorgespräch, die eigentliche Anleitung und das Nachgespräch benötigt wird, erfordert auch der Erwerb der eigenen Sachkenntnis ein nicht zu unterschätzendes Maß an Zeit. Wenn folglich nur eine Person für die Anleitung zuständig ist, so bedeutet dies, dass sie für alle zu vermittelnden Bereiche ein sehr hohes Maß an **Fachkompetenz** mitbringen muss, da hierzu ja nicht nur das manuelle, sondern ebenso das intellektuelle Können gehört. Bei jeder Mitarbeiterin wird es aber durchaus Tätigkeiten geben, bei denen sie sich selbst eigentlich nicht sicher genug fühlt, um diese zu vermitteln.

Nutzen der Überschneidungszeit von Früh- und Spätdienst

Zeitgewinn durch Verteilung der Schüleranleitung auf mehrere Personen

Zeitgewinn durch die Verteilung der Zuständigkeit auf alle Mitarbeiterinnen

Nutzung individueller
Fähigkeiten

Es wäre daher viel effektiver, **individuelle Fähigkeiten** der Mitarbeiterinnen herauszufinden und zu nutzen. Im Team könnte z. B. jede den Auftrag erhalten, Tätigkeiten aufzuschreiben, bei denen sie sich besonders sicher fühlt und bei denen sie das Wissen gerne weitergeben möchte. In einer Stationsbesprechung wiederum könnten diese Punkte zusammengetragen werden, und jede Pflegeperson entwirft einen Lernangebotskatalog. Im Vorgespräch, das ja auch Lernschwerpunkte festlegt, sollte dieser Katalog hinzugenommen werden, und die Schülerin erhält den Auftrag, sich an die entsprechende Pflegeperson mit ihrem Lernwunsch zu wenden und alles Weitere abzuklären. Die feste Bezugsperson ist bei dieser Art des Vorgehens mehr als **Koordinatorin** zu sehen, die auch immer wieder überprüft, inwieweit die geplanten Lernziele erreicht wurden. Dies wiederum setzt einen guten Informationsfluss voraus. Einmal in der Woche sollte es daher über alle zur Zeit auf Station eingesetzten Schülerinnen (z. B. während des Überschneidungszeitraums des Früh- und Spätdienstes) einen Austausch zwischen den examinierten Pflegepersonen geben. Die zuständige Praxisanleiterin protokolliert für ihre Schülerin die geschilderten Wahrnehmungen mit und sollte anschließend prüfen, ob ein Einzelgespräch geführt werden muss, in dem bestimmte Inhalte reflektiert werden.

Zeitgewinn durch die
Wahl weniger aufwändiger Anleitungsformen

Die in ☞ Kapitel 3.7 dargestellten Schritte einer Anleitung sind relativ zeitaufwändig. Nicht immer ist der (Zeit-)Raum für eine Realisierung in diesem Umfang gegeben, obwohl die Bereitschaft für das Anleiten von Schülerinnen vorhanden ist. Hier gilt es, Kompromisse zu schließen, also Anleitungsmethoden zu finden, die einen weniger hohen zeitlichen Einsatz erfordern.

Impulslernen anhand eines schriftlichen Lernauftrags zur Erreichung eines bestimmten Lernzieles

Diese Form des Lernens bietet sich insbesondere dann an, wenn die Praxisanleiterin gerade nicht **aktiv** Lernimpulse geben kann, weil sie anderweitig beschäftigt ist. Es dient weniger dem Neuerwerb von Inhalten, sondern vielmehr der **Vertiefung** von bereits **vorhandenem Wissen.** Die sogenannten **Checklisten** hinterfragen entweder eine Tätigkeit oder sollen die Beobachtungsfähigkeit der Schülerin stärken.

Impulslernen anhand
von Checklisten

Insbesondere zur praktischen Vertiefung der Fähigkeiten im Bereich der Krankenbeobachtung stehen bereits eine Vielzahl von Checklisten zur Verfügung, so z. B. die Braden-Skala, die Atem-Skala, Fragen zur Beobachtung der Haut nach Christel Bienstein, um nur einige zu nennen. Wenn diese bisher nicht auf der Station vorhanden sind, empfiehlt es sich, eine Anfrage an die zuständige Krankenpflegeschule zu richten. Diese Skalen sind Bestandteil der theoretischen Ausbildung und somit dort sicherlich vorhanden. Nun reicht es natürlich nicht aus, der Schülerin lediglich die Listen in die Hand zu geben. Damit verbunden sollte ein bestimmter **Auftrag** sein, z. B. bei einem bestimmten Patienten die Atmung über eine Woche hinweg zu beobachten oder aber bei allen im Zuständigkeitsbereich liegenden Patienten an einem Tag diese Beobachtungen auszuführen. Daran anknüpfen muss sich die **Auswertung.** Die Schülerin sollte aufgefordert werden, ihre Beobachtungen zusammenzufassen und z. B. in Beziehung zum Alter der Patienten, zu Erkrankungen oder besonderen Belastungen zu setzen, um so weitergehende Erkenntnisse zu gewinnen. Sie wird dann feststellen, wie viele **Schlussfolgerungen** sich aus den Wahrnehmungen ziehen lassen. Zukünftig wird sie sicherlich gezielter beobachten. Der letzte Schritt sollte gemeinsam erfolgen: Die Schülerin teilt der Anleiterin die gewonnenen Erkenntnisse mit, und es werden, je nach Ergebnis, **weitere Lernschritte** festgelegt. Neben den oben angeführten bereits entwickelten Checklisten ist es empfehlenswert, selbstständig weitere Listen zu entwickeln. Diese sollten vorrangig Themen erfassen, die sich auf der betreffenden Station relativ häufig wiederholen. Auf einer Station mit dem Schwerpunkt Onkologie ist es z. B. lohnenswert, Checklisten zum Thema Schmerz oder Übelkeit und Erbrechen zu entwickeln. Auf einer gynäkologischen Station kann es beispielsweise um die Beobachtung der Lochien gehen. Weitere Anregungen für spezielle Lernangebote, aus denen sich Checklisten entwickeln lassen, finden sich in ☞ Kapitel 3.9. Natürlich kostet vor allem die Erarbeitung solcher Checklisten Zeit. Doch wenn sie erst einmal bestehen, kann eine Station davon profitieren, da sie auf diese Weise ihre Schwerpunkte deutlicher hervorheben kann.

Impulslernen anhand von Pflegestandards, Standardpflegeplänen und/oder Anleitungskarten zur Vertiefung einer bestimmten Tätigkeit

In den Krankenhäusern existieren **Pflegestandards:** schriftliche Ausarbeitungen von Pflegemaßnahmen. Diese haben den Charakter von **Dienstanweisungen,** da sie die **Qualität** der Pflege für alle Stationen des zugehörigen Hauses präzise und verbindlich festlegen. Grundsätzlich wird eine sichere, einfach zu handhabende Methode mit möglichst geringem Materialverbrauch und geringem Aufwand gewählt. Anhand des Standards erfolgt auch die Anleitung. Die Schülerin erhält im Anschluss eine schriftliche Ergebnissicherung in Form des Standards sowie den Auftrag, bei Unsicherheiten in der zukünftigen Ausführung auf denselben zurückzugreifen.

Für häufig wiederkehrende und damit generelle Pflegeprobleme, Pflegeziele und Pflegemaßnahmen gibt es sogenannte **Standardpflegepläne,** die die Pflege des Patienten in standardisierter Form vorgeben, z. B. die prä- und postoperative Pflege bei Struma-OP. Der Standardpflegeplan wird handschriftlich um die individuellen Aspekte ergänzt. Das Ergebnis ist eine umfassende Pflegeplanung. Die Anwendung dieses Hilfsmittels für die Anleitung bietet sich insbesondere für Schülerinnen der oberen Kurse an, die im Hinblick auf das nahende Examen lernen müssen, die Gesamtverantwortung für ihre Patienten zu übernehmen, andererseits aber noch Möglichkeiten der Rückversicherung benötigen. Die erste Versorgung sollte auch hier gemeinsam erfolgen.

Standardpflegepläne

Diese Verfahren sollten **nicht** angewendet werden, wenn die Tätigkeit noch ganz unbekannt ist oder die schriftliche Anleitung umständlich oder kompliziert abgefasst ist. Außerdem muss abgewogen werden, ob die Schülerin schon nach einmaliger Anleitung befähigt ist, die entsprechende Tätigkeit eigenständig auszuführen und wann im Bedarfsfall eine weitere Rückversicherung erfolgt.

Problempunkte

Impulslernen, indem ein fertiges Produkt nachgemacht wird

Diese Methode ist in der Krankenpflege nur **selten** einsetzbar, da sie nach dem „Trial-and-Error"-Prinzip funktioniert. Zudem führt sie häufig zu einem hohen Materialverbrauch. Sie bietet sich aber dann an, wenn sich mehrere Schülerinnen des gleichen Ausbildungsstandes gleichzeitig auf Station befinden. Sie können dann z. B. gegenseitig lernen, Verbände anzulegen. Wenn das Vorgehen zu einem Erfolg führte, wirkt diese Methode sehr motivierend.

Lernen bei geringen Zeitressourcen: Ausblick

Die vorangegangenen Abschnitte sollten Mut machen, wie auch bei geringen Zeit- und Personalressourcen eine zufrieden stellende Schüleranleitung erfolgen kann. Einige Methoden wurden aufgezählt, und dennoch blieben sicherlich viele Möglichkeiten ungenannt.

Dieses Kapitel soll dazu anregen, auch einmal **neue Wege** in der Schülerinnenanleitung zu beschreiten. Der häufig nur schwer einschätzbare Pflegealltag erfordert dies. Zusätzlich können diese Unwägsamkeiten aber auch neue Potenziale freisetzen, da der Alltag – und somit auch die Anleitung – nicht immer planbar ist. Wo nicht alles vorgedacht werden kann, ist **Kreativität** gefragt. Diese wiederum öffnet neue Horizonte und hält den Ablauf in **Bewegung.** Wo Bewegung vorhanden ist, verändern sich die Dinge und folglich auch die Voraussetzung, um Schülerinnen anzuleiten.

3.9   Besonderheiten des Lernens in den einzelnen Fachgebieten

Spezielle Anforderungen der einzelnen Fachgebiete

Die Schülerin durchläuft in den drei Jahren ihrer Ausbildung eine Vielzahl von verschiedenen **Fachgebieten,** die den Einblick in die unterschiedlichsten Bereiche der Gesundheits- und Krankenpflege ermöglichen. Im ☞ Kapitel 2.2.2 wurden bereits abzuleitende Konsequenzen der neuen Ausrichtung der Praxiseinsätze auf die Kernfunktionen präventiv, kurativ, rehabilitativ und palliativ dargelegt.

In dem nachfolgenden Abschnitt liegt der Schwerpunkt daher eindeutig auf der Beantwortung der Frage, welches die **speziellen Anforderungen** des jeweiligen Fachgebietes sind, d. h., was die Schülerin während ihres Einsatzes vermittelt bekommen und lernen sollte. Welche der jeweils vorgestellten Grobziele schwerpunktmäßig für den Einsatz der Schülerin gewählt werden, ist **individuell unterschiedlich.** Es richtet sich v. a. danach, welche Anteile an den jeweiligen Pflegedimensionen in dem jeweiligen Einsatz abgedeckt werden sollen. Ein Beispiel soll dies verdeutlichen:

Pflegedimensionen

Beispiel

Schülerin Sonja ist 200 Stunden auf einer Station der Inneren, mit Schwerpunkt Onkologie eingesetzt. Von diesen 100 % soll sie 50 %

kurativ, 10 % rehabilitativ und 40 % palliativ verbringen. Rein rechnerisch ist Schülerin Sonja:
- 100 Stunden mit kurativen Aspekten,
- 20 Stunden mit rehabilitativen Aspekten und
- 80 Stunden mit palliativen Aspekten der Behandlung und Pflege konfrontiert.

Rein rechnerisch liegt ein Nachweis über die Ableistung der jeweiligen geforderten Stunden am Ende des Einsatzes vermutlich vor. Es ist damit jedoch noch keine Aussage getroffen, ob die Schülerin tatsächlich mit den jeweils spezifischen Aspekten in Berührung gekommen ist. Es erscheint somit nicht sinnvoll, dass die Ausbildungsanteile tatsächlich stundenmäßig oder prozentual aufgeschlüsselt werden. Stattdessen müssen die Schulen nachweisen, dass alle Anteile (kurativ …) in den verschiedenen Einsatzgebieten erbracht wurden. Es ist sinnvoll, dies über die Beschreibung der jeweils zu pflegenden Patientengruppen zu verdeutlichen und den Nachweis in sogenannten Praxisbegleitheften oder Lernverlaufsdokumentationen zu erbringen. Außerdem ist es für die Praxisanleiterin hilfreich zu wissen, welche Lernschwerpunkte und Besonderheiten ihr Fachgebiet in Abgrenzung zu den anderen anbietet. Einen Überblick über die Schwerpunkte der wichtigsten Fachgebiete innerhalb der Gesundheits- und Krankenpflegeausbildung bieten die nachfolgenden Abschnitte.

3.9.1 Innere Medizin

Innerhalb der Inneren Medizin haben sich verschiedene Schwerpunkte wie die Kardiologie, die Gastroenterologie oder die Endokrinologie herausgebildet. Je nach Schwerpunkt der Einsatzstation variieren die Lernangebote; Im Folgenden werden übergeordnete Gemeinsamkeiten dargestellt. Aus diesen Gemeinsamkeiten lassen sich spezielle Lernangebote, formuliert als Grobziele für die praktische Ausbildung, ableiten.

- Die meisten Patienten werden von ihrem Hausarzt in das Krankenhaus überwiesen, um
  a) den Verdacht auf eine bestimmte Erkrankung diagnostisch sichern und therapeutisch behandeln zu lassen oder
  b) chronische Erkrankungen adäquat behandeln zu lassen.
- Bei den meisten Patienten geht eine längere Kranken- und/oder Leidensgeschichte voraus, die bereits zu einem reduzierten Allgemeinzustand geführt hat.
- Viele Patienten haben eine chronische Erkrankung und müssen lernen, diese in ihren Lebensalltag zu integrieren.
- Viele Patienten sind durch die Auswirkungen ihrer Krankheit psychisch belastet.
- Viele Patienten sind alt und multimorbid, daraus resultiert eine entsprechend hohe Pflegeabhängigkeit.
- Aber auch multimorbide Patienten werden immer früher nach Hause entlassen, daraus ergibt sich sehr häufig eine ungeklärte Versorgungssituation.

Besonderheiten von Patienten der Inneren Medizin

- Viele Patienten müssen in (un-)regelmäßigen Abständen erneut ins Krankenhaus.
- Bei vielen Patienten verschlechtert sich der Gesundheitszustand rapide.

Innere Medizin: Spezielle Anforderungen an das Pflegepersonal

- Trotz der Spezialisierung der Abteilung müssen die Mitarbeiterinnen ein breites Spektrum an Fachwissen vorweisen, da viele Patienten an mehreren Krankheiten leiden.
- Die noch nicht abgeklärten Diagnosen erfordern, dass eine Vielzahl von ärztlich angeordneten Untersuchungen angemeldet, (aufwändig) vorbereitet und gegebenenfalls sogar von ihnen assistiert werden muss.
- Die Verweildauer der Patienten ist im Vergleich zu anderen Fachgebieten relativ lang, sodass die Pflegekraft den Patienten meistens sehr gut kennen lernt, mit all den damit verbundenen Vor- und Nachteilen.
- Da viele Patienten pflegebedürftig sind, ist im Bereich der allgemeinen Pflege viel Hilfestellung nötig. Diese ist sehr zeit- und kraftaufwändig.
- Durch die zunehmende Gesundheitsverschlechterung vieler Patienten, die oft über mehrere Krankenhausaufenthalte hinweg nicht selten bis hin zu ihrem Tod zu beobachten ist, sind die Pflegenden erhöhten psychischen Anforderungen ausgesetzt.

Übersicht 18: Besondere Lernangebote für die praktische Schülerausbildung (Grobziele)

Die Schülerin soll:

- Patienten mit Erkrankungen der inneren Organe, wie z. B. des Magen-Darm-Traktes oder des Leber-Galle-Pankreas-Systems fachgerecht und umfassend pflegen können (*kurative Pflege*);
- die Gesundheitsberatung bei Patienten mit chronischen Erkrankungen wie z. B. Diabetes mellitus, Asthma bronchiale oder Herzerkrankungen übernehmen können (*präventive Pflege, rehabilitative Pflege*);
- die Ressourcen von pflegeabhängigen Patienten, insbesondere im Bereich der Durchführung der Aktivitäten des täglichen Lebens, erkennen und fördern. Dies gilt insbesondere für die Betreuung von Patienten nach einem Apoplex (*präventive Pflege, rehabilitative Pflege*);
- bei diagnostischen Maßnahmen wie Sonographien und Endoskopien die entsprechende Vorbereitung und Nachbetreuung des Patienten gewährleisten (*kurative Pflege*);
- bei invasiven diagnostischen und therapeutischen Eingriffen wie Punktionen (z. B. Sternal- und Lumbalpunktion) und Biopsien (z. B. Leber- und Beckenkammbiopsie) assistieren und dabei auch für eine adäquate Betreuung des Patienten Sorge tragen (*kurative Pflege*);
- bei Patienten mit chronischen Erkrankungen Möglichkeiten kennen, die zu deren Entlastung v. a. im psychischen Bereich beitragen (*präventive Pflege*);
- die besonderen psychischen und physischen Anforderungen, die an eine Pflegeperson der Inneren Medizin gestellt werden, kennen und Möglichkeiten der Selbstpflege nutzen.

3.9.2   Onkologie

Fast jede Schülerin durchläuft in den drei Jahren ihrer Ausbildung mindestens eine Station, auf der schwerpunktmäßig Patienten mit Krebser-
krankungen betreut werden. Da dieses Fachgebiet ganz besondere Anforderungen an seine Mitarbeiterinnen stellt, wird dieser Schwerpunkt
ebenfalls gesondert vorgestellt.

- Patienten, die wegen einer Krebserkrankung ins Krankenhaus kommen, befinden sich zumeist in einer psychischen Ausnahmesituation,
  die sich noch verstärkt, wenn es sich um die Erstdiagnose oder die
  Feststellung eines Rezidivs handelt.
- Aufgrund der starken Präsenz dieses Themas in den Medien haben die
  Patienten häufig bereits viele unbewusste Ängste entwickelt.
- Körperlich fühlen sich viele Patienten, zumindest bei der Erstaufnah-
  me, noch relativ wohl. Die mit der Diagnose der Erkrankung eingeleitete Therapie – vorrangig die Strahlen- und Chemotherapie – führt
  durch die massiven Nebenwirkungen nur allzu bald auch zu einer
  Schwächung des Gesamtorganismus, sodass zu der psychischen Insta-
  bilität die körperliche hinzutritt.
- Viele Betroffene schwanken zwischen Hoffnung und Hoffnungslosig-
  keit. Die starken Stimmungsschwankungen machen sich auch gegenüber den betreuenden Pflegepersonen bemerkbar.

Besonderheiten von
onkologischen
Patienten

- Da die meisten Patienten in regelmäßigen Abständen zur Therapie
  wiederkommen, kann sich ein besonders intensives (Vertrauens-)Ver-
  hältnis aufbauen. Dieses bietet einerseits Chancen, da man viel für
  sich selbst lernt, beinhaltet aber andererseits Gefahren, da man mit
  vielschichtigen Problemen konfrontiert wird.
- Die Heilung von Patienten findet zumeist außerhalb des Krankenhaus-
  alltags statt. Im Pflegealltag erlebt man eher die hoffnungslosen Fälle.
  Diese verschobene Sicht kann unter Umständen zur Resignation führen.
- Bei der Pflege onkologischer Patienten ist der ganzheitliche Ansatz
  besonders wichtig, denn wenn therapeutische Grenzen erreicht sind,
  zählen der menschliche Austausch, die Zuwendung, das Zuhörenkön-
  nen und das Gespräch umso mehr.
- Die Angehörigen benötigen häufig fast ebenso viel Aufmerksamkeit
  wie die Betroffenen, was einen zusätzlichen Arbeitsaufwand bedeutet.
- Pflegende in der Onkologie sind ständig mit der Endlichkeit des Lebens konfrontiert. Hilfreich ist es daher, wenn sie sich ihrer eigenen
  Sterblichkeit bewusst sind und diese nicht verdrängen.
- Pflegepersonen, die in der Onkologie arbeiten, müssen besonders darauf achten, dass sie nicht nur geben, sondern sich neue Ressourcen
  erschließen, um ihr Selbst zu stärken.
- Das Fachgebiet stellt hohe fachliche Anforderungen. Pflegende müssen daher durch kontinuierliche Fortbildungen und den fachlichen
  Diskurs in ihren eigenen Reihen dafür sorgen, dass sie den Anschluss
  behalten.

Onkologie: Spezielle
Anforderungen an das
Pflegepersonal

Die Schülerin soll:

- die besonderen Belastungssituationen von an Krebs erkrankten Menschen wahrnehmen und adäquate Verhaltensmuster für die Betreuung entwickeln (*präventive Pflege*);
- die Patienten hinsichtlich der Nebenwirkungen der eingeleiteten Therapien beobachten und geeignete pflegerische Konsequenzen ableiten (*kurative Pflege*);
- die Patienten hinsichtlich der Reduzierung von Nebenwirkungen durch pflegerische Maßnahmen beraten, z. B. hinsichtlich einer Umstellung der Ernährung, bestimmter Hygienemaßnahmen (*präventive Pflege*);
- einen Patienten, der sich in Umkehrisolation befindet, fachgerecht pflegen und dabei insbesondere die erforderlichen Hygienemaßnahmen genau einhalten (*kurative Pflege*);
- Chemotherapiepläne lesen und die darin erfassten Therapieschemata fachgerecht vorbereiten (*kurative Pflege*);
- bei Patienten mit starken Schmerzzuständen durch pflegerische Maßnahmen mit dazu beitragen, dass diese gelindert werden (*palliative Pflege*);
- sofern es pflegerische Schwerpunkte betrifft (z. B. Hautpflege, Umgang mit Prothesen ...) den Patienten und seine Familie im Umgang mit der Krebskrankheit beraten (präventive Pflege, rehabilitative Pflege);
- die Sterbephasen bei einem sich in der Endphase des Lebens befindlichen Menschen wahrnehmen, um angemessen auf die Bedürfnisse dieses Menschen zu reagieren (*palliative Pflege*);
- die eigenen Belastungsgrenzen erkennen und Sorge tragen, dass diese nicht überschritten werden.

3.9.3 Chirurgie

Das Fachgebiet der Chirurgie umfasst z. B. die Urologie, die Orthopädie oder die Gefäßchirurgie. Je nachdem, welchen Operationsschwerpunkt die Einsatzstation hat, variieren die Lernangebote. An dieser Stelle geht es darum, das Gemeinsame zu suchen. Aus diesem werden spezielle Lernangebote abgeleitet, formuliert als Grobziele für die praktische Ausbildung.

Besonderheiten von Patienten der Chirurgie

- Die Patienten kommen häufig bereits mit einer (vollständig abgeklärten) Diagnose ins Krankenhaus.
- Eine andere Personengruppe, hierzu zählen primär die Unfallopfer, wird mitten aus ihrem Alltag heraus ins Krankenhaus eingewiesen.
- Viele Patienten verlassen das Krankenhaus in einem besseren Gesundheitszustand als vor der Operation.
- Eigentlich sind alle Altersgruppen als Patienten vertreten. Nur bei bestimmten Operationen, wie z. B. der Implantation einer Hüft-TEP, sind besonders viele ältere Patienten anzutreffen.
- Meistens ist der Patient nur kurze Zeit nach der Operation vollkommen pflegeabhängig. Schritt für Schritt übernehmen die meisten Pa-

tienten ihre Körperpflege nach einiger Zeit wieder vollkommen selbstständig.
- In einigen Fällen, so z. B. bei Amputationen, nach Magen-Operationen oder nach Stoma-Anlage, erfordert die Operation eine Lebensumstellung, und es muss gelernt werden, mit den betreffenden Einschränkungen umzugehen.

Chirurgie: Spezielle Anforderungen an das Pflegepersonal

- Durch die Budgetierung verkürzt sich die Verweildauer der Patienten. Daraus folgt, dass alle Aktivitäten schneller und straffer ausgeführt werden müssen. Der Patient muss möglichst rasch wieder selbstständig werden.
- Nach bestimmten Operationen, z. B. Krebsoperationen, Hüft-TEP, haben die Patienten einen Anspruch auf eine Anschlussheilbehandlung. Die Pflegenden ergreifen in Zusammenarbeit mit Ärzten und dem Krankenhaussozialdienst die Initiative.
- Auf der einen Seite gibt es viele Entlassungen, auf der anderen Seite aber auch viele Neuaufnahmen (hohe Fluktuation).
- Prä- und postoperative (Überwachungs-)Maßnahmen sowie die Mobilisation des operierten Patienten bilden wichtige Aufgabenfelder.
- Jede Operation erfordert spezielle Pflegemaßnahmen, z. B. in Bezug auf die Lagerung, den Kostaufbau oder die Mobilisation. Hier sind für jede Operation fundierte Fachkenntnisse nötig.

Übersicht 20: Besondere Lernangebote für die praktische Schülerausbildung (Grobziele)

Die Schülerin soll:

- Patienten mit unterschiedlichen Operationen für den Eingriff vorbereiten (*kurative Pflege*);
- die Bedeutung der Asepsis in der Chirurgie erkennen und entsprechend handeln (*kurative Pflege*);
- Patienten nach unterschiedlichen Operationen fachgerecht betreuen; dazu gehört: Vitalwerte und Infusionstherapie überwachen, Drainagen und Sonden pflegen und kontrollieren sowie den Patienten entsprechend lagern (*kurative Pflege, präventive Pflege*);
- mögliche postoperative Komplikationen erkennen und adäquat handeln (*präventive Pflege*);
- die Mobilisationsstufen bei den entsprechenden Operationen kennen und korrekt umsetzen (*kurative Pflege, präventive Pflege*);
- dem Arzt beim aseptischen Verbandwechsel assistieren oder diesen selbst durchführen (*kurative Pflege*);
- den Patienten im Umgang mit Hilfsmitteln (wie Gehstützen, Stoma-Versorgungssysteme) schulen (*rehabilitative Pflege*);
- den korrekten Kostaufbau nach Operationen kennen und entsprechend umsetzen (*kurative Pflege, präventive Pflege*);
- Einblick in die spezielle Problematik des Kranken gewinnen und Möglichkeiten der Rehabilitation kennen (*rehabilitative Pflege*).

3.9.4   OP/Anästhesie

Nicht jede Schülerin lernt diese Bereiche kennen, häufig handelt es sich um einen Wunscheinsatz. Obwohl sich beide Bereiche unterscheiden, gibt es auch viele Gemeinsamkeiten. Diese werden herausgearbeitet und spezielle Lernangebote, formuliert als Grobziele für die praktische Ausbildung, abgeleitet.

Besonderheiten von Patienten im OP-/ Anästhesiebereich

- Die Patienten kommen meist mit großen Unsicherheiten in die Operationsabteilung. Sie fragen sich: Werde ich wieder aus der Narkose erwachen? Wie wird die Operation verlaufen?
- Die Patienten fühlen sich stark verunsichert, weil sie niemanden kennen, zudem erzeugt die OP-Kleidung mit Mundschutz und Kopfhaube zusätzliche Ängste.
- Abgesehen vom Schleusenbereich „verschlafen" die Patienten die Operation.

OP und Anästhesie: Spezielle Anforderungen an das Pflegepersonal

- Diese Arbeit unterscheidet sich komplett von den anderen Arbeitsbereichen in der Krankenpflege. Spielt in der Anästhesieabteilung die psychische Betreuung der zur Narkose vorzubereitenden Patienten noch eine wesentliche Rolle, tritt sie im OP zurück, da die Patienten narkotisiert sind.
- Sterile und hygienische Anforderungen müssen streng beachtet werden. In der Anästhesieabteilung nimmt zudem die korrekte Handhabung von medizinisch-technischen Geräten einen breiten Raum ein.
- Das Pflegepersonal muss die Übersicht über den OP-Programmablauf haben und ihn entsprechend koordinieren können.
- Die Assistenz und Springertätigkeit erfordern detaillierte Fachkenntnisse zu den verschiedenen Operationsverfahren.
- Die körperliche Belastung ist groß, da die instrumentierende Pflegekraft oft mehrere Stunden ohne Pause nahezu bewegungslos am OP-Tisch stehen muss. Auch der Bereitschaftsdienst ist an Tagen mit hohem Arbeitspensum sehr anstrengend.

Übersicht 21: Besondere Lernangebote für die praktische Schülerausbildung (Grobziele)

Die Schülerin soll im OP-Bereich:

- Patienten an der Schleuse übernehmen und dabei einfühlsam und taktvoll sein (*kurative Pflege*);
- Patienten angemessen fachgerecht lagern können (*kurative Pflege*);
- im OP-Bereich, angepasst an die übernommenen Aufgaben, die besonderen hygienischen Anforderungen und die Sterilität beachten (*kurative Pflege*);
- besondere Desinfektions- und Sterilisationsmaßnahmen fachgerecht durchführen und mit Sterilgut fachgerecht umgehen (*kurative Pflege*);
- Kenntnisse der Versorgung und Entsorgung benutzter Instrumente erwerben (*kurative Pflege*);

- mit benötigten technischen Geräten fachgerecht umgehen (*kurative Pflege*);
- als Springerin bei Routineeingriffen selbstständig und verantwortungsbewusst arbeiten können (*kurative Pflege*).

Im Anästhesiebereich soll die Schülerin:

- Material, das für eine Intubation und Narkose benötigt wird, fachgerecht vorbereiten (*kurative Pflege*);
- bei der Narkoseeinleitung, Maskenbeatmung, Narkoseüberwachung und Narkoseausleitung assistieren (*kurative Pflege*);
- selbstständig Medikamente für die jeweils gewählte Narkoseform bereitlegen (*kurative Pflege*);
- beim Legen von zentralen Zugängen assistieren, d. h. das Material zurechtlegen, bei der Durchführung assistieren und den Verband anlegen (*kurative Pflege*);
- den Patienten psychisch betreuen, bis die Narkose wirkt (*präventive Pflege*).

3.9.5 Ambulanz

Grundsätzlich hat jede im Krankenhaus vertretene Disziplin auch einen Ambulanzbereich; er stellt den ersten Kontakt dar für einen akut ins Krankenhaus eingewiesenen Menschen. Meist sind diese Abteilungen relativ klein, sodass die Schülerin nur auf ihren speziellen Wunsch dorthin versetzt wird. Je nach dem Schwerpunkt der Ambulanz variieren die Lernangebote. An dieser Stelle soll es darum gehen, das Gemeinsame zu suchen. Aus diesem werden spezielle Lernangebote abgeleitet, formuliert als Grobziele für die praktische Ausbildung.

- Viele Patienten werden als Notfall von der Ambulanz aufgenommen.
- Sie hatten dann in der Mehrzahl der Fälle keine Zeit, sich um ihren Krankenhausaufenthalt zu kümmern. Entsprechend der Ursache ihrer Einweisung ins Krankenhaus zeigen sie psychische Auffälligkeiten – in erster Linie Angst und Verwirrtheit – oder auch in ihrem Erscheinungsbild, da sie keine Zeit hatten, sich für das Krankenhaus extra umzuziehen. So kommen Bauarbeiter frisch von der Baustelle.
- Eventuell muss einige Zeit aufgewendet werden, um Angehörige bei einem nicht ansprechbaren Patienten auszumachen und zu verständigen.
- Inzwischen gibt es auch viele Patienten, die sich ambulant behandeln lassen und nach einem ambulanten Eingriff einige Stunden später wieder nach Hause gehen, ohne stationär aufgenommen worden zu sein.
- Wenn Notaufnahme ist, müssen die Patienten, die keinen Notfall darstellen, möglicherweise einige Stunden warten, bevor ihre Behandlung erfolgt.

Besonderheiten von Patienten in der Ambulanz

Ambulanz: Spezielle
Anforderungen an das
Pflegepersonal

- Meistens handelt es sich um sehr kurzzeitige Patientenkontakte, da häufig nur die Erstversorgung vorgenommen wird. Lediglich in den ebenfalls regelmäßig stattfindenden Sprechstunden begegnet man „seinen" Patienten wieder.
- Das Arbeitspensum und die Arbeitsbelastung in dieser Abteilung schwanken möglicherweise von Stunde zu Stunde sehr stark. Dies erschwert eine optimale Personalplanung.
- Das Arbeitsfeld ist vielfältig. Häufig sind schnelle Entscheidungen und Improvisation notwendig.
- Die Bereitschaftsdienste können sehr anstrengend sein, wenn nachts viel zu tun ist und am nächsten Morgen weitergearbeitet werden muss.
- Die gute Zusammenarbeit mit den Ärzten ist Voraussetzung, wenn den Patienten angemessen geholfen werden soll.

Übersicht 22: Besondere Lernangebote für die praktische Schülerausbildung (Grobziele)

Die Schülerin soll:

- bei der Aufnahme und Versorgung Leicht- und Schwerverletzter/-kranker mithelfen;
- bei der Sprechstunde assistieren (*kurative Pflege*);
- notwendige und in der Ambulanz vorkommende Untersuchungen vorbereiten und bei ihnen assistieren (*kurative Pflege*);
- angeordnete Verbände fachgerecht anlegen (*kurative Pflege*);
- die Verlegung von Patienten auf Station organisieren und die Übergabe an das Pflegepersonal übernehmen (*kurative Pflege*);
- einen Überblick über die Gesamtorganisation wie Wochenverlauf, spezielle Dokumentation oder Umgang mit Instrumenten haben (*kurative Pflege*).

3.9.6 Gynäkologie, Wochen- und Neugeborenenpflege

Insbesondere Männer sind häufig nur sehr kurze Zeit in diesem Bereich eingesetzt. Das Fachgebiet weist innerhalb der eigenen Disziplin sehr große Unterschiede auf. Freude über ein neugeborenes Kind und Leid bei einer Brustkrebsoperation liegen oft sehr dicht beieinander. Dementsprechend verschieden gestaltet sich auch die Anleitung, sodass die verschiedenen Bereiche gesondert betrachtet werden.

Besonderheiten von
Patientinnen in der
Gynäkologie

- Alle Patienten sind Frauen und kommen wegen Erkrankungen in die Klinik, die unmittelbar die Weiblichkeit und auch die Intimsphäre beeinträchtigen.
- Bei vielen Frauen tritt neben der Angst um die Gesundheit die Sorge um die Versorgung der Familie und des Haushalts hinzu.
- Wenn es zu Hause keine Probleme gibt und „nur" eine gutartige Erkrankung vorliegt, genießen manche Frauen den Klinikaufenthalt sogar, da sie einmal Ruhe haben und statt andere zu versorgen, selbst umsorgt werden.
- Oft wird die Patientin zur Abklärung eines tumorverdächtigen Befundes ins Krankenhaus eingewiesen. Die Frau ist daher zumeist sehr unsicher und verängstigt und fragt sich, was auf sie zukommt.

- Frauen, die eine fortschreitende Krebserkrankung haben, müssen diese verarbeiten und lernen, mit den zunehmenden körperlichen Einschränkungen zu leben. Da Frauen es durch ihre Rolle in der Gesellschaft eher gewohnt sind, anderen zu helfen, fällt es ihnen meist schwer, pflegeabhängig zu sein.

- Da die Patienten stets Frauen sind, arbeiten auf gynäkologischen Stationen fast nur weibliche Pflegekräfte.
- Die Zusammensetzung der Patienten und des Teams bedingt eine besondere Atmosphäre. Das Team muss daran arbeiten, dass die negativen Seiten, die eine reine Frauenstation hat, möglicherweise verstärktes Aufkommen von Rivalität, nicht zum Tragen kommen.
- Da die Pflegekräfte selbst Frauen sind, ist es besonders wichtig, das Empfinden und die Wahrnehmung der Patientin ernst zu nehmen und sie selbst entscheiden zu lassen, was ihr gut tut, statt ihr die eigene Meinung aufzudrängen.
- Viele Frauen sind es nicht gewohnt, ihre Anliegen zu äußern. Pflegende müssen daher besonders sensibel sein und hinhören, was die Frauen sagen und auch „zwischen den Zeilen lesen".
- Pflegende müssen ein besonderes Gespür für die Wahrung der Intimsphäre ihrer Patientinnen haben und offen sein für Fragen, die Frauen in dieser Situation haben.

Gynäkologie: Spezielle Anforderungen an das Pflegepersonal

Die Schülerin soll:

- die Frau für gynäkologische Untersuchungen und Gespräche vorbereiten und gegebenenfalls (psychisch) nachbetreuen (*kurative Pflege, präventive Pflege*);
- die prä- und postoperative Pflege bei gynäkologischen Operationen übernehmen, insbesondere bei Abrasio, Laparoskopie, abdominaler/vaginaler Operation, vor Bauch-OP, Mamma-PE und Mamma-Ablatio (*kurative Pflege*);
- gynäkologische Maßnahmen wie Spülungen und Sitzbäder vorbereiten, assistieren (oder durchführen) und nachbereiten (*kurative Pflege*);
- Frauen zum Einführen von Vaginal-Tabletten (Ovula) anleiten (*kurative Pflege*);
- das Blasentraining bei Patientinnen mit einer suprapubischen Blasenfistel durchführen (*kurative Pflege, rehabilitative Pflege*);
- besondere Belastungssituationen der gynäkologisch erkrankten Frau erkennen und geeignete Unterstützungsmöglichkeiten organisieren oder anbieten (*präventive Pflege*).

Übersicht 23: Besondere Lernangebote für die praktische Schülerausbildung (Grobziele)

- Anders als in anderen Krankenhausbereichen befinden sich vorwiegend gesunde Frauen zur Entbindung auf der Station, der Aufnahmegrund ist meistens ein freudiges Ereignis.
- Der Altersdurchschnitt der Frauen ist relativ niedrig, da es sich stets um Frauen im gebärfähigen Alter handelt.
- Gerade Frauen, die das erste Mal entbinden, leiden unter starken psychischen Schwankungen. Insbesondere nach der Entbindung sehen sie sich plötzlich mit einer völlig neuen Lebenssituation konfrontiert,

Besonderheiten von Patientinnen in der Wochen- und Neugeborenenpflege

spüren den Druck der zukünftig zu tragenden Verantwortung und sind zudem noch sehr unsicher in der Versorgung des Neugeborenen.

- Frauen, die einen Kaiserschnitt hatten, fühlen sich körperlich oft ziemlich beeinträchtigt und benötigen in den ersten Tagen relativ viel Unterstützung.
- Frauen, die eine Fehl- oder Totgeburt erlitten haben, erleben bei anderen Frauen die Freude über neugeborene Kinder. Dies verstärkt ihre psychische Belastung.

Wochen- und Neugeborenenpflege: Spezielle Anforderungen an das Pflegepersonal

- Pflegende müssen sich immer wieder bewusst machen, dass sie zumeist gesunde und eigenständige Frauen vor sich haben.
- Der Schwerpunkt der Arbeit liegt mehr in der Anleitung zu Pflegetätigkeiten wie Abspülen oder Anlegen des Kindes zum Stillen und nicht in der Übernahme derselben.
- Die Psyche der Frau sollte intensiv beobachtet werden, damit bei einer sich entwickelnden Wochenbettdepression adäquat reagiert werden kann.
- Frauen, die eine Fehl- oder Totgeburt hatten, benötigen besonders intensive Betreuung. Zudem sollte die Zimmerbelegung der belastenden Situation entsprechend erfolgen.
- Obwohl die Pflege und Betreuung der Wöchnerin im Vordergrund steht, sollte die Pflegekraft ebenfalls Grundkenntnisse in der Versorgung von Neugeborenen mitbringen. Sie vermittelt der Frau Fachkompetenz und Sicherheit, wenn diese nicht mit jeder Frage, die ihren Säugling betrifft, an Kinderkrankenschwestern verwiesen wird.

Übersicht 24: Besondere Lernangebote für die praktische Schülerausbildung (Grobziele)

Die Schülerin soll:

- eine frisch entbundene Wöchnerin aus dem Kreißsaal übernehmen, versorgen und die Frühmobilisation durchführen (*kurative Pflege*);
- Schwerpunkte der Beobachtung und Pflege in den ersten Tagen nach der Entbindung übernehmen, wie Beobachtung und Beurteilung der Lochien, Kontrolle des Uterusstandes, Pflege bei Dammnaht (*kurative Pflege, präventive Pflege*);
- Frauen zur Rückbildungsgymnastik anleiten oder diese veranlassen (*präventive Pflege*);
- eine Wöchnerin psychisch betreuen (*präventive Pflege*);
- die prä- und postoperative Pflege bei einer Frau mit Sectio übernehmen (*kurative Pflege*);
- exemplarisch die Pflege bei hyperemesis gravidarum oder bei EPH-Gestose übernehmen (*kurative Pflege*);
- Frauen nach erfolgtem Abort pflegen und psychisch betreuen (*kurative Pflege, präventive Pflege*);
- Frauen nach einer Totgeburt pflegen und psychisch betreuen (*kurative Pflege, präventive Pflege*).

Die Schülerin soll im Bereich der Neugeborenenpflege:

- ein Neugeborenes aufnehmen und es fachgerecht pflegen, d. h. wickeln, baden und die Nabelpflege durchführen (*kurative Pflege, präventive Pflege*);
- das Neugeborene beobachten (Aussehen/Haut, Atmung, Temperatur, Stuhl, Urin, Nabelschnurrest, Trinkverhalten, Gewicht) (*kurative Pflege, präventive Pflege*);
- mit abgepumpter Frauenmilch umgehen und die Hilfsmittel fachgerecht reinigen und versorgen (*kurative Pflege*);
- ein Neugeborenes zum Stillen anlegen (*kurative Pflege*);
- Flaschennahrung zubereiten und diese dem Neugeborenen verabreichen (*kurative Pflege*);
- die Mutter im Rooming-in-System begleiten, sie sachgerecht informieren und anleiten (*kurative Pflege, präventive Pflege*);
- Hygienemaßnahmen vor, bei und nach der Versorgung des Neugeborenen beachten (*kurative Pflege, präventive Pflege*).

3.9.7 Urologie

Nicht jede Schülerin wird dieses Fachgebiet kennen lernen, während die Schüler bevorzugt in diesem Bereich eingesetzt werden.
Es handelt sich in der Mehrzahl um männliche Patienten, da das Fachgebiet der Urologie die Behandlung von Krankheiten der männlichen Geschlechtsorgane mit einschließt.

- Gerade wenn es sich um die Behandlung von Krankheiten in diesem Bereich handelt, ist die Intimsphäre der Männer und auch die Männlichkeit an sich stark beeinträchtigt. Dies führt zu starken psychischen Belastungen.

Besonderheiten von Patienten der Urologie

- Männer versuchen, ihre Probleme und Sorgen häufig zu überspielen, statt sich ihre Ängste einzugestehen. Dies führt häufig zu einem auffälligen Verhalten, das sich in Distanzlosigkeit oder Aggression zeigt.
- Häufig sehen sich die Patienten mit einer schweren und/oder chronischen Krankheit konfrontiert.
- Viele Erkrankungen in der Urologie führen zu einer Störung der Blasenfunktion mit temporärer oder sogar permanenter Inkontinenz und Erektionsstörungen. Trotz geeigneter Hilfsmittel belastet diese Tatsache die Patienten sehr stark.

- Einen Schwerpunkt der Arbeit bildet die prä- und postoperative Pflege. Jede Operation erfordert dabei spezielle Pflegemaßnahmen, z. B. in Bezug auf die Ausscheidung, die Mobilisation und das Blasentraining. Hier sind für jede OP fundierte Fachkenntnisse nötig.

Urologie: Spezielle Anforderungen an das Pflegepersonal

- Durch die Budgetierung verkürzt sich die Verweildauer der Patienten. Daraus folgt, dass alle Aktivitäten schneller und straffer ausgeführt werden müssen.
- Insbesondere die Krankenschwestern sollten sich darüber bewusst sein, dass in diesem Fachgebiet überwiegend Männer Patienten sind,

die Erkrankungen ihrer Geschlechtsorgane haben und neben den körperlichen Beeinträchtigungen psychisch stark belastet sind.
- Häufig müssen pflegerische Tätigkeiten durchgeführt werden, die die Intimsphäre der Patienten beeinträchtigen.

Übersicht 25: Besondere Lernangebote für die praktische Schülerausbildung (Grobziele)

Die Schülerin soll:

- die prä- und postoperative Pflege bei Patienten nach Prostataresektion, radikaler Prostatektomie, plastischer Orchiektomie, Blasentumorresektion, Zystektomie, Nierenbeckenplastik und beim Hodentumor übernehmen (*kurative Pflege*);
- die Ausscheidung und den Urin beobachten, hier auch die Uroflowmetrie, den Urin sieben, den pH-Wert messen und bilanzieren (*kurative Pflege/präventive Pflege*);
- katheterisieren, mit dem Dauerkatheter umgehen und ihn entsprechend pflegen (*kurative Pflege*);
- korrekt mit Urinableitungssystemen wie dem Suspensorium, der suprapubischen Blasenfistel, der Nierenfistel und dem Urostoma umgehen und entsprechend versorgen (z. B. Verbandwechsel)(*kurative Pflege, präventive Pflege*);
- Patienten im Umgang und der Versorgung mit bleibenden Ableitungssystemen (z. B. suprapubische Blasenfistel) anleiten und beraten (*rehabilitative Pflege*);
- mit einer Blasenspülung umgehen können, Blutungen erkennen und beurteilen (*kurative Pflege*);
- die besondere Problematik von Menschen, die unter Inkontinenz leiden, verstehen und die Patienten psychisch betreuen (*präventive Pflege*);
- die Bedeutung, die Erkrankungen der Geschlechtsorgane besonders auch für Männer haben – insbesondere wenn aus der Operation eine Impotenz resultiert – verstehen und Unterstützung organisieren (*präventive Pflege, rehabilitative Pflege*).

3.9.8 Kinderheilkunde

Gerade in spezialisierten Fachgebieten wie der Kiefer- und Gesichtschirurgie gibt es häufig keine reinen Kinderstationen, sodass auch Kinder auf der Erwachsenenstation gepflegt werden. Üblicherweise erfolgt der Einsatz jedoch in einer Kinderklinik.

Besonderheiten von Patienten in der Kinderheilkunde

- Die Patienten sind Kinder jeglicher Altersgruppe.
- Gerade wenn die Kinder alleine im Krankenhaus bleiben, lösen die unbekannte Umgebung und die fremden Menschen häufig große Ängste bei den Kindern aus.
- Kleine Kinder können sich noch nicht richtig artikulieren. Sie können z. B. nicht sagen, wo sie Schmerzen haben.
- Schulpflichtige Kinder, die länger im Krankenhaus bleiben, versäumen den Unterricht und müssen dementsprechend viel nachholen, wenn sie wieder entlassen werden.

- Die Kinder langweilen sich schnell, wenn sie nicht in ihrer gewohnten Umgebung sind. Andererseits schließen sie oft schnell Kontakt zu anderen Kindern.
- Kinder haben ein sehr feines Gespür und merken oft sehr schnell, wenn sie schwer erkrankt sind.
- Viele Kinder sind bei der Ernährung sehr wählerisch und lehnen das Krankenhausessen ab.

- Fachkräfte in der Kinderklinik sind examinierte Kindergesundheits- und Kinderkrankenpflegerinnen, die eine dreijährige Ausbildung absolviert haben.
- Mitarbeiterinnen müssen über eine sehr differenzierte Beobachtungsgabe verfügen, um die Bedürfnisse der Kinder zu erkennen, da diese häufig nicht von den Kindern geäußert werden (können).
- Neben der körperlichen Versorgung und Unterstützung bei Beeinträchtigungen, die aus der Erkrankung resultieren, sollten die Pflegenden auch Anregungen für die Freizeitgestaltung geben.
- Zu der Betreuung der Kinder gesellt sich häufig auch die Betreuung der Eltern, die oft sehr verunsichert sind und ebenfalls Unterstützung benötigen.
- Die Eltern müssen häufig, insbesondere wenn sie die Rooming-in-Möglichkeit nutzen oder an chronischen Krankheiten leidende Kinder haben, in der speziellen Pflege unterwiesen werden.

Kinderheilkunde: Spezielle Anforderungen an das Pflegepersonal

---

Die Schülerin soll:

- die Beobachtungsschwerpunkte beim kranken Kind wie z. B. Vitalwerte, Größe, Gewicht, Verhalten richtig anwenden und einordnen können (*kurative Pflege, präventive Pflege*);
- ein Kind waschen oder baden, wickeln und füttern (*kurative Pflege*);
- kindgerechte und an die Erkrankung angepasste Nahrung vorbereiten (Flasche, Brei) und das Kind füttern (*kurative Pflege*);
- besondere Hygienemaßnahmen beachten (*präventive Pflege*);
- das kranke Kind beschäftigen, mit ihm spielen, es beruhigen (*rehabilitative Pflege*);
- den Kontakt zu den Eltern herstellen und fördern (*präventive Pflege*);
- Medikamente verabreichen (*kurative Pflege*);
- Untersuchungen und Behandlungsmaßnahmen vorbereiten, an ihnen teilnehmen und mithelfen, z. B. durch die Beruhigung des Kindes (*kurative Pflege*);
- bei der Visite teilnehmen und sie ausarbeiten (*kurative Pflege*);
- das Dokumentationssystem führen (*kurative Pflege, präventive Pflege*);
- an der Übergabe teilnehmen und aktiv mitarbeiten (*kurative Pflege, präventive Pflege*).

Übersicht 26: Besondere Lernangebote für die praktische Schülerausbildung (Grobziele)

3.9.9   Ambulante Krankenpflege

Im Rahmen der Gesundheits- und Krankenpflegeausbildung hat der Einsatz im ambulanten Bereich nach dem neuen Gesetz an Bedeutung gewonnen. Allerdings begrenzt sich der Einsatz nicht mehr allein auf die ambulante Krankenpflege, sondern kann auch im schulmedizinischen Dienst oder bei Selbsthilfegruppen erfolgen. Da diese Sondereinsätze sehr schulspezifisch sind, wird an dieser Stelle für den ambulanten Bereich exemplarisch die ambulante Krankenpflege vorgestellt.

Dieser Einsatz steht im Gegensatz zu dem gewohnten, meist durchorganisierten Krankenhausalltag. Im stationären Bereich ist alles für die Versorgung von Patienten eingerichtet, im ambulanten Sektor müssen die Bedingungen für eine gute Versorgung oft erst geschaffen werden. Es handelt sich um einen Einsatz, bei dem die Schülerinnen besonders viele neue Erfahrungen sammeln.

Besonderheiten von Patienten der ambulanten Krankenpflege

- Der Kranke erhält seine pflegerische Betreuung im gewohnten, häuslichen Umfeld. Er kann daher intensiver in die Pflege einbezogen und seine Ressourcen gefördert werden.
- Die gewohnte Umgebung trägt zu einer psychischen Stabilisierung des Betroffenen bei, da der Kranke trotz seiner Erkrankung weiterhin, zumindest teilweise, seinen Gewohnheiten und sozialen Kontakten nachgehen kann.
- Der Patient ist meist selbstbewusster und macht von seinem Selbstbestimmungsrecht Gebrauch.
- Die Abhängigkeit von pflegenden Angehörigen ist weit größer als im Krankenhaus. Dies kann auch zu Problemen führen.
- Wenn ein Patient von der Pflegeversicherung niedrig eingestuft wurde, muss er eventuell einen hohen finanziellen Eigenanteil für die Pflege erbringen.
- Sofern er dazu nicht in der Lage ist, kann er Unterstützung beantragen. Dies können viele, vorrangig alte Menschen, nicht mit ihrem Stolz vereinbaren und versuchen, mit weniger Pflegeleistungen zurechtzukommen als sie eigentlich benötigen. Dies kann die gesundheitlichen Probleme verstärken und langfristig sogar zu einer noch größeren Pflegeabhängigkeit führen.

Ambulante Krankenpflege: Spezielle Anforderungen an das Pflegepersonal

- Das Pflegepersonal ist Gast in der Wohnung des Patienten und hat dessen Selbstbestimmungsrecht zu respektieren.
- Da die Patienten im Normalfall alleine versorgt werden, sind neben umfassenden Fachkenntnissen (es ist ja niemand da, der gefragt werden kann) viel Kreativität und Geschick gefragt, um Bedingungen zu einer guten Versorgung des Patienten zu schaffen.
- Viele Haushalte sind nur schlecht für die häusliche Versorgung eingerichtet. Niedrige Betten, enge Bäder usw. führen zu einer starken körperlichen Belastung der Pflegenden.
- Das Pflegepersonal sollte sich als Partner des Patienten und seiner Angehörigen verstehen und ist auf die Zusammenarbeit angewiesen.
- Die materiellen Ressourcen müssen sparsam eingesetzt werden, da der Patient selbst für die Beschaffung und Bezahlung neuer Pflegematerialien aufkommen muss. Dies führt zu einer manchmal nur unzu-

reichenden Ausstattung, die es unter Umständen ausschließt, an die Pflegeprobleme angepasste Maßnahmen einzusetzen. Hier heißt es tragbare Lösungen zu finden, mit denen das Pflegeziel dennoch erreicht werden kann.

Die Schülerin soll:

- Patienten in ihrem häuslichen Umfeld unter ganzheitlichen Gesichtspunkten fachlich richtig pflegen und dabei die physischen, psychischen und sozialen Bedürfnisse sowie das Umfeld berücksichtigen. Dabei gilt es, die bereits erworbenen Kenntnisse in allgemeiner und spezieller Pflege anzuwenden (*kurative Pflege, präventive Pflege, rehabilitative Pflege*);
- über die gezielte Beobachtung frühzeitig Zweiterkrankungen und/ oder Komplikationen erkennen und richtig reagieren (z. B. examinierte Pflegeperson oder den Hausarzt verständigen) (*kurative Pflege, präventive Pflege*);
- die Besonderheiten, die sich aus der Versorgung im häuslichen Umfeld ergeben (z. B. in Bezug auf die Hygiene), kennen lernen und die Pflege daran ausrichten (*präventive Pflege*);
- kreativ in der Gestaltung der Arbeitsbedingungen sein, den korrekten Umgang mit vielfältigen Pflegehilfsmitteln lernen und – unter materiellem und zeitlichem Aspekt betrachtet – ökonomisch arbeiten;
- erkennen, dass sie Gast im Hause des Patienten und seiner Angehörigen ist und das Selbstbestimmungsrecht respektiert werden muss;
- den Patienten und eventuelle Angehörige in die Pflege einbeziehen und sie bei Bedarf zur Assistenz oder Übernahme von Pflegemaßnahmen anleiten (*päventive Pflege, rehabilitative Pflege*);
- neben der guten pflegerischen Versorgung auch die psychosoziale Betreuung des Patienten und auch die der Angehörigen gestalten (*präventive Pflege*);
- erkennen, wo sie eigenständig pflegen kann und wo Grenzen gesetzt sind;
- Hintergrundwissen über die Notwendigkeit der Administration und Dokumentation im ambulanten Bereich erwerben und die Erkenntnisse in einer gezielten Dokumentation und bei der Teilnahme an Teambesprechungen umsetzen (*kurative Pflege*).

Übersicht 27: Besondere Lernangebote für die praktische Schülerausbildung (Grobziele)

3.9.10 Psychiatrie

Auch ein Einsatz in der Psychiatrie gehört zu den Einsatzgebieten innerhalb der Ausbildung. Da nicht vorgeschrieben ist, ob die Schülerin auf einer offenen oder geschlossenen Station eingesetzt werden soll, erfolgt die Zuordnung zu den Stationen oft nach dem Zufallsprinzip.

Besonderheiten
von Patienten in der
Psychiatrie

- Insbesondere Patienten auf einer offenen Station wirken nicht auf den ersten Blick krank. Es bedarf häufig einer besonders guten Beobachtungsgabe, um ihre Probleme zu erfassen und ernst zu nehmen.
- Auf einer geschlossenen Station zeigen viele Patienten ein sehr auffälliges Verhalten. Dieses erschwert oft den Zugang zu diesen Personen.
- Die Patienten befinden sich sehr häufig in einer akuten Lebenskrise, und das Verhalten des Pflegepersonals beeinflusst entscheidend, ob sie Interventionsmöglichkeiten entwickeln können, um aus dieser Krise herauszufinden.
- Neben den psychischen Auffälligkeiten weisen viele Patienten eine körperliche Vernachlässigung auf, da sie aufgrund ihrer Erkrankung nicht in der Lage sind, eine ausreichende Selbstpflege zu betreiben.
- Zusätzlich zu den psychischen Problemen sind viele Patienten auch durch soziale Veränderungen belastet. Eine psychische Erkrankung führt sehr häufig zu einer sozialen Ausgrenzung, die einen Verlust des Arbeitsplatzes, der Familie und der Wohnung nach sich ziehen kann.
- Insbesondere auf den geschlossenen Stationen werden oft Patienten mit den unterschiedlichsten psychischen Erkrankungen behandelt. Dies führt in vielen Fällen zu einer weiteren Belastung des Betroffenen, der sich vor den Reaktionen und Ausbrüchen der Mitpatienten „fürchtet".
- Die eingesetzten Medikamente rufen häufig sehr starke Nebenwirkungen hervor, mit denen der Patient leben lernen muss.

Psychiatrie: Spezielle
Anforderungen an das
Pflegepersonal

- Da dem Bereich der Psychiatrie im Rahmen der Gesundheits- und Krankenpflegeausbildung nur wenig Ausbildungszeit gewidmet wird, hat sich eine psychiatrische Fachweiterbildung entwickelt. Diese fördert die Entwicklung einer beruflichen Professionalität für dieses Aufgabenfeld.
- Die im Vordergrund stehenden Aufgaben auf einer psychiatrischen Station haben nur sehr wenige Gemeinsamkeiten im Vergleich z. B. zu einer Station der Inneren Medizin, da nur relativ wenig Aufgaben im Bereich der grund- und behandlungspflegerischen Versorgung anfallen. Dadurch fällt es insbesondere den nur kurzzeitig eingesetzten Schülerinnen häufig schwer, greifbare Aufgaben und Schwerpunkte der Arbeit zu erkennen.
- Für die Arbeit in diesem Bereich sind eine ausgeprägte Beobachtungsgabe und Einfühlungsvermögen eine wesentliche Voraussetzung, um psychische Veränderungen des Patienten frühzeitig zu erkennen.
- Die Pflegeperson muss jedoch trotz allem Einfühlungsvermögen in der Lage sein, sich abzugrenzen und besonders gute Selbstpflege betreiben, als Ausgleich zu den psychischen Belastungen in diesem Fachgebiet.
- Das Arbeitspensum in der Psychiatrie schwankt sehr stark. Von einem Moment auf den anderen kann der Tagesablauf komplett durcheinander geraten (z. B. bei Aufnahme eines akuten psychiatrischen Notfalls). Dies erfordert, dass dementsprechend schnell gehandelt und Abläufe umorganisiert werden.
- Die Zusammenarbeit in einem therapeutischen Team ist eine wesentliche Voraussetzung für eine erfolgreiche Behandlung des Patienten.
- Die Arbeit in diesem Fachgebiet erfordert viel Eigenständigkeit und Kreativität, z. B. in der Gestaltung von Gruppenaktivitäten.

Die Schülerin soll:

- Beobachtungsschwerpunkte für die verschiedenen psychiatrischen Erkrankungen kennen lernen (*kurative Pflege, präventive Pflege*);
- bestehende Vorurteile und ungerechtfertigte Ängste im Umgang mit psychisch Kranken abbauen lernen;
- dem Patienten und ihm nahe stehende Personen mit einer wertschätzenden, annehmenden und nicht verurteilenden Haltung begegnen (*rehabilitative Pflege*);
- Äußerungen des Patienten, die im Zusammenhang mit seiner Erkrankung stehen können, ernst nehmen und entsprechend überlegte Reaktionen zeigen (*kurative Pflege, präventive Pflege*);
- ihre Wahrnehmungsfähigkeit und das Einfühlungsvermögen für den Umgang mit psychisch Kranken stärken. Verhaltensweisen und deren Veränderungen sollen beobachtet, formuliert und an examinierte Pflegepersonen weitergeleitet werden (*kurative Pflege, präventive Pflege*);
- bei der Einnahme von oralen Medikamenten deren Einnahme kontrollieren sowie die Wirkungen und Nebenwirkungen beobachten (*kurative Pflege*);
- die Patienten im Rahmen der Beschäftigungstherapie anleiten und betreuen. Dabei sollte die Schülerin eigenständige Kreativität beim Basteln, Malen, Musizieren, bei Spiel und Sport usw. entwickeln (*rehabilitative Pflege*);
- bei Übergaben und Stationsbesprechungen die eigenen Wahrnehmungen und Empfindungen im therapeutischen Team äußern (*kurative Pflege, präventive Pflege*);
- die besonderen Anforderungen an die pflegerische Dokumentation (Pflegebericht, Pflegeplanung, Kurvenführung) umsetzen (*kurative Pflege, präventive Pflege*);
- ihre Selbstpflegefähigkeiten als Ausgleich zu der häufig psychisch sehr belastenden Tätigkeit weiterentwickeln und umsetzen.

Übersicht 28: Besondere Lernangebote für die praktische Schülerausbildung (Grobziele)

3.9.11 Intensivpflege

Sehr viele Schülerinnen werden während der Ausbildung diese Fachrichtung in den unterschiedlichsten Disziplinen kennen lernen. Da das Arbeiten auf der Intensivstation fachlich sehr hohe Ansprüche stellt und häufig viel Verantwortung für den einzelnen Patienten übernommen werden muss, sollte die Schülerin zu Einsatzbeginn im Mittelkurs, besser noch im Oberkurs sein.

- Die Patienten sehen sich einer lebensgefährlichen Bedrohung ausgesetzt und haben Angst, sterben zu müssen.
- Die Patienten werden häufig unmittelbar aus dem aktiven Leben in eine passive und abhängige Rolle gedrängt.
- Der Patient verspürt Gefühle der Abhängigkeit, der Hilflosigkeit und des Ausgeliefertseins.

Besonderheiten von Patienten in der Intensivmedizin

- Der Aufenthalt auf der Intensivstation ist durch Reizarmut gekennzeichnet. Es herrscht eine sensorische Monotonie, Orientierungsmöglichkeiten in Form von Uhren, Kalendern, Ausblick aus dem Fenster fehlen.
- Beatmete Patienten verspüren eine große Furcht vor dem Abstellen des Beatmungsgerätes, dem broncho-trachealen Absaugen und der Umstellung auf die Spontanatmung.
- Sie fühlen sich häufig bewegungsunfähig durch den Anschluss an Geräte oder eine zu seltene Änderung der Körperlage.
- Die Intimsphäre geht verloren, vielleicht bleiben Patienten sogar aufgedeckt liegen, damit Komplikationen schneller erkannt werden können. Zudem sind sie meist grellem Licht ausgesetzt.
- Die Kontakte zum Pflegepersonal und den Ärzten erfolgen primär auf der körperlichen Ebene und gestalten sich auf der persönlichen Ebene häufig sehr kurz. So entsteht ein Informationsmangel, insbesondere beatmete Patienten können nicht nachfragen.
- Die Patienten erleben die Sorge der Angehörigen und können doch nichts aktiv tun, um diese Sorgen zu zerstreuen, da sie gerade alle Kraft für sich selbst benötigen und oft selbst von Zukunftsängsten belastet sind.

Intensivmedizin: Spezielle Anforderungen an das Pflegepersonal

- Das Pflegepersonal ist sowohl physisch als auch psychisch extremen Anforderungen ausgesetzt.
- Durch die Bezugspersonenpflege erfolgt eine intensive Auseinandersetzung mit der Leidensgeschichte des Patienten und seiner Angehörigen.
- Leiden, Sterben und Tod sind ständig präsent.
- Die Pflege erfolgt gerade in Notfallsituationen unter enormem Zeitdruck. Permanente Notsituationen führen schnell zu Aggressionen zwischen allen Beteiligten.
- Es müssen für eine Vielzahl von diagnostischen und therapeutischen Maßnahmen Kenntnisse vorhanden sein, da bei ihnen assistiert wird.
- Die körperliche Entstellung, wie bei Brandverletzten, belastet sehr stark und führt häufig zur Distanzierung.
- Das eigentliche Erfolgserlebnis der Arbeit, die möglicherweise stattfindende Genesung des Patienten, wird nicht mehr miterlebt, da die Patienten bei Stabilisierung des Zustands auf die Normalstation verlegt werden.
- Aus der ständigen Überlastung können Erschöpfungsreaktionen, Depressionen usw. resultieren.
- Viele Mitarbeiterinnen stumpfen mit der Zeit ab und sind der Ansicht, dass der Patient sowieso nichts spürt. Dieser Eindruck verstärkt sich durch die hochgradige Sedierung der Patienten.

Mehr als in anderen Bereichen richtet sich die tatsächliche Umsetzung der Lernziele nach der bereits vorhandenen Qualifikation der Schülerin, ihrer Lernfähigkeit, Auffassungsgabe und Einsatzdauer, da bei einer nicht korrekten Ausführung der Tätigkeiten unmittelbar das Leben des Patienten gefährdet werden kann. Die Praxisanleiterin muss daher sehr genau abwägen, was sie einer Schülerin zutrauen kann und ihre Fähigkeiten immer wieder überprüfen.

Die Schülerin soll:

- exemplarisch die Tragweite und Bedeutung verantwortungsbewussten und interdisziplinären Handelns erkennen;
- lebensbedrohliche Zustände erkennen und entsprechende Verhaltensweisen ableiten lernen (*kurative Pflege*);
- lernen, von einem Moment auf den anderen pflegerische Prioritäten neu zu setzen, wenn die aktuelle Situation dies erfordert (*kurative Pflege, präventive Pflege*);
- an Überwachungs- und/oder Beatmungsgeräte angeschlossene Patienten waschen und beim Betten und Lagern mithelfen (*kurative Pflege, präventive Pflege*);
- intubierte und/oder tracheotomierte Patienten unter Einhaltung der sterilen Richtlinien absaugen (*kurative Pflege, präventive Pflege*);
- die speziellen Überwachungsmaßnahmen (wie Vitalwerte, ZVD, arterieller Blutdruck, Blutgase, Blutzucker, Ausscheidungen) mithilfe des Monitorings kontinuierlich nach AVO durchführen und in der Intensivkurve dokumentieren (*kurative Pflege, präventive Pflege*);
- bei verschiedenen Untersuchungs- und therapeutischen Maßnahmen, wie bei einer In- und Extubation, beim Legen eines zentralen Zugangs, bei einer Reanimation, Vorbereitungen treffen, assistieren und die Nachsorge betreiben (*kurative Pflege*);
- mit den vorhandenen technischen Geräten, wie Infusomaten und Perfusoren, Monitoring, Blutwärmgerät, Defibrillator (nur unter Anleitung) und Beatmungsgeräte (nur unter Anleitung), korrekt umgehen und deren Funktionsfähigkeit überwachen können (*kurative Pflege*);
- ein Extremitäten-EKG anlegen, schreiben und (grob) beurteilen können (*kurative Pflege*);
- unter Kontrolle Blutkonserven fachgerecht prüfen, vorbereiten und überwachen (*kurative Pflege*);
- bei einer Peritoneal- oder Hämodialyse mithelfen können (*kurative Pflege*);
- den schwer kranken Patienten und seine besorgten Angehörigen individuell betreuen und erkennen können, wann das Einschalten weiterer Fachkräfte nötig wird (*rehabilitative Pflege*);
- das spezielle Dokumentationssystem korrekt führen (*kurative Pflege, präventive Pflege*);
- von ihren betreuten Patienten selbstständig eine ausführliche Übergabe durchführen können (*kurative Pflege*).

Übersicht 29: Besondere Lernangebote für die praktische Schülerausbildung (Grobziele)

3.9.12 Palliative Pflege

Mit dem neuen Krankenpflegegesetz hat die palliative Pflege einen Bedeutungszuwachs erfahren, da sie eine der Aufgaben darstellt, auf die die Grundausbildung vorbereiten muss. In den bisher vorgestellten Einsatzfeldern haben die Schülerinnen nur begrenzte Möglichkeiten, ihre Kenntnisse für diesen Bereich zu erwerben. Fundiertes Wissen der palliativen Pflege bieten Einsätze in einem Hospiz, in ambulanten Hospizdiensten, ambulanten Palliativdiensten oder auf speziellen Stationen der Palliativpflege.

Besonderheiten von Patienten in der Palliativmedizin

- In der palliativen Medizin werden Menschen umfassend begleitet, betreut und gepflegt, die an einer unheilbaren Erkrankung leiden, die früher oder später zum Tode führen wird. Die Patienten wissen, dass sie nicht mehr geheilt werden können.
- Die Endlichkeit des Lebens ist ein ständiger Begleiter. Die meisten Patienten hoffen, dass sie ihr Leben und Sterben in Würde gestalten können.
- Das Fortschreiten der Krankheit ist durch ständige Verluste geprägt.
- Für den Patienten ist wesentlich, dass seine Schmerzen und andere Begleitsymptome der fortschreitenden Erkrankung gelindert werden.
- Im Prozess des Abschiedes tauchen bei vielen Patienten seelische, spirituelle und soziale Probleme auf.
- Viele Patienten haben starke Stimmungsschwankungen und leben diese gegenüber ihren Bezugspersonen (Angehörige, Freunde, Pflegende) aus.
- An den meisten Tagen steht für die Patienten nicht das Sterben, sondern die Qualität der verbleibenden Zeit im Vordergrund. Sie möchten das Leben noch einmal intensiv spüren und äußern auch ausgefallene Wünsche.
- Die Patienten möchten sich darauf verlassen können, dass auf belastende und unwirksame Therapien verzichtet wird.
- Die Betroffenen erwarten eine wahrhaftige Kommunikation.
- Die Angehörigen der Patienten sind durch den nahenden Abschied von dem ihnen nahe stehenden Menschen stark belastet und suchen die Unterstützung des Pflegepersonals.

Palliativmedizin: Spezielle Anforderungen an das Pflegepersonal

- Die ständige Konfrontation mit Leben und Tod setzt eine belastbare Persönlichkeit voraus. Den Pflegenden muss es immer wieder aufs Neue gelingen, ihre Balance zurück zu gewinnen. Dazu müssen sie bereit sein, aktiv etwas zu tun (wie Supervision, Entspannungstechniken).
- Durch die oftmals lange und sehr intensive Begleitung der Patienten entsteht eine sehr persönliche Beziehung. Den Pflegenden muss es dennoch gelingen, zwischen Berufs- und Privatleben zu trennen.
- Durch die existenzielle Bedrohung des Patienten hat die Kommunikation größte Bedeutung und erfordert eine professionelle Gesprächsführung.
- Da die zu betreuenden Menschen versterben, wird ein eigentliches Erfolgserlebnis der Arbeit unter Umständen nicht wahrgenommen.
- Pflegende sollten sich mit spirituellen Fragen selbst intensiv auseinander gesetzt haben, um den Anfragen der Patienten standhalten zu können.

- Sie sollten sich mit Fragen wie Sterbehilfe und Sterbebeistand immer wieder auseinander setzen, damit sie spüren, wo/wann sie an ihre Grenzen geraten.
- Die Pflegenden müssen neben den Patienten auch die Betreuung der Angehörigen als ihre Aufgabe ansehen.
- Pflegende sollten sich kontinuierlich fortbilden, um den hohen Anforderungen sowohl auf fachlicher (z. B. Schmerztherapie) als auch auf psychischer Ebene gewachsen zu sein.

Übersicht 30: Besondere Lernangebote für die praktische Schülerausbildung (Grobziele)

Die Schülerin soll:

- bei der medikamentösen Symptomkontrolle, wie bei Schmerz, Dyspnoe, Nausea, Obstipation, mitwirken (*kurative Pflege, palliative Pflege*);
- Symptome, z. B. bei Schmerz, Dyspnoe, Nausea, Obstipation, durch pflegerische Maßnahmen lindern (*palliative Pflege*);
- die individuellen psychischen, sozialen und spirituellen Bedürfnisse des Patienten und seiner Angehörigen bei der Krankheit, im Sterbeprozess und in der Zeit danach berücksichtigen (*palliative Pflege*);
- dem Patienten die jeweils von ihm gewünschte individuelle Pflege zukommen lassen (*palliative Pflege*);
- dem Patienten das Gefühl vermitteln, dass er nicht alleine ist, Gesprächsangebote unterbreiten (*palliative Pflege*);
- dem Patienten Ablenkungen und Beschäftigung anbieten (*palliative Pflege*);
- mit Schmerzpumpen umgehen lernen (*kurative Pflege, palliative Pflege*);
- sich intensiv mit speziellen Fragen und Themen der Kommunikation, Ethik, Selbstbestimmung des Patienten, Grenzen der Behandlung, Sterbehilfe und Sterbebeistand auseinander setzen (*palliative Pflege*);
- einen Patienten und seine Angehörigen im Sterbeprozess begleiten (*palliative Pflege*);
- wissen, was zu tun und zu regeln ist, wenn ein Mensch verstorben ist (*palliative Pflege*);
- ein Abschiedsritual für einen verstorbenen Patienten mit vorbereiten und dabei sein (*palliative Pflege*).

4 Kommunikation zwischen Schülerin und Anleiterin

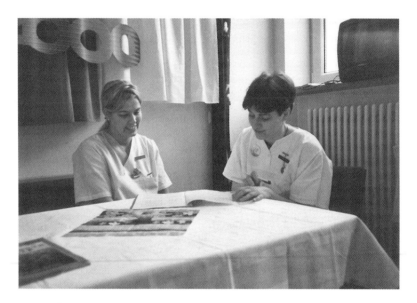

Lernziele

Lernziele

➡ Sie sollen Grundlagenkenntnisse der Kommunikation und erfolgreichen Gesprächsführung kennen und umsetzen lernen.

➡ Sie sollen verstehen, weshalb es wichtig ist, regelmäßig geplante Gespräche wie das Erst-, Zwischen- und Endgespräch durchzuführen, und wie Sie einen positiven und effektiven Gesprächsverlauf fördern können.

➡ Sie sollen häufig wiederkehrende Problembereiche in der praktischen Arbeit ihrer Schülerinnen kennen lernen und Impulse für deren Lösung erhalten.

Einführung

Durch den Austausch mit anderen Menschen werden in allen Lebensbereichen neue Erkenntnisse gewonnen.

Gerade in Lehr- und Lernsituationen spielt die Kommunikation eine wesentliche Rolle. Sie beeinflusst den Lehr- und den Lernerfolg maßgeblich.

Eine gelungene Kommunikation gibt es dann, wenn bestimmte Regeln beachtet werden. Dies gilt auch für den Anleitungsalltag.

Der Lernerfolg vergrößert sich für beide Seiten, wenn ein regelmäßiger und geplanter Austausch stattfindet. Für diesen Austausch sind Grundlagenkenntnisse der Gesprächsführung nötig. Um Entwicklungen der Schülerin zu erkennen und die Anleitung bedürfnisorientiert zu gestalten, ist es wichtig, regelmäßig geplante Gespräche zu führen. Es werden daher die Gestaltung, der Inhalt und der Ablauf des Erst-, Zwischen- und Endgesprächs vorgestellt. Zudem ist es ein Anliegen, häufige Problemfelder und deren Bewältigung zu erfassen. Da die Schülerin gerade beim Zwischen- und Abschlussgespräch häufig mit einer Vielzahl von Defiziten konfrontiert wird, werden genannte Problemfelder sowie deren Bewältigungsstrategien ebenfalls in diesem Kapitel dargestellt.

4.1 Grundzüge der Kommunikation

Der Begriff **Kommunikation** stammt aus dem Lateinischen. Der Kommunikationsbegriff umfasst Prozesse der Informationsvermittlung innerhalb einer Gemeinschaft durch Interaktion. Die Kommunikation wird durch eine Vielzahl von Faktoren beeinflusst. Die nachfolgenden Abschnitte fassen in einem ersten Schritt die Erkenntnisse zweier Sozialwissenschaftler zusammen, die in der Kommunikationspsychologie große Bedeutung erlangt haben. In einem zweiten Schritt sollen dann jeweilige Konsequenzen für die Anleitung abgeleitet werden.

Definition: Kommunikation

Professor Friedemann SCHULZ VON THUN ist an der Universität Hamburg als Hochschullehrer im Fachbereich Kommunikation tätig und hat wichtige Erkenntnisse im Bereich der Kommunikationspsychologie erworben. Einfluss auf die Erkenntnisse SCHULZ VON THUNS übt Paul WATZLAWICK aus. Er ist in Kärnten geboren und war als promovierter Philosoph und Psychotherapeut an verschiedenen amerikanischen Universitäten tätig.

Kommunikation findet statt, wenn das Verhalten eines Menschen durch einen anderen beeinflusst wird, selbst dann, wenn keine verbalen Äußerungen erfolgen. Eine Kommunikation im eigentlichen Sinne erfolgt jedoch nur dann, wenn der andere die Möglichkeit hat, sich zur Botschaft des Partners zu äußern. Bei der Kommunikation wird unterschieden zwischen einem **Sender,** der etwas mitzuteilen hat, und einem **Empfänger,** der die Nachricht zu entschlüsseln versucht. Dabei kann **dieselbe** Mitteilung immer **viele** Botschaften zugleich enthalten, die teilweise auch auf **non-verbaler Ebene** übermittelt werden. Diese Tatsache gestaltet die zwischenmenschliche Kommunikation sehr **vielschichtig.**

Wann findet Kommunikation statt?

4.1.1   Kommunikationsebenen

Dieselbe Nachricht kann viele verschiedene Botschaften enthalten, die der Empfänger zugleich erhält. Die Kommunikation gestaltet sich oft **problematisch,** da die gesendete und die empfangene Botschaft **nicht immer** übereinstimmen. Unterschieden werden vier Kommunikationsebenen:

Die vier Ebenen der Kommunikation

1. Ebene des **Sachinhaltes:** Worüber informiere ich? Hierbei geht es um die Übermittlung von Sachinformation, sogenannten Fakten.
2. Ebene der **Selbstoffenbarung:** Was zeige ich gewollt oder ungewollt von mir selbst? Jede Botschaft enthält also zugleich (un-)gewollte Informationen über die Persönlichkeit oder die persönliche Verfassung des Senders.
3. Ebene der **Beziehung:** Wie stehe ich zum Empfänger, und was halte ich von ihm? Dies bedeutet, dass jede Nachricht auch, z. B. durch den Tonfall der Stimme, non-verbale Signale wie Mimik und Gestik etc. vermittelt, was der Sender vom Empfänger hält und wie er persönlich zu ihm steht.
4. Ebene des **Appells:** Wozu will ich den Empfänger veranlassen? Das heißt jede Mitteilung will auf den Empfänger Einfluss nehmen, damit er etwas tut.

Ein Beispiel aus dem Anleitungsalltag verdeutlicht die bisherigen Ausführungen. Die Aussage kann je nach Ebene unterschiedliche Bedeutungen haben.

Beispiel

Die Praxisanleiterin sagt zu der Schülerin: „Erneuerst Du bitte noch den Verband bei Herrn Maier?"

1. Ebene des **Sachinhalts:** Der Ist-Stand einer noch in dieser Schicht zu erledigenden Arbeit wird von der Praxisanleiterin als konkreter Arbeitsauftrag an die Schülerin weitergegeben.
2. Ebene der **Selbstoffenbarung:** Es kann sein, dass die Schülerin zuvor eine Meinungsverschiedenheit zwischen der Praxisanleiterin und Herrn Maier beobachtet hat. Der an sie gerichtete Auftrag ist dann zugleich mit der Erkenntnis vermischt, dass die Anleiterin Herrn Maier wohl gerade aus dem Weg gehen möchte.
3. Ebene der **Beziehung:** Es kann sein, dass die Schülerin am Tag zuvor zum Verbandwechsel bei Herrn Maier angeleitet wurde. Dann wird sie nicht nur die Worte des Auftrages hören, sondern zugleich spüren, dass ihr Vertrauen entgegengebracht und zugetraut wird, diese Tätigkeit korrekt durchführen zu können.
4. Ebene des **Appells:** Es kann sein, dass die Schülerin bereits die Erfahrung gemacht hat, dass von ihr erwartet wird, „alles" stehen und liegen zu lassen, um einen Auftrag sogleich durchzuführen. Sie wird die Aufforderung auch in diesem Fall so verstehen und als nächste Tätigkeit den Verbandwechsel bei Herrn Maier ausführen.

Der Mensch hat demnach vier Antennen, mit denen er eine Nachricht empfängt. Nicht bei jedem Menschen und in jeder Situation ist der Empfang der einzelnen Antennen gleich gut. Dadurch kann es zu einem **Ungleichgewicht** kommen, durch das **Missverständnisse** entstehen können.

Entstehung von Missverständnissen

Konsequenzen dieser Erkenntnisse für die Gestaltung der Kommunikation zwischen Schülerin und Praxisanleiterin

Konsequenzen für die Schüleranleitung

- Die Praxisanleiterin sollte dafür sorgen, dass alle vier Antennen – sowohl bei der Schülerin als auch bei sich selbst – gut ausgebildet sind. So werden Missverständnisse in der Kommunikation vermieden.
- Die Praxisanleiterin sollte versuchen herauszufinden, welche Antenne bei der Schülerin besonders stark ausgeprägt ist, und Botschaften so formulieren, dass sie richtig ankommen können. Dies kann am ehesten gelingen, wenn man im Gespräch nicht sofort auf den Punkt kommt, sondern sich zunächst ein wenig kennen lernt.
- Es sollte überlegt werden, welche Kommunikationsbedürfnisse die Schülerin hat und wie sie erfüllt werden können.
- Wenn es darum geht, Aspekte der Beziehung zu klären, so müssen statt Du-Botschaften, mit denen das eigene innere Erleben in eine Aussage über den anderen übersetzt wird, Ich-Botschaften formuliert werden. Voraussetzung ist, dass sich die Anleiterin selbst darüber klar ist, was sie stört (nähere Informationen zu Ich-Botschaften ☞ Kapitel 5.3).
- Die Praxisanleiterin sollte sich auf die gleiche Sprachebene wie die Schülerin begeben; sie sollte z. B. nur diejenigen Fachausdrücke benutzen, die die Schülerin bereits kennt. Allerdings sollte sie sich gewählt ausdrücken, da sie Vorbildfunktion hat.
- Wenn Informationen weitergegeben werden, so sollten diese präzise und gut strukturiert vermittelt werden.
- Wenn ein Missverständnis in der Kommunikation spürbar wird, sollte dieses aufgedeckt und besprochen werden.
- Wenn eine Schülerin ein negatives Selbstbild besitzt und dazu neigt, Botschaften so aufzunehmen, dass sie dieses Selbstbild verstärken, so sollte diese Problematik offen angesprochen werden.
- „Schubladendenken" sollte vermieden werden; solange die Praxisanleiterin die Schülerin nur oberflächlich kennt, sollte sie auch keine Rückschlüsse ziehen.
- Wenn der Appellcharakter einer Nachricht bei der Schülerin ankommen soll, so ist es wichtig, positive Ziele zu formulieren und den Gesprächspartner über Sinn und Zweck zu informieren.

4.1.2 Non-verbale Informationsübermittlung

Je nach Blick (lachen, weinen, ernst oder böse schauen), Wahl der Körperhaltung (zusammengesunkene Haltung, überschlagene Beine oder verschränkte Arme), Tonfall (scharf, weich oder kommandoartig), Sprechgeschwindigkeit (schnell, bedächtig oder langsam) und Lautstärke (laut, leise oder wechselnd) wird der Empfänger die empfangene Nachricht unterschiedlich interpretieren. Die Kommunikation wird also sowohl durch **sprachliche** (verbale) als auch durch **nichtsprachliche** (nonverbale) Signale geprägt. Diese können zudem **eindeutig** (analog) oder/und **mehrdeutig** (digital) sein.

Diskrepanzen zwischen verbaler und non-verbaler Kommunikation

Zusätzliche Verwirrung wird dann ausgelöst, wenn sich verbale und non-verbale Kommunikation nicht ergänzen (kongruent) sind, sondern widersprechen (inkongruent) sind. Dieser Widerspruch kann sich auf vier Ebenen manifestieren:

1. Der inhaltliche Kontext der Aussage steht im Widerspruch zu dem Sachverhalt der Situation.

> Beispiel: Die Praxisanleiterin sagt angesichts einer heruntergefallenen und zersplitterten Infusionsflasche zu der Schülerin: „Das hast du aber gut gemacht!"

2. Die Art der Formulierung steht im Widerspruch zu dem Inhalt der Aussage.

> Beispiel: Die Praxisanleiterin sagt: „Lass uns langsam machen, wir haben heute viel zu tun."

3. Mimik und Gestik stehen im Widerspruch zu der Aussage.

> Beispiel: Die Praxisanleiterin vermittelt durch ihren Blick und durch hektische Bewegungen viel Unruhe. Sie sagt zu der Schülerin: „Ich habe jetzt Ruhe und Zeit, um dir ... zu erklären."

4. Der Tonfall steht im Widerspruch zu der Aussage.

> Beispiel: Beim Abschlussgespräch sagt die Praxisanleiterin in einem fröhlichen Ton: „Ich bin traurig, dass nun dein Einsatz bei uns beendet ist."

Wirkungen der Körpersprache

Definition: Körpersprache

> Unter **Körpersprache** werden die gesamten innerhalb eines bestimmten Kulturkreises bzw. innerhalb einer Kommunikationsgemeinschaft eingesetzten mimischen und gestischen Mittel der Verständigung verstanden.

Sehr viele Menschen ignorieren die von anderen Menschen ausgesendeten körpersprachlichen Signale. Auch die eigene Körpersprache nehmen die meisten nur unbewusst wahr, obwohl sie ein wichtiges Kommunikationsinstrument darstellt.

Dabei ist die Anleiterin nur dann überzeugend, wenn das gesprochene Wort und ihre innere Einstellung übereinstimmen. Bei einer ganzheitlichen Kommunikation sollte sich die Praxisanleiterin daher nicht nur auf ihre eigenen verbalen und non-verbalen Aussagen konzentrieren, sondern zugleich auf die non-verbalen und verbalen Äußerungen der Schülerin achten. Wenn Grundkenntnisse in diesem Bereich bestehen, kann die Praxisanleiterin die Gespräche positiv und effektiv führen.

Übereinstimmung von verbaler und non-verbaler Kommunikation

Gestik

Bewegungen der Arme, der Hände und der Finger unterstreichen oft wirkungsvoll das Gesagte und erhöhen die Aufmerksamkeit dafür.

- **Aggressive Gesten:** Wenn die Schülerin eine Hand zur Faust ballt, versucht sie auf diese Weise innere Aggressionen abzubauen.
- **Unsichere Gesten:** Wenn die Schülerin in einem Konfliktgespräch nicht mit der vollen Wahrheit herausrücken möchte, wird sie sich unter Umständen mit einer zum Gesicht geführten Hand „verraten". Übertragen drückt die Geste aus, dass sie sich den Mund zuhält.
- Weitere Gesten, bei denen sich eine bewusste Zurückhaltung beim Austausch von Informationen vermuten lässt, sind der Griff an die Nase, das Legen eines oder mehrerer Finger auf die Lippen, der Griff an die Stirn, sodass die Handfläche den Mund verdeckt.
- Wenn sich die Schülerin im Gespräch unsicher fühlt, zeigt sie dies durch Abwehrgesten (= körpersprachliche Barrieren), wie z. B. vor der Brust verschränkter Arme, gegebenenfalls noch verdeutlicht durch die flach unter die Achseln geklemmten Hände.
- Gleichzeitig hochgezogene Schultern drücken zusätzliche Angst aus. Es gibt noch zahlreiche Varianten ineinander verschränkter oder versteckter Hände und Arme. Sie alle drücken Unsicherheit aus.

Aussagekraft bestimmter Gesten

Konsequenzen dieser Erkenntnisse für die Gestaltung der Kommunikation zwischen Schülerin und Anleiterin

- Die Praxisanleiterin sollte auch nach außen widerspiegeln, wie ihr innerlich in Bezug auf den Gesprächsinhalt zu Mute ist. Dazu muss sie sich zunächst selbst darüber klar werden.
- Die Praxisanleiterin sollte bei sich selbst und bei der Schülerin die Entwicklung von Kongruenz in der Kommunikation fördern. Hiermit ist eine Übereinstimmung der drei Persönlichkeitsbereiche gemeint: das innere Erleben (Gefühle), das Bewusstsein (Wahrnehmung) und die Kommunikation (Mitteilung nach außen).
- Die Praxisanleiterin sollte kongruent kommunizieren, damit die Schülerin die Nachricht klar und eindeutig empfängt. Mimik, Gestik und die verbale Aussage müssen stimmig sein.

> - Je offener die Praxisanleiterin ihre für die Situation relevanten Gedanken und Gefühle mitteilt, desto entspannter wird die Schülerin. Sie öffnet sich mehr und kann intensiver zuhören.
> - Die Praxisanleiterin sollte die Signale ihres Körpers beachten und in die Kommunikation einfließen lassen.

4.1.3 Symmetrische und komplementäre Interaktion

Auch die Struktur der Beziehung wirkt sich auf die Interaktion aus. Unterschieden werden **zwei grundsätzliche Beziehungsformen:**

1. Die **symmetrische Interaktion**

Definition: Symmetrische Interaktion

> Von ihr wird gesprochen, wenn die Beziehung der Kommunikationspartner auf Gleichheit beruht, d. h. das Verhalten kann spiegelbildlich sein.

> Beispiel: Das Verhältnis zwischen dreijährig examinierten Pflegepersonen mit der gleichen Berufserfahrung.

2. Die **komplementäre Interaktion**

Definition: Komplementäre Interaktion

> Sie liegt vor, wenn die Beziehung der Kommunikationspartner auf Ungleichheit beruht. Durch das Verhalten des einen wird das Verhalten des anderen Interaktionspartners ergänzt.

> Beispiel: Das Verhältnis zwischen Praxisanleiterin und Schülerin.

Diese Beziehungsstrukturen können situationsabhängig variieren. Folglich muss jede soziale Interaktion getrennt betrachtet werden. Zudem lässt sich ableiten, dass in einer Lernsituation ein komplementärer Partner benötigt wird.

Haltung

Haltung

Sprichwörter und Aussagen wie „mit beiden Beinen fest im Leben stehen", „den Standpunkt wechseln", „fest im Sattel sitzen", „die kalte Schulter zeigen" vermitteln, dass die Körperhaltung in unmittelbarem Zusammenhang mit der Einstellung zu sich und anderen steht.

- Die Platzwahl der Praxisanleiterin in Gesprächen vermittelt ihre Einstellung zu ihrer Schülerin. Psychologisch gesehen wird bei einer Sitzhaltung über Eck ein „Schulterschluss" besser symbolisiert und eine entspannte Gesprächsatmosphäre gefördert.

- Wenn die Schülerin im Gespräch auf der vorderen Stuhlkante sitzt, sich dabei leicht vorbeugt, symbolisiert dies Unwohlsein und den Wunsch flüchten zu wollen.
- Wenn die Schülerin dauernd die Position im Sitzen verändert oder auf dem Stuhl herumrutscht, so deutet dies auf Anspannung und Nervosität hin. Die Konzentration auf Inhalte des Gesprächs ist erschwert.
- Aufnahmebereit ist wiederum eine Schülerin, die aufrecht und ruhig im Stuhl sitzt und sich bei besonderem Interesse leicht zu der Praxisanleiterin hin beugt.

Konsequenzen dieser Erkenntnisse für die Gestaltung der Kommunikation zwischen Schülerin und Praxisanleiterin

Der Beziehung zwischen der Praxisanleiterin und der Schülerin liegt meistens eine **komplementäre Interaktion** zugrunde, da die examinierte Pflegeperson einen **Wissens- und Erfahrungsvorsprung** hat, den sie an die Schülerin weitergibt.

- Trotz des Erfahrungsvorsprungs sollte die Praxisanleiterin der Schülerin Wertschätzung entgegenbringen.
- Diese Wertschätzung schließt ein, dass die Kommunikation von Höflichkeit und freundlicher Ermutigung getragen und die gleiche Sprachebene gewählt wird.
- Die Schülerin sollte so wenig wie nötig gelenkt und bevormundet werden. Auch wenn sie noch am Anfang der Ausbildung steht, sollten ihr in bestimmten Bereichen bereits eigene Entscheidungen und selbstständige Aktivitäten zugetraut und auch artikuliert werden.
- Die Schülerin sollte als vollwertige Partnerin behandelt werden. Dies sollte sich auch in der Sitzordnung bei Gesprächen zeigen.

4.2 Geplantes Führen von Gesprächen innerhalb eines Einsatzes

Das vorangegangene Kapitel vermittelt allgemeine Grundlagenkenntnisse über die Kommunikation. Im Folgenden werden Gespräche innerhalb eines Einsatzes gesondert in den Blick genommen. Oben dargestellte Aspekte werden auf diese Situation übertragen, vertieft und erweitert. Es wurde deutlich, wie viele Facetten die Kommunikation aufweist und wie leicht es dadurch zu Missverständnissen kommen kann. Im Stationsalltag kommt durch die meist vorherrschende Hektik noch ein weiterer Faktor hinzu, der Fehlschlüsse in der Kommunikation fördert. Gerade zwischen den nur kurzzeitig eingesetzten Schülerinnen und den Teammitgliedern kann es leicht zu Problemen und Missverständnissen kommen, da sie sich kaum kennen. Der Praxisanleiterin sollte zudem bewusst sein, dass nicht der Aufbau einer freundschaftlichen Beziehung, sondern der einer tragfähigen **Arbeitsbeziehung** im Mittelpunkt steht. Für die Arbeitsbeziehung ist es wichtig, dass sich die Betonung von Lern- und Arbeitsleistung sowie von persönlicher und kollegialer Verbundenheit die Waage halten.

Gespräche zur
Vermeidung von
Missverständnissen

Durch einen regelmäßigen **Austausch** kann das Verständnis füreinander maßgeblich gefördert werden. Die Anleitung der Schülerin kann gezielter, effektiver und befriedigender für alle Beteiligten gestaltet werden.

4.2.1 Aspekte der Gesprächsführung

Wie kann ein Gespräch so geführt werden, dass die oben beschriebenen Ziele erreicht werden können? Hier können **allgemeine Regeln der Gesprächsführung** Unterstützung geben, die nachfolgend vorgestellt werden. Die angeführten Aspekte sollen dabei lediglich als Anregung dienen und nicht als verbindlich verstanden werden. Da sie sich auf das Erst- (häufig auch Vorgespräch genannt), Zwischen- und Endgespräch (häufig auch Abschlussgespräch genannt) stets in ähnlicher Form übertragen lassen, erfolgt eine gemeinsame Darstellung.

Die Eröffnung des
Gesprächs

- Das Führen eines Gesprächs setzt eine sorgfältige Vorbereitung voraus, in der man sich verdeutlicht, mit welchem Ziel bzw. welcher Intention das Gespräch geführt werden soll.
- Der Schülerin sollte bei der ersten Begrüßung die Hand gegeben werden, sie sollte mit Namen angesprochen werden, und die Anleiterin sollte ihr in die Augen sehen. Die Anleiterin sollte sich bei der ersten intensiveren persönlichen Begegnung mit Namen vorstellen.
- Es sollte mindestens eine Distanz von 80 cm zwischen der Anleiterin und Schülerin eingehalten werden, um die persönliche Sphäre, die Distanzzone, des anderen nicht zu verletzen.
- Wenn die Praxisanleiterin das Gespräch eröffnet, sollte sie nicht gleich „mit der Tür ins Haus fallen", sondern zunächst über belanglose Dinge reden. Dies trägt zur Entspannung der Schülerin und auch zur eigenen Entspannung bei.
- Ruhe und Entspannung sind die Voraussetzungen für einen positiven und konstruktiven Gesprächsverlauf. Deswegen sollte immer versucht werden, wahrgenommene Verkrampfungen bei der Schülerin zu lösen.
- Die Erwartungen der Schülerin an das Gespräch sollten transparent werden.
- Auch wenn im Gespräch vorwiegend Kritikpunkte zur Sprache kommen, sollte die Praxisanleiterin mit positiven Aspekten beginnen. So entspannt und öffnet sich die Schülerin eher.

Die Durchführung des
Gesprächs

- Die Praxisanleiterin sollte sich auf die Sprachebene der Schülerin begeben und nur solche Fachausdrücke verwenden, die die Schülerin bereits kennt oder neue nicht ohne Erklärung verwenden.
- Die Praxisanleiterin sollte Geduld mitbringen. Dazu gehört, dass die Schülerin stets ausreden kann und ausreichend lange abgewartet wird, wenn sie auf eine Frage antworten soll.
- Wenn das Gespräch länger als geplant dauert, so müssen entweder andere Termine verschoben oder aber das Gespräch in einem passen-

den Moment beendet und zu einem späteren Zeitpunkt fortgesetzt
werden.

- Wenn Fragen gestellt werden, sollten diese kurz und prägnant formuliert werden. Dabei darf bei der Schülerin nicht das Gefühl entstehen, dass sie ausgefragt wird.
- Wenn die Schülerin etwas fragt, so sollte ihr präzise geantwortet werden. Außerdem sollte sich die Praxisanleiterin rückversichern, ob die Schülerin die Antwort verstanden hat.
- Die Praxisanleiterin sollte ihre Emotionen im Gespräch kontrollieren und nie emotional argumentieren. Wenn die Schülerin auffällig laut oder schnell spricht, sollte die Praxisanleiterin betont langsamer und leiser sprechen.
- Wenn die Schülerin spricht, sollte ihr in die Augen gesehen werden. Wenn die Praxisanleiterin spricht, sollte zu intensiver Blickkontakt vermieden werden.
- Während des Gesprächs sollte die Praxisanleiterin auf Mimik und Gestik des Partners achten und diese non-verbalen Signale deuten.
- Zwischendurch sollte die Schülerin immer wieder, jedoch nicht übertrieben häufig, mit Namen angesprochen werden, um ihr Interesse zu fördern oder neu zu wecken.
- Die Praxisanleiterin sollte immer wieder gezielt die „Wir-Form" anwenden, damit sich die Schülerin einbezogen fühlt.
- Das Gesagte sollte durch kongruente Mimik und Gestik unterstrichen werden. Der Einsatz von Gestik und Mimik, der im Widerspruch zu den Aussagen steht, ist zu vermeiden.

- Das Gespräch sollte niemals mit Kritik oder einer unangenehmen Mitteilung beendet werden.

Das Beenden des Gesprächs

- Die Praxisanleiterin sollte das Ergebnis des Gesprächs – vor allem die positiven Aspekte – kurz zusammenfassen.
- Statt mit einer Floskel sollte die Praxisanleiterin das Gespräch mit einer für die Schülerin angenehmen Aussage oder einem Ausblick beenden.
- Die Schülerin sollte ebenfalls Gelegenheit bekommen, sich nochmals zu äußern.
- Nach Beendigung des Gesprächs sollte die Praxisanleiterin ähnlich wie bei der bereits beschriebenen Begrüßung vorgehen. Dabei gestaltet sich der Abschied zumeist etwas freundlicher als die Begrüßung.
- Inhalt und Ergebnis des Gesprächs werden im Anschluss protokolliert, sofern nicht bereits ein gemeinsames Protokoll während des Gesprächs verfasst wurde. Dieses dient als Gedächtnisstütze und hilft beim Einstieg in nachfolgende Gespräche.

4.2.2 Das Erstgespräch

Wie bereits die Bezeichnung ausdrückt, wird beim Erst- oder Vorgespräch der **erste intensive Kontakt** zwischen der Praxisanleiterin und der Schülerin hergestellt. Die Praxisanleiterin und die Schülerin kennen sich vor dem Einsatz meist noch nicht. Das Erstgespräch begründet daher die **Basis** für die **pädagogische Beziehung** zwischen der Praxisanleiterin und der Schülerin. Es dient sowohl dem gegenseitigen **Kennenlernen** als auch

Bedeutung und Funktion

der **Planung des Einsatzes.** Anhand des Ausbildungs- und Lernstandes der Schülerin werden die Lernziele für diesen Einsatz geplant und Termine für die Anleitung und weitere Gespräche festgelegt.

Gestaltung

Der konkrete Termin des Erstgesprächs lässt sich nicht grundsätzlich festlegen. In der Regel informiert die Schule die Station bereits einige Wochen vorher, wann welche Schülerin zum Praxiseinsatz kommt. Meistens meldet sich die Schülerin rechtzeitig auf Station, um ihren Dienstplan zu erfahren. Es bietet sich an, bei dieser Gelegenheit bereits einen Termin für das Erstgespräch zu vereinbaren.

Wahl des Zeitpunkts

Dieses sollte jedoch **frühestens eine Woche vor dem Einsatzbeginn** erfolgen, da die ausgetauschten Informationen sonst vergessen werden. Andererseits sollte das Erstgespräch nicht erst dann stattfinden, wenn die Schülerin bereits einige Tage auf Station gearbeitet hat, da sie in diesem Fall die ersten Tage relativ orientierungslos wäre; bei der Einarbeitung und Anleitung können die Bedürfnisse und Lerninteressen der Schülerin nicht berücksichtigt werden. So bietet sich für das Vorgespräch der Zeitrahmen zwischen einer Woche vor bis zum Tag des Einsatzbeginns an.

Allgemeine Vorbereitungen

Bei der Festlegung des Zeitpunkts für das Erstgespräch sollte die Praxisanleiterin zugleich überlegen, welche Vorbereitungen für diesen Termin zu treffen sind. Wenn die Station ihre Arbeit z. B. in einem **Schülerhandbuch und Praxisbegleitbuch** dargestellt hat (☞ Kapitel 7), empfiehlt es sich, die Schülerin zu bitten, dieses bis zum Zeitpunkt des Erstgesprächs durchzulesen. Dabei soll sie sich zugleich **persönliche Anliegen** und **Gesprächsziele** überlegen. Sofern das Erstgesprächsprotokoll einen Abschnitt wie „Wünsche und Ziele der Schülerin für diesen Einsatz" (☞ Beispiel eines Erstgesprächsformulars, Seite 129) enthält, wird die Schülerin aufgefordert, diesen Abschnitt ausgefüllt zum abgesprochenen Termin mitzubringen. Die Praxisanleiterin überprüft, ob sich die benötigten Formulare noch auf dem aktuellen Stand befinden, und hinterfragt, ob eine besondere eigene Vorbereitung notwendig ist.

Gestaltung des Umfelds

Immer wieder bestätigen Untersuchungen die **große Bedeutung des ersten Eindrucks** eines anderen Menschen; dieser löst unter Umständen sogleich Gefühle des Annehmens oder der Abwehr aus. Damit sich dieser Eindruck nicht nur ungeprüft im Unterbewusstsein festsetzt, sondern der andere dennoch die Chance zum näheren Kennenlernen erhält, sollte die erste intensive Begegnung möglichst in Ruhe erfolgen. Es sollte ein Raum gewählt werden, in dem das Gespräch nicht dauernd durch das Klingeln des Telefons, andere Kollegen oder Patienten unterbrochen wird. Störend wirkt sich zudem aus, wenn von vornherein nur ein eng begrenzter Zeitrahmen zur Verfügung steht.

Beispiel

Die Schülerin beginnt den Einsatz mit einem Spätdienst. Auch die Praxisanleiterin arbeitet in der gleichen Schicht, die um 12.45 Uhr beginnt. Von 13.15 bis 13.45 Uhr erfolgt die Übergabe. Davor stehen also 30 Minuten zur Verfügung, um das Erstgespräch zu führen.

> Entscheidet man sich für diesen Zeitpunkt, so steht das Gespräch unter ungünstigen Vorbedingungen, da es unter Zeitdruck geführt werden muss. Sinnvoller ist es, zunächst die Übergabe abzuwarten und sich im Anschluss ohne Zeitdruck auszutauschen.

Bereits zu Gesprächsbeginn sollten alle benötigten Unterlagen wie das Vorgesprächsprotokoll, das Praxisbegleitbuch der Schülerin und der Lernangebotskatalog der Station vorliegen, damit das Gespräch ohne Unterbrechungen geführt werden kann. Außerdem sollte ein Tisch oder zumindest eine feste Unterlage zur Verfügung stehen, damit mitgeschrieben werden kann. Die Sitzordnung sollte so gewählt werden, dass eine **Schreibtischdistanz** vermieden und stattdessen ein Sitzwinkel zwischen 90 und 150 Grad gewählt wird. Es sollten Getränke bereitgestellt werden, da dies auch zu einer entspannten Atmosphäre beitragen kann.

Meistens ist der Schülerin eine feste Praxisanleiterin zugeteilt. Bei Personalknappheit kann es erforderlich sein, dass zwei Personen für die Einarbeitung und Anleitung zuständig sind. Grundsätzlich sollten immer **alle hauptsächlich an der Anleitung** der Schülerin **beteiligten Personen** das Vorgespräch gemeinsam führen. Gerade für die Schülerin, die sich anfangs häufig noch sehr unsicher fühlt, ist ein Gespräch im möglichst kleinen Rahmen wichtig.

Teilnehmende Personen

Die Zeit, die für das Erstgespräch investiert werden sollte, lässt sich nicht pauschal festlegen. Ein Erstgespräch bei Unterkursschülerinnen dauert zumeist länger, da diese auch grundsätzliche Informationen benötigen. Außerdem schwankt sie von Persönlichkeit zu Persönlichkeit, sowohl seitens der Praxisanleiterin als auch seitens der Schülerin. Es hängt auch davon ab, wie viele Fragen die Schülerin stellt oder wie detailliert die Antworten und mitgeteilten Informationen sind. Grundsätzlich sollte jedoch darauf geachtet werden, dass das Gespräch **nicht zu lange** dauert. Nach einer gewissen Gesprächszeit tritt eine Ermüdung ein, und die Aufnahmebereitschaft sinkt. In diesem Falle sollte überlegt werden, ob sich bestimmte Inhalte, wie detaillierte Informationen über Krankheitsbilder der Patienten, auslagern lassen.
Das Erstgespräch soll dazu dienen, dass sich die Schülerin und ihre Praxisanleiterin kennen lernen. Dabei sollten zum einen der Ausbildungsstand erfasst und zum anderen neue Ziele für den praktischen Einsatz festgelegt werden.

Dauer des Erstgesprächs

Die Voraussetzung, damit Lehr- und Lernsituationen für die Beteiligten effektiv und motivierend verlaufen, ist der **Aufbau einer vertrauensvollen Beziehung**. Diese kann sich zwar erst im Verlauf eines Einsatzes entwickeln, die Voraussetzungen dafür werden jedoch bereits im Erstgespräch geschaffen. Wenn die Schülerin spürt, dass die Praxisanleiterin ein echtes Interesse an ihrer Person hat, wird sie sich eher öffnen und bereit sein, neu vermittelte pflegerische Kenntnisse und Einstellungen anzunehmen. Zugleich wird die Schülerin sich aber auch ihren Schwachpunkten stellen können und Verbesserungsvorschläge annehmen und umsetzen. Zudem kann die Schülerin ein gewisses berufliches Selbstbewusstsein aufbauen und dabei auch einmal Vorgehensweisen ihrer Praxisanleite-

Kontaktaufbau

rin infrage stellen und vielleicht sogar Verbesserungsvorschläge unterbreiten. Davon wiederum profitiert die Praxisanleiterin, da sie so immer wieder neue Impulse erhält. Bei dem ersten Kontakt sollte die Schülerin daher spüren, dass all diese Aspekte gewollt sind. Es sollte artikuliert werden, dass es sogar von ihr erwartet wird, Kritik zu äußern und diese nicht, z. B. aus Angst vor einer schlechten Beurteilung, zu vermeiden. Der Kontaktaufbau sollte von gegenseitiger Wertschätzung getragen sein. Hilfreich ist es, die in ☞ Kapitel 4.2.1 vorgestellten Techniken einer erfolgreichen Gesprächsführung einzusetzen.

Klärung des Ausbildungs- und Lernstandes sowie der Lernwünsche der Schülerin

Da sich die Einsatzgstaltung am Ausbildungs- und Lernstand der Schülerin orientiert, ist es wichtig, beide Aspekte innerhalb des Vorgesprächs zu klären. Der **Ausbildungsstand** lässt sich **formal** anhand des Semesters, den Angaben aus dem Lehrplan und des Praxisbegleitbuches feststellen. Die darin enthaltenen Angaben weisen die bereits vermittelten Kenntnisse sowie die erworbenen Qualifikationen nach. Es empfiehlt sich dennoch, mit der Schülerin zu besprechen, ob bei den bereits erworbenen Qualifikationen noch Unsicherheiten bestehen. Dies ist gerade dann häufig der Fall, wenn die Schülerin zuvor einige Einsätze außerhalb ihres „Stammkrankenhauses" absolviert hat. Bei weiteren Unsicherheiten empfiehlt es sich, Kontakt mit der zuständigen Krankenpflegeschule aufzunehmen. Die Schülerin wird anschließend aufgefordert, darzustellen, wo sie sich sicher fühlt, andererseits wo sie sich unsicher fühlt. Dennoch sollte zu einem späteren Zeitpunkt beobachtet werden, ob die Schülerin die angegebenen Tätigkeiten wirklich sicher ausführen kann oder eventuell doch noch Übungsbedarf besteht.
In einem nächsten Schritt sollte die Schülerin **Lernwünsche** für den Einsatz formulieren. Diese bilden gemeinsam mit den speziellen Lernangeboten der Station und den Anforderungen, die durch den Ausbildungsstand an die Schülerin gerichtet werden, die Grundlage, um Lernschwerpunkte für den Einsatz festzulegen.

Vorstellung der Station

Voraussetzung für das Formulieren von Lernzielen für den Einsatz bilden Kenntnisse über die Besonderheiten der Station. Diese kann die Schülerin bereits vorab selbstständig im Stationshandbuch nachgelesen haben (☞ Kapitel 7). Dennoch ist es wichtig, sie nochmals gesondert zu erläutern. Die Praxisanleiterin sollte die Besonderheiten des Fachgebiets und der schwerpunktmäßig auf dieser Station betreuten Patienten darstellen. Ausgehend von diesen Schwerpunkten sollten die vorwiegend auszuführenden pflegerischen Aufgaben erläutert werden. Ihre Darstellung empfiehlt sich anhand eines speziellen Lernangebotskatalogs der Station (Beispiele für evtl. Inhalte ☞ Kapitel 3.9). Die Schülerin kann dann zugleich erkennen, wo sie bereits Vorkenntnisse mitbringt und wo Neuland betreten wird. Im Gespräch sollte darauf verwiesen werden, dass bei der Besichtigung der Station weitere Aspekte erläutert werden.

Festlegung von Lernabschnitten und Lernzielen

Durch die Ermittlung des Ausbildungs- und Lernstandes sowie durch die Vorstellung der Station wurden bereits wichtige Voraussetzungen für den nun folgenden Gesprächsabschnitt geschaffen, der zum Ziel hat, für den **gesamten Einsatz gezielt Lernabschnitte und Lernziele festzulegen.** Die Lernabschnitte bilden die Leitlinie für einen genau definierten Einsatzzeitraum und lassen sich prinzipiell auf alle Schülerinnen in ähnlicher

Form übertragen. Sie haben das Ziel, dass die Schülerin sich möglichst schnell und möglichst umfassend auf der Station einleben und deren pflegerische Besonderheiten kennen lernen soll.

Das Festlegen der Lernabschnitte variiert je nach Fachgebiet und Station. Zur Art und Weise, wie sich solche Lernabschnitte ausgestalten könnten, wird nachfolgend ein Grobraster vorgestellt. Das Beispiel bezieht sich auf eine Einsatzdauer von acht Wochen. Die Lernabschnitte sollten **gemeinsam** mit der Schülerin festgelegt werden, d. h. es werden die beiderseitigen Vorstellungen ausgetauscht. Auf diese Weise erfährt die Praxisanleiterin vermutlich auch etwas über die von der Schülerin mitgebrachten Lernvoraussetzungen: Wie viel traut sie sich zu? Was wird der Schülerin vermutlich leicht bzw. schwer fallen? Wie stabil wirkt die Schülerin in ihrer Persönlichkeit? Die Antwort wird intuitiv erfolgen, da die Praxisanleiterin der Schülerin die oben erfassten Fragen nie direkt stellen sollte. Die Fähigkeit dazu wird mit zunehmender Erfahrung als Praxisanleiterin wachsen.

Beispiel

Lernabschnitte eines Einsatzes

- Erste Woche: Die Schülerin soll die Räumlichkeiten des Hauses und der Station kennen lernen. Sie soll sich mit den Patienten und deren Krankheitsbildern vertraut machen und die Pflege derselben gemeinsam mit ihrer Praxisanleiterin übernehmen. Die Schülerin soll die Mitarbeiterinnen der Station kennen lernen.
- Zweite Woche: Zusätzlich soll die Schülerin selbstständig die Pflege bei Patienten übernehmen, deren Krankheitsbilder und deren Pflege ihr bereits vertraut sind.
- Dritte Woche: Zusätzlich soll die Schülerin selbstständig neue pflegerische Aufgaben innerhalb ihres Schwerpunktes (z. B. präventive Pflege) dieses Einsatzes übernehmen, zu denen sie zuvor angeleitet wurde.
- Ab der fünften Woche: Zusätzlich soll die Schülerin die ihr zugeteilte Patientengruppe im Rahmen der Bereichspflege versorgen. Dazu gehört auch die Übernahme organisatorisch-technischer Aufgaben wie die Vorbereitung, Assistenz und Nachsorge bei Untersuchungen, die Begleitung und Ausarbeitung der Visite und die Ausführung der stationsspezifischen Übergabe.

Die Verteilung der Anforderungen innerhalb der Einsatzwochen und die Schwerpunkte der Aufgaben werden je nach Semesterzahl, Vorgaben der Schule für diesen Einsatz und Vorerfahrungen der Schülerin festgelegt.

Nachdem die Lernabschnitte festgelegt und die Lernvoraussetzungen erfasst wurden, wird es sehr viel leichter fallen, konkrete **Lernziele** zu formulieren. Die Lernziele wiederum müssen **individuell** auf jede Schülerin abgestimmt werden. Auch hier empfiehlt es sich wieder, zunächst die Schülerin nach Wünschen oder Zielen für diesen Einsatz zu befragen

Formulierung von Lernzielen

und diese auch schriftlich zu fixieren. Im Anschluss daran sollte dann die Praxisanleiterin ihre Erwartungen und Ziele schriftlich formulieren. Es kann dabei für beide Seiten sinnvoll sein, die Schülerin zunächst in solchen Inhalten anzuleiten, durch die sie schon recht bald selbstständig arbeiten kann. Auf diese Weise wächst die gegenseitige Akzeptanz, und auch die Teammitglieder akzeptieren eher, dass Zeit in Anleitungen investiert werden muss. Die Motivation der Schülerin wird zudem mehr gefördert, wenn am Anfang des Einsatzes leichter zu erlernende Aufgaben vermittelt werden. Man darf jedoch nicht den Fehler machen, auf dieser Stufe stehen zu bleiben, da „man ja nun eine fleißig arbeitende Schülerin hat, die Arbeit abnehmen kann". Stattdessen muss darauf geachtet werden, dass zunehmend anspruchsvollere und interessante Lernerfahrungen gesammelt werden können. In einem letzten Schritt sollten die gemeinsamen Ziele formuliert werden (ausführliche Darstellung ☞ Kapitel 3.6.2). Eine Arbeitsentlastung stellen an dieser Stelle die **Lernangebotskataloge** (☞ Kapitel 7) der Station dar. Bei der Auswahl und Zusammenstellung der Lernziele sollte darauf geachtet werden, dass die formulierten Ziele **realistisch, d. h.** erreichbar, sind und zu den Anforderungen der theoretischen Ausbildung passen. Die Ziele sollten jedoch nicht nur formale Arbeitsleistungen enthalten, sondern den Blick auch auf den zwischenmenschlichen Bereich lenken. Dieser Aspekt wird nur allzu häufig sowohl in Bezug auf den Patienten als auch zwischen der Schülerin und den Stationsmitarbeiterinnen vernachlässigt (☞ Kapitel 2.2.5). Zum Abschluss des Gesprächs sollten zugleich erste **Anleitungstermine** und der Termin für das **Zwischengespräch** festgelegt werden.

Zur Illustration ein Beispiel eines Erstgesprächsformulars. Sofern das Formular nicht als Durchschlag vorhanden ist, empfiehlt es sich, der Schülerin eine Fotokopie zu erstellen. So hat sie die Planung der verbleibenden Einsatzzeit immer greifbar und kann die Lernfortschritte anhand der gesetzten Ziele überprüfen.

Erstgespräch   Datum: ....

Name: ....

Einsatzdauer: ....

Semester: ....

Name der Praxisanleiterin: ....

Klinik/Haus/Einrichtung/Station: ....

**Schwerpunkte bisheriger Erfahrungen in der Praxis
(Schwerpunkte):**

Situation der Schülerin:
„Wo fühle ich mich sicher?"

„Wo fühle ich mich unsicher?"

„Welche Lernwünsche habe ich?"

Situation der Praxisanleiterin:
„Welche Erwartungen und Wünsche habe ich an die Schülerin?"

Lernabschnitte und grobe Inhalte des Einsatzes:

Lernziele für diesen Einsatz:

Geplante Projekte/Anleitungen:

Durch Praxisanleiterin (Thema, Termin):

Durch Lehrerin der Schule (Thema, Termin):

Datum des Zwischengesprächs: ....

Abbildung 3: Muster eines Erstgesprächsprotokolls

4.2.3 Das Zwischengespräch

Beim **Zwischengespräch** wird eine Bilanz von der bereits vergangenen Einsatzzeit gezogen. Die beim Erstgespräch festgelegten Lernziele werden überprüft, und die Schülerin erhält eine Rückmeldung über ihre bisherige Entwicklung. Gleichzeitig werden neue Ziele für die verbleibende Einsatzzeit fixiert. Gerade für die Praxisanleiterin, die noch nicht vie-

Funktion und Ziel

le Erfahrungen auf dem Gebiet der Anleitung sammeln konnte, bietet das Zwischengespräch die Chance, die bisher erfolgte Anleitung zu reflektieren. Gemeinsam mit der Schülerin sollte die Praxisanleiterin überlegen, ob die bisherige Gestaltung bedürfnisorientiert war oder ob die Schülerin für die verbleibende Einsatzzeit besondere Anliegen hat.

Gestaltung

Das Zwischengespräch sollte prinzipiell **nach der Hälfte des Einsatzes** erfolgen. Zu diesem Zeitpunkt konnten einerseits bereits genügend Beobachtungen gesammelt werden, um der Schülerin eine erste intensive Rückmeldung zu geben. Andererseits bleibt noch genügend Zeit, um festgestellte Defizite auszuräumen oder aber zumindest zu verringern.

Wahl des Zeitpunkts

Wenn eine Schülerin einen sehr langen Einsatz hat (drei Monate oder länger), sollte es während des Einsatzes **zwei** Zwischengespräche geben, damit die gesetzten Ziele rechtzeitig überprüft werden können und eine erneute Kurskorrektur vorgenommen werden kann. Je mehr avisierte Ziele überprüft oder auch hinterfragt werden, desto größer ist die Chance, dass sich der Einsatz für die Schülerin dahingehend positiv gestaltet, dass sie etwas dazulernt.

Allgemeine Vorbereitungen

Die Praxisanleiterin sollte sich rechtzeitig im Vorfeld überlegen, welche Aspekte in das Zwischengespräch einfließen sollen. Hilfreich ist es, von Beginn des Einsatzes an Gedanken und Eindrücke zu der bisher erfolgten Lehr-/Lernarbeit mit der Schülerin zu sammeln. Rechtzeitig vor dem Zwischengespräch sichtet die Praxisanleiterin diese Überlegungen und stellt aus ihnen grundlegende Aspekte zusammen. Diese können die **Leitlinie** für das Zwischengespräch bilden.

Folgende Gedanken und Fragen sollten die Praxisanleiterin bei ihrer Eigenreflexion leiten:

Leitfragen für die Anleiterin

> • Wo konnte ich meine Ziele einer gut geplanten Anleitung und Einarbeitung umsetzen?
> • Wo und weshalb gab es Schwierigkeiten?
> • Wie empfinde ich mein Verhältnis zu der Schülerin?
> • Welche Entwicklung hat die Schülerin vollzogen?
> • Wurden die geplanten Lernabschnitte und Lernziele umgesetzt?
> • Wie ist der Stand der geplanten Projekte?
> • Wo gibt es Lernschwierigkeiten und weshalb?
> • Was kann in der verbleibenden Einsatzzeit getan werden, um das bisherige Lehr- und Lernverhalten zu verbessern?
> • Wie soll sich die verbleibende Einsatzzeit gestalten?

Die Schülerin sollte ein paar Tage vor dem geplanten Termin an das Zwischengespräch erinnert werden. Die Praxisanleiterin sollte sie auffordern, sich das Erstgesprächsprotokoll anzuschauen und die dort erfassten Aspekte zu hinterfragen.

Als Anstoß können ihr folgende Fragen dienen:

- Wurden die geplanten Lernabschnitte und Lernziele umgesetzt?
- Wo haben sich Sicherheiten und Unsicherheiten verändert?
- Wie wurde der bisherige Einsatz empfunden?
- Welche neuen Wünsche und Anliegen bestehen an die Praxisanleiterin?
- Welche neuen Lernziele sollten erreicht werden?
- Wo wird Unterstützung bei der Bearbeitung des Projektes benötigt?

Leitfragen für die Schülerin

Des Weiteren sollte die Praxisanleiterin ihre Kolleginnen zu ihren Eindrücken in Bezug auf die Schülerin befragen, da ja auch sie viel mit der Schülerin arbeiten. Mit einer objektiveren Sicht lässt sich die Schülerin **neutraler** einschätzen. Dies ist insbesondere dann wichtig, wenn sich seitens der Praxisanleiterin zu viel Sympathie – dann neigt sie dazu, die Fehler des anderen nicht wahrhaben zu wollen – oder Antipathie entwickelt haben – dann wiederum neigt sie dazu, die Fehler und Misserfolge des anderen überzubewerten. Außerdem fühlen sich die Kolleginnen in den Prozess der Anleitung einbezogen und werden ihn und die darin investierte Zeit eher unterstützen. Folgende Aspekte sollten bei den Kolleginnen hinterfragt werden:

- Wie ist der persönliche Eindruck von der Schülerin? Wie wird sie im Umgang mit den Patienten und den Stationsmitarbeiterinnen wahrgenommen?
- Wo ist was besonders positiv aufgefallen? Wo ist was besonders negativ aufgefallen?
- Wie wird das Lehr-/Lernverhalten der Schülerin eingeschätzt?
- Welche Ziele sollten schwerpunktmäßig für die verbleibende Einsatzzeit in den Blick genommen werden?

Leitfragen zur Befragung der Kolleginnen

Das Umfeld sollte so gestaltet sein, dass es eine Atmosphäre des **offenen Austauschs** ermöglicht. Die Praxisanleiterin soll die Schülerin ermutigen, sich zu öffnen und auch Kritikpunkte an der Anleitung zu äußern, ohne befürchten zu müssen, dass sich dies eventuell negativ auf die Beurteilung auswirkt. Für die Gestaltung des Umfelds gelten ansonsten die gleichen Aspekte, wie sie unter ☞ Kapitel 4.2.2 dargestellt wurden.

Gestaltung des Umfelds

Auch für die Anzahl der teilnehmenden Personen gelten die gleichen Gedanken, wie sie unter ☞ Kapitel 4.2.2 erfasst wurden.

Teilnehmende Personen

Die Dauer des Zwischengesprächs ist **variabel**. Sie schwankt je nach bestehendem Informationsbedarf zwischen der Schülerin und der Praxisanleiterin. Prinzipiell wird ein Zwischengespräch weniger Zeit benötigen, wenn der bisherige Einsatz gut verlaufen ist und sich die Anleitung positiv gestaltet. Bei schwierigen Situationen und Problemen mit der Schülerin wiederum kann das Zwischengespräch relativ lange dauern. Grundsätzlich gilt es zu bedenken, dass auch die Schülerin genügend Freiraum

Dauer des Gesprächs

erhält, um ihre Gedanken zu äußern. Dennoch gilt der Grundsatz, das Gespräch nicht **zu lange** auszudehnen. Je länger insbesondere ein an Kritik orientiertes Gespräch geführt wird, desto größer ist die Gefahr, sich in Kleinigkeiten zu verlieren. Hiervon jedoch profitiert keine der Beteiligten. Es sollte dann überlegt werden, zu welchem Zeitpunkt das Gespräch effektiver und somit für alle Beteiligten befriedigender fortgesetzt werden kann.

Ziele des Zwischengeprächs

Im Zwischengespräch wird eine Ist-Analyse erstellt. Es hinterfragt die bisherige Einsatzzeit und schreibt einen Soll-Zustand fest, den die Schülerin am Ende der Einsatzzeit erreicht haben soll.

Feststellung des bisher erreichten Lernstandes

Mit Hilfe der bereits im Vorfeld vorgenommenen eigenen Reflexion zu diesem Thema, dem Erstgesprächsprotokoll, dem Praxisbegleitbuch und Lernangebotskatalogen überprüfen die Praxisanleiterin und die Schülerin gemeinsam, inwieweit die festgelegten Ziele, Wünsche und Erwartungen **realisiert** werden konnten. Dabei soll auch die **Effektivität des Lernens** in den Blick genommen werden, d. h. wie schnell oder langsam die Schülerin lernt oder wie viel Anleitung sie von außen zum Lernen neuer Inhalte benötigt. Gerade bei Lernschwierigkeiten sollte durch das Gespräch herausgefunden werden, **wo** Lernschwierigkeiten liegen und **weshalb** sie bestehen. Mit Hilfe dieser Überprüfung kann festgestellt werden, wo die Schülerin Lernfortschritte gemacht hat und wo sie noch intensiver an Fortschritten arbeiten muss. Wichtig ist es, dass die Schülerin zunächst eine eigene Einschätzung abgibt, bevor die eigenen Eindrücke wiedergegeben werden. Sie lernt dadurch zu reflektieren; diese Fähigkeit ist bewerteter Bestandteil des praktischen Examens (☞ Kapitel 6.2.9). Es sollten zudem zunächst positive Gesichtspunkte angesprochen werden, bevor sich die Praxisanleiterin den problematischen Aspekten zuwendet. Auf diese Weise wird die Schülerin eher motiviert, die Anregungen anzunehmen und in der praktischen Arbeit umzusetzen. Nähere Informationen zum Kritikgespräch und Feedback sind in den ☞ Kapiteln 3.7.7 und 5.3 zu finden.

Außerdem hinterfragt das Gespräch die Beziehung: Wirkt die Beziehungsgestaltung während der Anleitung positiv auf die Beteiligten oder muss etwas verändert werden?

Äußerung von Kritik

Dabei bleibt es wahrscheinlich nicht aus, dass **Kritik** an der Person des anderen oder sogar **Selbstkritik** geübt wird. Dieser Aspekt ist sicherlich für alle am Zwischengespräch beteiligten Personen belastend, da die Persönlichkeit des anderen ein Stück weit infrage gestellt zu werden scheint. Bei einer Beziehung, die auf Vertrauen basiert, bietet dieser Aspekt aber die Chance, den Umgang miteinander noch weiter zu verbessern. Denn an dem Punkt, an dem Kritik geäußert wird, hat sie sich in aller Regel schon eine Zeit lang aufgebaut. Durch das Äußern der Kritik wird ein Entlastungsventil geöffnet, und die Beziehung kann sich wieder entspannter gestalten (Kritikgespräch ☞ Kapitel 5.3).

Möglichkeiten finden, die das zukünftige Lehr-/Lernverhalten verbessern

Bei der Ermittlung der Lernfortschritte kann es sich nicht nur darum drehen, Defizite aufzudecken, sondern es sollten im selben Maße **Strategien** entwickelt werden, um diese langfristig zu beseitigen. Jede Lernschwierigkeit muss analysiert werden. Gemeinsam mit der Schülerin ist zu überlegen, wie sie beseitigt werden kann. Dabei lassen sich wiederkehrende Problemfelder bei einer Vielzahl von Schülerinnen feststellen. In ☞ Kapitel 4.3 werden sie gesondert aufgegriffen und mit möglichen Lösungen vorgestellt.

Anhand der festgelegten Lernziele im Erstgesprächsprotokoll, im Praxisbegleitbuch und im Lernzielkatalog der Station wird überlegt, welche Lernschwerpunkte für die noch **verbleibende** Einsatzzeit zu setzen sind. Schriftlich werden neu hinzugekommene Lernziele formuliert. Bei schwierig verlaufenden Einsätzen wird zudem noch ein weiterer Gesprächstermin vor dem Abschlussgespräch vereinbart. Dieses Gespräch verläuft ähnlich wie das oben beschriebene Zwischengespräch. Es empfiehlt sich, anhand des Dienstplanes auch den Termin für das Abschlussgespräch festzulegen. Da dieses üblicherweise sogleich das Einschätzungs-/Beurteilungsgespräch mit einschließt, sollten bei diesem Gespräch alle diejenigen Stationsmitarbeiterinnen teilnehmen, die häufiger gemeinsam mit der Schülerin gearbeitet haben.

Planung der verbleibenden Einsatzzeit

Zur Veranschaulichung wird ein **Zwischengesprächsprotokoll** vorgestellt. Sofern das Formular nicht als Durchschlag vorhanden ist, empfiehlt es sich, der Schülerin eine **Fotokopie** zu erstellen. So hat sie die Planung der verbleibenden Einsatzzeit immer greifbar und kann die Lernfortschritte anhand der gesetzten Ziele überprüfen.

Zwischengesprächsprotokoll

Zwischengespräch Datum: ....

Name der Schülerin: ....

Name der Praxisanleiterin: ....

Feststellung des bisherigen Einsatzes: erreichter Lehr- und Lernstand (Stärken, Schwächen, Probleme, Vorschläge für Verbesserungen)
Stellungnahme Schülerin: Inwieweit konnten die festgelegten Ziele, Wünsche und Erwartungen realisiert werden?

Stellungnahme Praxisanleiterin: Inwieweit konnten die festgelegten Ziele, Wünsche und Erwartungen realisiert werden?

Planung der verbleibenden Einsatzzeit

Lernangebotskatalog aktualisiert: ❑

Anregungen zur Verbesserung des zukünftigen Lehr-/Lernverhaltens

Neue Ziele und Vereinbarungen bis zum Einsatzende (mit zeitlicher Planung bis zum Abschlussgespräch)

Termin des Abschlussgesprächs: ....

Unterschriften: ....

Abbildung 4: Muster eines Zwischengesprächsprotokolls

4.2.4 Das Abschlussgespräch

Funktion und Ziel

Beim **Abschlussgespräch** wird eine **Bilanz des Gesamteinsatzes** gezogen. Die beim Erst- und Zwischengespräch festgelegten Lernziele werden überprüft, und die Schülerin erhält eine Rückmeldung über den gesamten Einsatz. Außerdem wird der Prozess der Anleitung reflektiert, und die Schülerin wird gebeten, den Praxiseinsatz aus ihrer Sicht einzuschätzen. Da meistens zugleich die **schriftliche Beurteilung** durch das examinierte Pflegepersonal vorgenommen wird, gestaltet sich dieser Aspekt für die Schülerin häufig belastend, da sie Angst hat, dass sich eine negative Kritik ungünstig auf die Beurteilung auswirkt. Es empfiehlt sich daher, das Endgespräch von der eigentlichen Beurteilung zu trennen. Auch in der Darstellung dieser Aspekte wird eine bewusste Trennung vorgenommen, d. h., nachfolgend wird nur das Abschlussgespräch dargestellt, während sich ☞ Kapitel 6 intensiver mit der schriftlichen Beurteilung der Schülerin beschäftigt.

Wahl des Zeitpunkts

Dieses Gespräch wird zum **Ende** des Einsatzes geführt. Es ist jedoch nicht zwingend, dass es am letzten Tag erfolgt. Es sollte wiederum auch nicht erst dann stattfinden, wenn die Schülerin schon nicht mehr auf der Station arbeitet. Es empfiehlt sich, einen Zeitpunkt **innerhalb der letzten drei Einsatztage** zu wählen. Erfahrungsgemäß ist bei der Schülerin nach dem Endgespräch „die Luft raus", sodass selbst bei einer sonst sehr motivierten Schülerin, auch nach einem positiv verlaufenen Gespräch, die Arbeitsleistung und -motivation zurückgeht. Innerlich nimmt die Schülerin nach diesem Gespräch bereits Abschied von der Station und ist gedanklich beim kommenden Ausbildungsabschnitt. Je früher also das Abschlussgespräch geführt wird, desto weniger einsatzbereit ist die Schülerin an ihren letzten Arbeitstagen.

Allgemeine
Vorbereitungen

Die Praxisanleiterin sollte sich in Ruhe auf das Gespräch vorbereiten. Es sollte ihr bewusst sein, dass es die letzte Gelegenheit darstellt, der Schülerin Anregungen für ihre pflegerische Tätigkeit zu vermitteln. Sie sollte den gesamten Einsatz reflektieren. Hilfsmittel dafür stellen die Erst- und Zwischengesprächsprotokolle, die Anleitungsprotokolle und der Lernzielkatalog dar. Diese Reflexion sollte von ähnlichen Fragen getragen werden wie zum Zeitpunkt des Zwischengesprächs.

Folgende Gedanken und Fragen sollten die Praxisanleiterin bei ihrer Eigenreflexion leiten:

Leitfragen für die
Praxisanleiterin

> • Wo habe ich meine Ziele einer gut geplanten Anleitung und Einarbeitung umsetzen und auch während des gesamten Einsatzes durchhalten können?
> • Wo und weshalb gab es Schwierigkeiten?
> • Wie empfinde ich mein Verhältnis zu der Schülerin?
> • Welche Entwicklung hat die Schülerin vollzogen?
> • Wurden die geplanten Lernabschnitte und Lernziele umgesetzt?
> • Was hat mir besonders gut gefallen?
> • Wo gibt es grundsätzliche Lernschwierigkeiten und weshalb?

- Kann ich mir vorstellen, dass die Schülerin als examinierte Pflegeperson die eigenständige Verantwortung für Patienten übernimmt?
- Woran sollte die Schülerin in folgenden Einsätzen arbeiten, um das bisherige Lehr-/Lernverhalten zu verbessern?
- Wie konnte die Schülerin bisher mit Kritik umgehen? Welches Vorgehen ist daher beim Abschlussgespräch sinnvoll?

Die Schülerin sollte ein paar Tage vor dem geplanten Termin an das Abschlussgespräch erinnert werden. Man sollte sie auffordern, sich ebenfalls alle Protokolle anzuschauen und die dort erfassten Aspekte zu hinterfragen. Außerdem sollte sich die Schülerin Gedanken über ihre Gesamtbefindlichkeit während des Einsatzes machen.

Als Anstoß können ihr folgende Fragen dienen:

- Wurden die geplanten Lernabschnitte und Lernziele umgesetzt?
- Wo haben sich Sicherheiten und Unsicherheiten verändert?
- Wo sollte ich in kommenden Einsätzen arbeiten, um mein Lehr-/ Lernverhalten zu verbessern?
- Wie empfand ich den Kontakt, das Verhältnis zu meiner Praxisanleiterin?
- Wie empfand ich ihre Anleitung? Wo hätte ich mir etwas anderes gewünscht und weshalb?
- Wie empfand ich den Kontakt, das Verhältnis zu anderen Stationsmitarbeiterinnen?
- Wie empfand ich den gesamten Einsatz?

Leitfragen für die Schülerin

Für die Gestaltung des Umfelds und die Anzahl der teilnehmenden Personen gelten die gleichen Aspekte, wie sie in den ☞ Kapiteln 4.2.2 und 4.2.3 dargestellt wurden.

Im Abschlussgespräch wird der **gesamte Einsatz** reflektiert und zudem das Verhältnis untereinander in den Blick genommen. Es ist daher wichtig, für dieses Gespräch **ausreichend Zeit** einzuplanen. Anders als zum Zeitpunkt des Zwischengesprächs wird keine Möglichkeit mehr bestehen, das Gespräch auf einen anderen Zeitpunkt zu verlagern, wenn die eingeplante Zeit nicht ausreicht. Dem Gespräch sollte daher eine großzügige Zeitplanung zugrunde liegen. Dies wiederum sollte der Schülerin signalisiert werden, denn wenn sie spürt, dass der Austausch ganz in Ruhe geführt wird, wird sie sich eher entspannen und öffnen können.

Dauer des Gesprächs

Das Abschlussgespräch soll dazu dienen, den zu Einsatzbeginn und im Zwischengespräch festgelegten Soll-Zustand mit der Ist-Situation zu vergleichen und die **Lernfortschritte**, aber auch **Lerndefizite** der Schülerin festzustellen. Zugleich nimmt es die Beziehungsgestaltung, insbesondere zwischen der Schülerin und der Praxisanleiterin, in den Blick. Im Interesse der Praxisanleiterin sollte es zudem sein, von der Schülerin etwas über

Inhalte des Abschlussgesprächs

ihre (Un-)Zufriedenheit in Bezug auf die während des Einsatzes erfolgte Betreuung und Anleitung zu erfahren.

Feststellung des erreichten Lehr- und Lernstandes

Ausgehend von dem Ist-Zustand während des Zwischengesprächs wird eine **abschließende Beurteilung** der Lernfortschritte vorgenommen. Es wird insbesondere überprüft, ob die Schülerin seit dem Zwischengespräch Fortschritte gemacht hat und ob die zu diesem Zeitpunkt festgestellten Lerndefizite abgebaut werden konnten. Es sollte zunächst herausgehoben und erläutert werden, welche Aspekte besonders positiv wahrgenommen wurden. Andererseits sollte auch die Kritik an den (Lern-)Leistungen offen geäußert werden. Nur wenn die Schwachstellen offen angesprochen werden, erhält die Schülerin die Chance, ihr Arbeitsverhalten und die Leistung zukünftig zu verändern. Davon ausgehend sollte gemeinsam mit der Schülerin überlegt werden, auf welche Aspekte sie im Folgeeinsatz oder – wenn es sich um etwas Grundsätzliches handelt – sogar während der gesamten Ausbildungszeit besonders achten sollte. Damit zugleich überprüft werden kann, wie selbstkritisch die Schülerin ist und ob sie zudem Handlungsalternativen kennt, sollte die Schülerin zunächst eine Selbstreflexion abgeben. Nähere Informationen zum „Feedback" sind in den ☞ Kapiteln 3.7.7 und 5 zu finden.

Auf das Abschlussgespräch lassen sich die Aspekte des Zwischengesprächs übertragen.

Betrachtung der Beziehungsgestaltung

Hinzu kommt noch, dass die Schülerin einen Eindruck zu ihrer Gesamtbefindlichkeit, auch mit den anderen Stationsmitarbeiterinnen, wiedergeben sollte. Wenn die Schülerin sich zu diesem Punkt offen äußert, eröffnet sich dadurch zugleich die Chance für Veränderungen. Immer wieder kommt es etwa vor, dass Schülerinnen sich nicht ins Team integriert fühlen. Die angesprochenen Aspekte sollten in Ruhe analysiert werden, und zusammen mit der Schülerin sollte überlegt werden, welche Veränderungen herbeigeführt werden müssten, um das Problem zukünftig gar nicht mehr entstehen zu lassen.

Beurteilung der Anleitungsgestaltung

An diesem Punkt des Gesprächs sollte die pädagogische Beziehung zwischen der Schülerin und der Praxisanleiterin für die gesamte Einsatzzeit reflektiert werden. In diesem Falle ist es sicherlich hilfreich, wenn zunächst die Praxisanleiterin ihre Einschätzung vornimmt. Dabei sollte sie sich nicht davor scheuen, sowohl sehr positiv ausgestaltete Situationen als auch Schwierigkeiten in der eigenen Anleitung offen anzusprechen. Die Schülerin erkennt dadurch, dass die Praxisanleiterin kritikfähig ist; es fällt ihr leichter, ihre Kritikpunkte zu äußern. Gemeinsam sollte überlegt werden, was zukünftig getan werden kann, um die Betreuung und Anleitung von Schülerinnen besser zu gestalten.

Beenden des Gesprächs

Da es sich vermutlich um das letzte intensive Gespräch zwischen der Praxisanleiterin und der Schülerin handelt, ist es besonders wichtig, dieses Gespräch zu einem **positiven** Ende zu führen. Dabei sollten unbedingt die in ☞ Kapitel 4.2.1 beschriebenen Aspekte zum Beenden eines Gesprächs beachtet werden. Außerdem muss die Schülerin darüber informiert werden, wann sie die schriftliche Beurteilung erhält und wann der Austausch darüber stattfindet.

Abschlussgespräch   Datum: ....

Name der Schülerin: ....

Name der Praxisanleiterin: ....

Feststellung des während des Einsatzes erreichten Lehr- und Lernstandes:

Inwieweit konnten die festgelegten Ziele, Wünsche und Erwartungen aus der Sicht der Schülerin realisiert werden?

Inwieweit konnten die festgelegten Ziele, Wünsche und Erwartungen aus der Sicht der Praxisanleiterin realisiert werden?

Was fiel besonders positiv auf?

Auf welche (fachlichen) Aspekte sollte die Schülerin zukünftig besonders achten?

Beziehungsgestaltung:
In welchen Elementen gestaltete sich die Beziehung zwischen Schülerin und Praxisanleiterin besonders positiv?

In welchen Elementen gestaltete sich die Beziehung zwischen Schülerin und Praxisanleiterin problematisch?

Abbildung 5: Muster eines Abschlussgesprächsprotokolls

4.2.5   Einsatzauswertung durch die Schülerin

Sofern auf der Station ein Formular zur Einsatzauswertung bezogen auf die Station existiert, sollte die Schülerin es im Anschluss an das Abschlussgespräch erhalten.

Zeitpunkt der Auswertung

Die Schülerin wird gebeten, dieses bis zum Beurteilungsgespräch auszufüllen. Es bietet sich **nicht** an, dieses Formular **vor** der Beurteilung der Schülerin einzufordern. Die Schülerin wird die dort angesprochenen Punkte dann **nicht objektiv** beantworten, da sie Angst vor negativen Auswirkungen auf ihre eigene Beurteilung hat. Es ist jedoch nicht sinnvoll, die Auswertung vornehmen zu lassen, wenn die Schülerin ihre Beurteilung bereits erhalten hat. Auch dann ist die Objektivität nicht gewährleistet, sondern ist – positiv oder negativ – vom Eindruck der eigenen Beurteilung geprägt. Stationen, die solch ein Formular nicht für notwendig halten, vergeben eine wichtige Chance, um positive Veränderungen herbeizuführen. Gerade Schülerinnen aus höheren Kursen bringen bereits relativ fundierte Pflegeerfahrungen mit. Zudem gewinnen sie viele Einblicke und Eindrücke auf anderen Stationen. Mit ihrem von außen kommenden Blick erfassen sie vielleicht sehr exakt Problembereiche und sind daher durchaus in der Lage, produktive Verbesserungsvorschläge zu unterbreiten. Diese Chance sollte daher keine Station ungenutzt lassen.

Auswertung des Einsatzes

Einsatzdauer: .... Ausbildungsstand: ....

Name der Schülerin: ....

Einschätzung der Pflegequalität auf der Station: bei der allgemeinen und speziellen Pflege, bei der individuellen und persönlichen Betreuung der Patienten (Beachtung der Bedürfnisse, Information des Patienten), bei der Umsetzung der Schritte des Pflegeprozesses.

Einschätzung der Pflegeorganisation auf der Station: die Planung der Arbeitsabläufe, die Information bei der Übergabe, die Wahl eines Pflegesystems oder die Zusammenarbeit mit anderen Berufsgruppen.

Einschätzung der Anleitung während des Einsatzes: Gab es eine fest zugeteilte Bezugsperson (Praxisanleiterin)? Wurde die kontinuierliche Betreuung durch die Praxisanleiterin gewährleistet? Wie verlief die Anleitung? Wurden Fragen kompetent bereitwillig beantwortet? Konnten Schwierigkeiten miteinander geklärt werden? Wurden Anregungen der Schülerin auf- und angenommen?

Einschätzung der Aufnahme im Team: Konnten Fragen an jeden gerichtet werden? Erfolgte der Einsatz vorwiegend unter dem Gesichtspunkt als Arbeitskraft oder als Schülerin? Konnten Schwierigkeiten angesprochen werden? Wurden neue Anregungen aufgegriffen und in den Pflegealltag integriert?

Was noch zu sagen ist: Anregungen, Tipps und Tricks.

Datum: .... Unterschrift: ....

Abbildung 6: Muster eines Beurteilungsbogens über die Station

4.3 Problemfelder der praktischen Arbeit und ihre Bewältigung

Je größer die Erfahrung in der Schüleranleitung ist, desto eher werden immer wiederkehrende Tätigkeiten und Abläufe erkannt, die den Schülerinnen Schwierigkeiten bereiten. Oft reichen bereits ein paar Impulse aus, die der Schülerin helfen, ihre Arbeitsweise so zu verändern, dass sie erfolgreich wird. Da diese Aspekte beim Zwischen- oder Abschlussge-

Einleitung

spräch angesprochen werden, sollen sie im gleichen Kapitel dargestellt werden. Es wird darauf verzichtet, Aspekte der Gesprächsführung näher zu erläutern. Für den Austausch dieser Punkte und die Konfrontation der Schülerin mit problematischen Aspekten sei auf die allgemeinen Prinzipien der Gesprächsführung in ☞ Kapitel 4.1 und 4.2 sowie auf das Führen von Gesprächen in Konfliktsituationen in ☞ Kapitel 5 verwiesen. An dieser Stelle sollen der jeweilige **Problembereich** und **mögliche Lösungen** erläutert werden. Es werden in diesem Abschnitt nur generelle Schwierigkeiten und ihre Lösungen angesprochen.

4.3.1   Mangelhafte Koordination der Pflegetätigkeiten

Organisatorische Mängel

Immer wieder fällt auf, dass die Schülerin umständlich arbeitet. Sie überlegt sich im Vorfeld nicht ausreichend, welche Anforderungen die ausgeübte Tätigkeit an sie stellt. So kommt es bereits bei der **Vorbereitung** zu Schwachpunkten, die sich meistens noch in der Ausführung und Nachsorge fortsetzen. Dieser Mangel an Organisation führt eventuell sogar dazu, dass manche Pflegetätigkeiten zu oberflächlich oder gar nicht durchgeführt werden.

Beispiel
Eine Schülerin führt eine Ganzkörperpflege bei einem bettlägerigen Patienten aus. Während sie seinen Rücken wäscht, fällt der Schülerin ein, dass sie die Salbe für die Pneumonieprophylaxe vergessen hat. Die Schülerin will den Patienten nicht allein lassen und verschiebt die atemstimulierende Einreibung. Später wiederum vergisst sie diese.

Das unkoordinierte Arbeiten kostet **unnötig viel Zeit** (☞ Kapitel 4.3.2). Es verunsichert die Schülerin zudem, da sie im Normalfall selber spürt, wenn etwas nicht optimal läuft. Dennoch fällt es der Schülerin meist schwer, selbstständig Handlungsalternativen zu entwickeln. An diesem Punkt benötigt sie Anregungen und Unterstützung durch die Praxisanleiterin.

Abhilfe: Strukturierung in Handlungsketten

Wenn eine Praxisanleiterin grundsätzliche Schwierigkeiten der Arbeitskoordination bei einer Schülerin wahrnimmt, so müssen diese Aspekte offen angesprochen werden. Die Praxisanleiterin sollte der Schülerin empfehlen, die Tätigkeit **vor** dem Beginn bereits im Gedächtnis durchzuspielen. Dabei ist es hilfreich, die Aufgabe in Form einer **Handlungskette** zu strukturieren, da auf diese Weise jeder einzelne Schritt in der richtigen Reihenfolge zusammen mit dem jeweils benötigten Material erfasst wird. Während die Schülerin die Handlung gedanklich ablaufen lässt, kann sie bereits das benötigte Material zusammenstellen. Bei der Ausführung der Tätigkeit selbst ist es hilfreich, den Arbeitsplatz möglichst übersichtlich zu gestalten und dieses „Ordnung halten" auf die gesamte Aufgabe zu übertragen. Wenn im Krankenhaus Pflegestandards existieren, so sollte die Schülerin diese bei ihrer gedanklichen Vorbereitung als

Unterstützung einsetzen. Das Beispiel verdeutlicht, dass eine Schülerin, die zu unstrukturiertem Arbeiten neigt, Struktur von außen benötigt. Mit der Zeit wird sie diese in ihr alltägliches Arbeiten integriert haben und zunehmend koordinierter arbeiten.

4.3.2 Schwierigkeiten bei der Zeiteinteilung

Insbesondere Schülerinnen der unteren Kurse fehlt der Überblick über die Arbeitsabläufe und die Stationsorganisation. Daraus können Probleme bei der Zeiteinteilung resultieren.

Die Schülerin neigt dazu, nur die aktuell ausgeführte Aufgabe in den Blick zu nehmen und vergisst darüber die anderen Arbeitserfordernisse. Sie möchte die Aufgabe fachgerecht ausführen, und dazu benötigt die Schülerin, die ja noch keine Übung besitzt, Zeit. Es kann aber auch genauso gut sein, dass das Zeitproblem auftritt, weil die Schülerin noch nicht gelernt hat, bei ihrer Arbeit Prioritäten zu setzen.

Zeitliche Fehleinschätzungen ...

Beispiel

Es ist Notaufnahme, und mehrere Patienten sind bereits zur Aufnahme angekündigt. Die Personaldecke ist knapp, da eine Mitarbeiterin erkrankt ist. Die Schülerin wird gebeten, eine bettlägerige Patientin zu waschen. Sie führt die Tätigkeit äußerst gewissenhaft aus und wäscht auch die Beine. Nach dem Tätigkeitsplan muss auch das Bett frisch bezogen werden, so erledigt sie auch diese Aufgabe. Da die Schülerin weiß, dass viel zu tun ist, führt sie alle Tätigkeiten alleine aus und benötigt dementsprechend viel Zeit. Als die Schülerin ihre Arbeit beendet hat, empfängt die Praxisanleiterin sie: „Ging es nicht noch schneller …, hier ist ja sonst gar nichts zu tun."

Gerade in oben geschilderter Situation wäre es notwendig, von der normalen Planung abzuweichen und auf die aktuellen Erfordernisse zu reagieren. Hierzu ist die Schülerin noch nicht selbstständig in der Lage. Sie muss darin unterstützt werden, **Prioritäten** zu setzen und manche sonst genau zu dieser Zeit durchgeführte Aufgaben in Zeitnischen zu verlagern.

Die Tätigkeiten in der Pflege müssen aufgrund knapper Personaldecke immer besser organisiert werden oder unter Einsatz möglichst **geringer Zeitressourcen** bei **maximaler Leistung** ausgeführt werden. Eine Schülerin, die Schwierigkeiten bei der Zeiteinteilung hat, bekommt Probleme mit anderen Mitarbeiterinnen. Auf diese verstärkt sich der Zeitdruck, wenn eine Kollegin langsam oder uneffektiv arbeitet. Es ist daher nötig, dieses Problem möglichst frühzeitig zu erkennen und Lösungen zu finden.

... und ihre Folge

Sehr häufig helfen bereits kleine Anstöße. So hätte beim oben angeführten Beispiel wahrscheinlich der Hinweis genügt, dass die Schülerin diesmal keine Beine waschen soll und auch das Beziehen des Bettes auf einen anderen Tag verlegt werden muss. Dieses Beispiel verdeutlicht, dass es nicht

Prioritäten setzen

immer an der Schülerin liegt, wenn sie zu viel Zeit benötigt oder falsche Prioritäten setzt. Oft sind unklare Arbeitsanweisungen die Ursache.

Wenn eine Schülerin grundsätzlich Schwierigkeiten bei der Zeiteinteilung und beim Setzen von Prioritäten hat, so sollte die Praxisanleiterin während einer gesamten Schicht mit der Schülerin mitlaufen und ihre Arbeitsweise beobachten. Die Analyse der Beobachtungen fördert die Problempunkte zu Tage. So kann es sein, dass die Schülerin sich stets in ausführliche Gespräche mit Patienten verwickeln lässt, selbst wenn noch viel zu tun ist. Es kann aber auch sein, dass sie Leerlaufzeiten, wie sie z. B. oft vor dem Austeilen von Mahlzeiten bestehen, nicht zu nutzen weiß. Hier kann dann ganz konkret an der Situation orientiert nach Lösungen gesucht werden. Bei einer Schülerin, die nicht den gesamten Überblick über den Stationsalltag hat, ist es hilfreich, ihr einen Tätigkeitsablaufplan mit zugeteilten Zeiten (wann was zu tun ist) in die Hand zu geben. Es kann zudem sinnvoll sein, der Schülerin vor der Ausführung der Tätigkeit mitzuteilen, wie viel Zeit **maximal** zur Verfügung steht. Außerdem muss der Schülerin deutlich gemacht werden, dass **Notfallsituationen** grundsätzlich **Priorität** haben und eventuell sogar zur vorzeitigen Beendigung oder zum Abbruch einer gerade erst begonnenen Pflegetätigkeit führen. Gleichzeitig sollte die Schülerin ermutigt werden, die Aufgaben gründlich auszuführen. Der Schülerin muss vermittelt werden, dass z. B. das Führen eines Gesprächs oder ein kleiner Spaziergang mit Patienten im Krankenhausgarten durchaus erwünscht sind, wenn entsprechende freie Zeiträume genutzt werden. Grundsätzlich sollte die Schülerin darin bestärkt werden, sich bei Unsicherheiten an das examinierte Pflegepersonal zu wenden; beispielsweise bezüglich der Koordination von Pflegetätigkeiten, der zeitlichen Strukturierung und Organisation oder dem Setzen von Prioritäten.

Abhilfe: Beobachung und Analyse durch die Anleiterin

4.3.3 Mangelhafte Übersicht über den Stationsablauf

Dieses Problem wurde bereits zum Teil unter dem vorherigen Aspekt erfasst, da es meistens auch Schwierigkeiten bei der Zeiteinteilung und beim Setzen von Prioritäten nach sich zieht. Wenn die Schülerin sehr schnell „ins kalte Wasser geworfen wird", so wird sie versuchen, sich „so gut wie möglich" zurechtzufinden.

> **Beispiel**
>
> Eine Schülerin des fünften Semesters war lange nicht mehr im eigenen Krankenhaus eingesetzt. Endlich ist es wieder so weit. Auf der Station wird sie freundlich empfangen, aber keiner hat Zeit, sie einzuarbeiten. Aber: „Du bist ja nun schon so lange in der Ausbildung, da kennst du dich ja aus …" Die Schülerin traut sich nicht, ihre Defizite zuzugeben. So füllt sie die Arbeitszeit durch die freiwillige Übernahme unbeliebter Tätigkeiten aus. Solange genügend Personal da ist und die Oberkursschülerin keinen Bereich alleine versorgen muss, bemerkt keiner, dass ihr der Gesamtüberblick fehlt. In ihrer zweiten Wochenendschicht ist die Personaldecke extrem dünn, und die Schülerin ist eigenverantwortlich für viele Patienten zuständig.

> Plötzlich bemerkt die examinierte Krankenschwester: „Mensch, du bist doch schon so lange bei uns. Hast du immer noch keinen Überblick über das, was bei uns läuft?"

Bevor es auffällt, dass einer Schülerin der Überblick über den Stationsablauf fehlt, ist meistens bereits ein (großer) Teil der Einsatzzeit verstrichen. Dementsprechend groß ist zumeist das Unverständnis der examinierten Pflegepersonen, wenn sie es bemerken. Die mangelnde Übersicht über den Stationsablauf führt zudem dazu, dass die Schülerin in ihrer gesamten Arbeit unsicher ist und diese Unsicherheit unter Umständen sogar auf die Patienten überträgt.

Für dieses Problem gelten eigentlich alle dargestellten Lösungsansätze. Gerade bei Schülerinnen, die etwas mehr Anleitung benötigen, ist die Ursache meistens in einer **mangelhaften Einarbeitung** zu finden. Es lohnt sich daher, am Anfang eines Einsatzes entsprechend viel Zeit in die Anleitung zu investieren. Zunehmend sollten ihr dann Aufgaben zur eigenverantwortlichen Durchführung übertragen werden.

Abhilfe: Intensivere Anleitung

Dabei ist darauf zu achten, dass es sich nicht immer um die gleichen Tätigkeiten handelt, sondern das Anspruchsniveau mit der Einarbeitungszeit zunehmend steigt, bis die Schülerin z. B. im Oberkurs einen gesamten Bereich, sowohl im Früh- als auch im Spätdienst, selbstständig versorgen und betreuen kann. Bevor eine Schülerin das erste Mal einen Bereich eigenständig versorgt, sollte durch ein gemeinsames Gespräch sichergestellt werden, dass sie den Überblick über den Ablauf und die Ausführung einzelner Tätigkeiten besitzt.

Vor selbstständiger Betreuung: Gespräch führen

4.3.4 Zu selbstständige Arbeitsweise

Dieses Problem kann während des gesamten Ausbildungsverlaufs auftreten, häuft sich jedoch bei Schülerinnen der unteren Kurse. Bei mangelndem Hintergrundwissen fehlt ihnen meist auch die Fähigkeit, Zusammenhänge zu erkennen und Folgen ihres Tuns abzuschätzen. Außerdem ist das Selbstbewusstsein häufig noch gering ausgeprägt, sodass die Schülerin, gerade wenn viel zu tun ist und die Examinierten nur wenig Zeit für die Anleitung haben, sehr früh sehr selbstständig arbeitet. Da dies meistens gar nicht negativ auffällt, gewöhnt sich die Schülerin an, selbst zu entscheiden, was sie bereits kann.

> **Beispiel**
>
> Eine Schülerin des ersten Semesters hilft einer Patientin beim Waschen am Waschbecken. Die Patientin hat einen Heparinperfusor, aber das Nachthemd muss dringend gewechselt werden. Die Schülerin ist technisch sehr interessiert und entscheidet, „mit dem Apparat kann ich schon allein umgehen". Sie schaltet das Gerät aus, nimmt die Spritze aus der Vorrichtung und fädelt die Spritze und das System, ohne sie mit einer Klemme oder durch Dreiwegehahn

> gesichert zu haben, durch den Ärmel. In diesem Moment kommt die examinierte Krankenschwester ins Zimmer und sieht, was die Schülerin macht. Wortlos nimmt sie ihr alles aus der Hand, stellt den Dreiwegehahn quer, sichert das System mit einer Klemme vor versehentlichem Durchspritzen, legt sie wieder in den Perfusor ein und stellt den verordneten Wert ordnungsgemäß ein. Vor dem Zimmer fährt sie die Schülerin an: „Du bist ja verrückt, das hättest du nicht tun dürfen. Weißt du überhaupt, was da alles passieren kann?"

Oben geschilderte Situation verdeutlicht, welche Gefahr zu eigenständig arbeitende Schülerinnen für den Patienten darstellen. Hinzu kommt noch, dass sie auch sich selbst und die verantwortliche examinierte Pflegeperson durch ihr unverantwortliches Handeln gefährden. Es ist daher nötig, solche Situationen bereits im Vorfeld zu verhindern.

Abhilfe: Vorgespräch

Wenn eine Schülerin zu eigenständig arbeitet, ist damit immer zugleich die Gefahr verbunden, dass sie sich zu viel zutraut und Patienten gefährdet. Es muss daher bereits im Vorfeld dafür gesorgt werden, dass diese problematische Situation gar nicht erst eintritt.

Hier nimmt das Vorgespräch eine wichtige Funktion ein. Ausgehend vom Ausbildungsstand und dem Wissen, das die Schülerin bereits in der Theorie und Praxis erwerben konnte, sollten vonseiten der Praxisanleiterin klare Richtlinien für das selbstständige Arbeiten der Schülerin ausgesprochen werden. Dabei sollten Elemente der speziellen Pflege, zu der die Schülerin noch kein Theoriewissen erworben hat, die Aufgaben sein, die sie noch nicht eigenständig durchführen darf.

Vorgabe klarer Richtlinien

Aber auch andere Tätigkeiten, die eine Gefährdung des Patienten mit sich bringen können, sollten anfangs nur unter Aufsicht durchgeführt werden, bis die Schülerin offiziell von der Praxisanleiterin die Erlaubnis erhält, selbstständig arbeiten zu dürfen. Ausnahmen sind natürlich immer möglich, wenn die Schülerin eine sehr gute Anleitung erhält, die auch Hintergrundwissen mit vermittelt. Es sollte jedoch immer gut abgewogen werden und auch in der Krankenpflegeschule nachgefragt werden, wie dort die Sachlage eingeschätzt wird. Wenn im Verlauf des Einsatzes bei einer Schülerin ein zu selbstständiges Arbeiten bemerkt wird und dabei nicht abzuschätzen ist, ob sie überhaupt fachlich dazu in der Lage ist, so sollte die Praxisanleiterin die Schülerin für die Dauer einer Schicht als Beobachterin begleiten. Im Anschluss daran sollte die Arbeit analysiert werden, und es kann dann in der Regel gut abgeschätzt werden, ob die Schülerin tatsächlich in der Lage ist, eigenständig zu arbeiten.

Beobachtung und Aufzeigen von potenziellen Konsequenzen

Situationen wie die oben geschilderte machen es erforderlich, ein ausführliches Gespräch mit der Schülerin zu führen und ihr **mögliche Konsequenzen** für ihr Handeln aufzuzeigen. Außerdem sollte der Vorfall schriftlich dokumentiert und die zuständige Lehrerin der Krankenpflegeschule benachrichtigt werden. Dies ist zwar für alle Seiten unangenehm, aber die Lehrerin hat mehr Hintergrundwissen zu der Schülerin und weiß auch, ob sich solch ein Vorfall schon einmal ereignet hat oder ob das Verhalten ungewöhnlich für die Schülerin ist. Entsprechend gestalten sich dann auch die aus diesem Vorfall abzuleitenden Konsequenzen.

4.3.5 Ungenügende Beachtung von Sicherheitsaspekten

Immer wieder fällt es auf, dass Schülerinnen zu nachlässig arbeiten und dabei Sicherheitsaspekte in Bezug auf Hygiene, rückenschonendes Arbeiten und hinsichtlich der Mobilisation von Patienten vernachlässigen. Dadurch gefährden sie Patienten, aber auch sich selbst.

Beispiel

Eine Schülerin mobilisiert einen adipösen Patienten vom Bett auf den Nachstuhl. Als sie ihn auf den Nachstuhl setzen möchte, rutscht dieser weg, da sie vergessen hatte, ihn durch das Feststellen der Bremsen gegen das Wegrutschen zu sichern. Die Schülerin kann den Patienten gerade noch halten. Eine Mitpatientin klingelt um Hilfe.

In diesem Beispiel konnte Schlimmeres gerade noch verhindert werden, dennoch hat die Schülerin den Patienten durch ihr unbedachtes Verhalten gefährdet.

Die Schülerinnen lernen sehr viel durch Beobachtung und Nachahmung. Die sinnvollste Art, ihnen die große Bedeutung der Beachtung von Sicherheitsaspekten in ihrem Tun zu verdeutlichen, liegt darin, selbst ein **gutes Vorbild** zu sein. Nur wenn die Praxisanleiterin diese Aspekte nicht vernachlässigt, kann sie erwarten, dass die Schülerinnen diese Prinzipien ebenfalls umsetzen. Außerdem sollte die Praxisanleiterin bei der Anleitung der Schülerinnen auf die Beachtung dieser Aspekte entsprechend viel Wert legen. Bereits im Vorgespräch sollten mögliche Gefahrenpunkte der Tätigkeit gemeinsam betrachtet und **Grundsätze sicheren Arbeitens** besprochen werden. Auch bei der Reflexion der Anleitung sollte die Praxisanleiterin den Grundsätzen des sicheren und rückenschonenden Arbeitens besondere Aufmerksamkeit schenken.

Abhilfe: Vorbild sein

4.3.6 Unpräzise Dokumentation und Pflegeplanung

Die Bedeutung einer umfassenden und aussagekräftigen Dokumentation nimmt zu. Die Pflegedokumentation stellt gerade an Tagen mit einem sehr hohen Pflegeaufwand und einem dementsprechend nur sehr knappen Zeitraum für den persönlichen Austausch die **wichtigste Informationsquelle** über den Zustand des Patienten, die Ziele der Pflege und eingeleitete Maßnahmen dar. Zudem erhöht sich die Transparenz erbrachter **Pflegeleistungen** für den Kostenträger durch eine fundiert geführte Pflegedokumentation. Vor Patienten und Angehörigen muss z. B. im Falle eines Rechtsstreits nachgewiesen werden können, dass bestimmte Pflegeleistungen innerhalb eines bestimmten Zeitraums erbracht wurden. Auch dies leistet eine korrekt geführte Pflegedokumentation. Zudem unterstützt eine fachlich fundierte Pflegeplanung und Pflegedokumentation die Professionalisierungsbestrebungen im Krankenpflegebereich, da sie

Funktion und Stellenwert der Pflegedokumentation

die vielseitigen Kompetenzen, die dieser Beruf abverlangt, widerspiegelt. Eine gezielt durchgeführte Dokumentation ist jedoch primär zur Förderung eines bestmöglichen Gesundheitszustands des Patienten unabdingbar, da sich dadurch die bisher geleistete Pflege evaluieren lässt. Davon ausgehend kann entschieden werden, ob die bisher eingesetzten Maßnahmen zur Lösung des erfassten Problems beitragen oder ob andere Ziele und Maßnahmen ergriffen werden müssen. Bei entsprechend oberflächlich ausgeführter Dokumentation kann somit auch die Gesundheit des Patienten gefährdet werden.

> **Beispiel**
>
> Eine Schülerin wäscht einen Patienten. Dabei stellt sie am Steiß eine Fünf-Mark-Stück große Rötung fest. Sie weiß aber nicht, was sie tun soll. Ihre Beobachtungen will sie bei der zwei Stunden später stattfindenden Übergabe weitergeben. Als bei der Übergabe dieser Patient an der Reihe ist, vergisst die Schülerin, von der Rötung zu erzählen. Da viel zu tun ist und in der Pflegedokumentation nur zu finden ist: „Nichts Besonderes, dem Patienten geht es gut", bringt der Spätdienst dem Patienten zunächst nur einen Kaffee. Erst als der Patient sich meldet: „Schwester, mir tut der Po so weh", erkennt sie die Fünf-Mark-Stück große nässende Blase am Steiß. Sie wundert sich: „Es ist gar nichts dokumentiert und der Frühdienst hat auch gar nichts gesagt, dass Herr Maier dekubitusgefährdet ist …"

Dieses Beispiel verdeutlicht sehr eindrücklich, wohin eine unzureichende Dokumentation führt. Es fällt leider immer wieder auf, dass eine Schülerin den Umgang mit dem Dokumentationssystem als überflüssig erachtet.

Auch hier gilt, wie im vorangegangenen Aspekt, dass die Schülerin primär durch Beobachtung und Nachahmung lernt. Es muss ihr daher anschaulich vermittelt werden, dass die Pflegedokumentation genauso ernsthaft gehandhabt wird wie die Ausführung von Pflegemaßnahmen. Von Beginn des Einsatzes an sollte die Praxisanleiterin daher darauf achten, dass die Schülerin das Führen der Pflegedokumentation **grundsätzlich** in den Pflegealltag integriert und möglichst **unmittelbar** vornimmt. Auch ihre Formulierungen sollten überprüft werden; ebenso sollte darauf geachtet werden, dass die formulierten Sachverhalte Aussagekraft besitzen. Es kann möglicherweise sinnvoll sein, das Thema Pflegedokumentation als eine Anleitung zu konzipieren, im Rahmen derer die Schülerin zugleich die Theorie zum Thema wiederholen muss.

4.3.7   Unsystematische Übergabe

Bedeutung einer korrekten Übergabe

Viele Schülerinnen haben große Schwierigkeiten, eine Übergabe **systematisch** aufzubauen und dabei Fachtermini zu verwenden. Es fällt zunehmend auf, dass Schülerinnen **sprachliche Ausdrucksschwierigkeiten** haben und auch während der Übergabe viele umgangssprachliche Ausdrücke verwenden. Zudem bereitet es ihnen Probleme, Wesentliches von Unwesentlichem zu trennen. Außerdem ist die Übergabe häufig sehr medizinorientiert und enthält nur wenige Aussagen zu pflegerischen Aspekten. Auf Nachfragen bemerkt man zudem, dass den Schülerinnen häufig das nötige Hintergrundwissen fehlt, z. B. in Bezug auf die Wirkung pflegerischer Maßnahmen, auf die Notwendigkeit bestimmter Untersuchungen oder der Einnahme bestimmter Medikamente.

> **Beispiel**
>
> Die Schülerin: „Also der Herr Maier, der gehört ja fast schon zum Inventar, so lange wie er hier bei uns liegt, und ist echt nervig. Also, das mit seiner Herzinsuffizienz haben die Ärzte immer noch nicht im Griff. Gestern hat er mal wieder 'ne Ampulle Lasix® bekommen und musste unentwegt pieseln. Ach ja, seine Frau war vorhin da, die möchte den Arzt sprechen. Eine penetrante Person, ich sag's euch – sie und ihr Mann passen richtig gut zusammen. Wo war ich stehen geblieben …?"

Solche oder ähnliche Übergaben bekommt die Praxisanleiterin des Öfteren zu hören, wenn sie sensibel und eher als Beobachterin an einer Übergabe teilnimmt. Die Gefahr ist gegeben, dass die wesentlichen Aspekte entweder nicht aufgenommen werden, da sehr viele nebensächliche Bemerkungen in den Vordergrund gerückt werden oder darüber sogar die eigentlich wichtigen Informationen gar nicht weitergeleitet werden. Hinzu kommt noch, dass der Patient durch Bemerkungen über seine Persönlichkeit in eine Denkschublade eingeordnet wird, die unbewusst jeden, der an der Übergabe teilnimmt, beeinflusst.

Schülerinnen sollten **so früh** und so **häufig wie möglich** Gelegenheit bekommen, Übergaben zu üben. Die Praxisanleiterin sollte ihr anfangs Gliederungspunkte vorgeben, nach denen die Schülerin die Übergabe systematisch aufbauen kann. Zudem sollte ihr deutlich gemacht werden, worauf sie sprachlich bei einer Übergabe zu achten hat.

Abhilfe: Die Schülerin sollte möglichst viele Gelegenheiten zur Übung haben

Zunächst bietet es sich an, dass die Schülerin nach einer erfolgten Anleitung, bei der sie Gelegenheit hatte, den Patienten näher kennen zu lernen, eine Übergabe an die Praxisanleiterin vornimmt. Zudem sollte die Praxisanleiterin der Schülerin erläutern, worin sich eine ausführliche Übergabe, wie sie z. B. an eine aus dem Urlaub zurückgekehrte examinierte Kraft erfolgt, von einer Übergabe von einer Schicht an die andere unterscheidet. Zunehmend sollte die Schülerin dann auch im Rahmen der allgemeinen Übergabezeit selbstständige Übergaben machen. Anschließend sollte die Schülerin eine Rückmeldung insbesondere zu den Aspekten erhalten, die zuvor als problematisch erfasst worden waren.

4.3.8 Überforderung

Die Arbeitsbelastungen nehmen immer mehr zu. Der Alltag in der Gesundheits- und Krankenpflege fordert eine flexible und belastbare Per-

Ursachen von Überforderung

sönlichkeit. Auch die Anforderungen in der theoretischen Ausbildung sind gestiegen. Das Lernen muss neben dem anstrengenden Schichtdienst organisiert und bewältigt werden. Das Einstiegsalter zu Berufsbeginn ist eher gesunken. In strukturschwachen Gebieten gibt es zu wenige Ausbildungsplätze, sodass viele Schülerinnen zu Beginn der Ausbildung zu Hause ausziehen müssen. Neben dem Wechsel vom Schul- in den Berufsalltag kommen somit vielfältige weitere Belastungen auf die Schülerinnen zu. Sie müssen lernen, eigenständig zu leben, neue soziale Kontakte aufzubauen, arbeiten und lernen zu vereinbaren, ihren Haushalt zu organisieren, ihr Geld einzuteilen und sich in einer fremden Umgebung selbstständig zurechtzufinden. Nicht selten zeigen Schülerinnen v. a. in den ersten Monaten der Ausbildung Anzeichen von Überforderung.

Beispiel

Die 17-jährige Schülerin hat in ihrer Heimatstadt keinen Ausbildungsplatz gefunden. Nur 400 Kilometer weit von zu Hause entfernt hat es geklappt. Nun wohnt sie im Wohnheim und kann nur selten nach Hause fahren, da die Fahrkarte sehr teuer ist. Die Praxisanleiterin bemerkt, dass die anfangs fröhliche Schülerin während der Arbeit oft traurig und unkonzentriert wirkt. In einer „ruhigen Minute" nimmt sie sie mit in den Aufenthaltsraum und spricht die Schülerin auf ihr verändertes Verhalten an. Bei der Schülerin brechen daraufhin alle Dämme: „Sie fühle sich total überfordert mit dem Schichtdienst und der vielen Lernerei, Freunde hätte sie auch noch keine gefunden, und das Geld reiche auch nicht. Am liebsten würde sie alles hinschmeißen und wieder nach Hause zurückgehen."

Solche oder ähnliche Situationen sind gar nicht so selten, denn die Praxisanleiterinnen stellen oft wichtige Bezugs- und somit auch Vertrauenspersonen für die Schülerinnen dar. Es ist wichtig, dass sie sich neben ihrer Anleiteaufgaben auch als Beraterinnen verstehen, die sensibel auf die psychische Befindlichkeit ihrer Schülerinnen reagieren. Da sie in der Regel älter als die Schülerinnen sind, aber nicht ihre Eltern oder Lehrer sind, werden die Schülerinnen bei einem guten Verhältnis zu ihrer Praxisanleiterin oft sehr offen auf ihre Impulse reagieren.

Abhilfe: Suche nach Gründen

Der Praxisanleiterin sollte es darum gehen herauszufinden, wie ernst sich die Situation für die Schülerin darstellt und was die eigentlichen Gründe sind. Wenn es ein eher „leichter" Fall ist, reichen Impulse z. B. zu Vorschlägen für Stressabbau oder zu geeigneten Lernstrategien. Außerdem sollte sich die Praxisanleiterin bei der Schülerin in regelmäßigen Abständen nach ihrem Befinden erkundigen und ihr Verhalten auf auffällige Veränderungen beobachten.

Wenn die Praxisanleiterin spürt, dass die Überforderung anhält oder sogar schlimmer wird, sollte sie den Kontakt zu der Schule suchen und mit den Lehrerinnen zusammen nach Lösungen suchen.

Patentrezepte gibt es gerade bei dem Problemfeld der Überforderung keine. Hilfreich sind jedoch Grundkenntnisse der Kommunikation (☞ Kapitel 4, 4.2), denn diese bilden die Basis für eine offene Gesprächsatmosphäre. Wenn sich die Schülerin öffnet und ihre Probleme artikuliert, beginnt zumeist der erste Schritt zur Veränderung. Die Praxisanleiterin sollte der Schülerin Mut machen, ohne ihr ihre Empfindungen ausreden zu wollen. Außerdem sollte ihr signalisiert werden, dass sie während der Arbeit mit ihren Anliegen jederzeit auf die Praxisanleiterin zukommen kann.

5   Konfliktsituationen

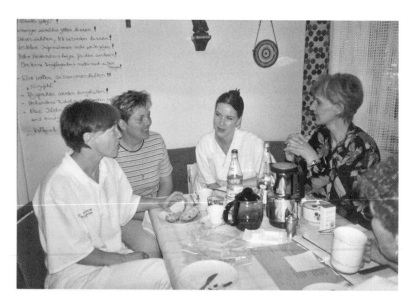

Lernziele

Lernziele

➡ Sie erwerben Grundkenntnisse zum Thema Konfliktmanagement. Diese beinhalten Hintergrundwissen zum Thema Konflikte und Konfliktlösung.

➡ Sie werden dazu befähigt, ein konstruktives Kritikgespräch mit Ihrer Schülerin führen zu können.

➡ Sie lernen die Bedeutung eines regelmäßigen Feedbacks kennen und übertragen die entsprechenden Erfordernisse auf die Betreuung Ihrer Schülerin.

➡ Sie lernen verschiedene Strategien kennen, mit deren Hilfe Sie entstandene Konflikte reflektieren und bearbeiten können.

Einführung

Alle an einer Kommunikation beteiligten Personen interagieren mit ihrem gesamten Verhalten, d. h. neben dem verbalen Austausch im Gespräch zusätzlich mit der Mimik und Gestik, der Sprachmelodie und Lautstärke. Auch Äußerlichkeiten wie Kleidung und Frisur spielen dabei eine Rolle. Ein Konflikt entsteht immer dann, wenn bestimmte der oben genannten Aspekte, z. B. Handlungen, sich intern widersprechen oder gegenseitig ausschließen.

Gerade in Berufen, die von der Interaktion leben, also auch im Pflegeberuf, sind Konflikte vorprogrammiert. Sie werden auf verschiedenen Ebenen ausgetragen: zwischen den einzelnen Mitarbeiterinnen, den verschiedenen Berufsgruppen oder mit den Patienten. Konflikte müssen nicht grundsätzlich negative Auswirkungen haben. Sie bewirken meist positive Veränderungen und können durchaus zu einer Stärkung von Beziehungen und Positionen beitragen.

Davon zu trennen ist ein destruktiver Konflikt, der zerstörerisch wirkt, zumeist alle Beteiligten belastet und die Handlungsfähigkeit stark einschränkt. Auch in der Anleitungssituation werden zwischen der Praxisanleiterin und der Schülerin immer wieder Konflikte entstehen. Diese lassen sich besser lösen, wenn Hintergrundwissen zum Thema vorhanden ist. Um einen Konflikt zu klären, spielt das Führen eines **Kritikgesprächs** oft eine wichtige Rolle. Wenn das Gespräch zum Erfolg führen soll, ist es hilfreich, dabei bestimmte Elemente der Gesprächsführung zu beachten, die bisher noch nicht vorgestellt wurden. Wenn die Praxisanleiterin und die Schülerin regelmäßige „Feedback-Runden" durchführen, können Konflikte bereits im Vorfeld verhindert werden. Der gesamte Prozess der Anleitung verläuft konstruktiver und folglich auch effektiver.

5.1   Konflikte und Konfliktursachen

Die Sozialwissenschaften als Wissenschaftsgebiet, das die realen Erscheinungen des Zusammenlebens in einer Gesellschaft analysiert, bezeichnen mit dem Begriff des Konflikts unterschiedlich starke Gegensätzlichkeiten, Streitereien, Spannungen, Auseinandersetzungen und Kämpfe innerhalb und zwischen einzelnen Menschen und verschiedenen Gruppen von Menschen, bis hin zu Staaten.

Definition:
Konfliktbegriff

Konflikte werden geführt, um z. B. die Gegensätze unterschiedlicher Religionen, Weltanschauungen und Ideologien, Werte, Lebensziele und Interessen zu klären oder Machtpositionen und Besitzverhältnisse zu verteidigen. Immer noch umstritten ist, ob Konflikte den individuellen und/oder gesellschaftlichen Fortschritt hemmen oder ob gesellschaftliche Veränderungen und Fortschritte hauptsächlich durch sie in Gang gesetzt werden.

Die Sozialwissenschaften, die auch die **Entstehung** von Konflikten erforschen, fanden unterschiedliche Ursachenkomplexe heraus, die an der Entstehung von Konflikten beteiligt sind.

Konfliktursachen

Alle Lebewesen, also auch der Mensch, bringen von Natur aus ein gewisses Konfliktpotenzial mit. Die Aggression ist ein biologischer Grundtrieb und lässt sich somit nur bedingt steuern. Viele Menschen haben gelernt, die gegen andere Menschen gerichtete Aggression zu kanalisieren, und entladen sie z. B. bei sportlichen Aktivitäten, in kreativen Prozessen und bei verbalen Auseinandersetzungen.

- In Massen oder auch Gruppen entstehen Konflikte durch unterschiedliche Motive, Interessen und emotionale Befindlichkeiten.
- Die Einstellung und die Ausbildung des Charakters und Verhaltens, auch im Umgang mit Konflikten, wird durch biologisch-entwicklungspsychologische Vorgänge beeinflusst. Eine weitere Prägung erfolgt durch kulturelle Verhaltenszwänge und -ansprüche.
- Konflikte entstehen zudem durch Diskrepanzen zwischen der persönlichen Motivation und den von der Gesellschaft entwickelten soziokulturellen Werten und Normen.
- Zwischen den verschiedenen sozialen Schichten einer Gesellschaft entsteht häufig ein hohes Konfliktpotenzial, sofern die Ungleichheiten zwischen den Interessen und dem Status zu groß werden.

5.2   Soziale Konflikte

Ursachen von sozialen Konflikten

Ein sozialer Konflikt entsteht, wenn in der Interaktion zwischen den beteiligten Personen mindestens bei/mit einer Person eine Unvereinbarkeit im Denken, Vorstellen, Wahrnehmen und/oder Fühlen und/oder Wollen mit den anderen Beteiligten besteht.
Dieser Konflikt kann

- in einem einzigen Menschen,
- zwischen zwei Menschen als Einzelpersonen,
- zwischen einer Einzelperson und einer Gruppe sowie
- zwischen Gruppen bestehen.

Intrapersonaler und interpersonaler Konflikt

Wenn nur **eine einzige Person** beteiligt ist, wird von einem **intrapersonalen** Konflikt gesprochen. Sobald **mehrere** Menschen beteiligt sind, ist es ein **interpersonaler** Konflikt.

Konflikt zwischen Praxisanleiterin und Schülerin

Im Normalfall sind es die interpersonalen Konflikte, die im Anleitungsalltag eine Rolle spielen. Insbesondere die Differenzen zwischen der Praxisanleiterin und der Schülerin fallen dabei ins Gewicht, also zwischen zwei Menschen als Einzelpersonen.

> **Beispiel**
>
> Die Praxisanleiterin und die Schülerin haben bereits im Erstgespräch klar festgelegt, wo eigenständige Kompetenzen der Schülerin liegen und wo sie sich wiederum Unterstützung holen muss. Zum wiederholten Male ist es vorgekommen, dass die Schülerin ihre Kompetenz überschreitet. Wenn die Praxisanleiterin sie darauf anspricht, bekommt sie nur zu hören: „Nun stell dich doch nicht so an." Die Praxisanleiterin ärgert sich sehr über die Schülerin. Diese wiederum versteht nicht, weshalb ihr die Praxisanleiterin so wenig zutraut.

Es kann aber auch sein, dass die Schülerin mit dem gesamten Team Schwierigkeiten hat, der Konflikt also zwischen einer Einzelperson und einer Gruppe auftritt.

Konflikt zwischen Schülerin und Gruppe

> **Beispiel**
>
> Seit drei Wochen ist die Schülerin nun bereits auf Station. Bereits dreimal während dieser Zeit hat sie verschlafen, außerdem hält sich die Schülerin bei Botengängen unnötig lange auf und scheint „mal hier und mal da" einen „Schwatz" zu halten, egal was zu tun ist. Bei der Arbeit versucht sie, sich ihre Lieblingsarbeiten herauszupicken. Sehr häufig wirkt die Schülerin auch nach außen sehr unmotiviert, sodass mittlerweile niemand im Team mehr Lust hat, mit ihr zu arbeiten. Die Schülerin wiederum zeigt oben genannte Verhaltensweisen aus der Erfahrung heraus, dass die Mitarbeiterinnen im Team sehr unmotiviert in Bezug auf die Anleitung wirken und froh zu sein scheinen, wenn die Schülerinnen nicht so präsent sind.

Ein intrapersonaler Konflikt, d. h. ein Widerstreit, den die Praxisanleiterin oder die Schülerin in sich selber austrägt, spielt nur dann eine Rolle, wenn er einen interpersonalen Konflikt nach sich zieht.

Intrapersonaler Konflikt hat interpersonalen Konflikt zur Folge

> **Beispiel**
>
> Die Schülerin hat vor einer Woche erfahren, dass ihre Mutter an einem bereits fortgeschrittenen Mammakarzinom erkrankt ist. Seit drei Wochen ist sie auf einer onkologischen Station eingesetzt. Seit sie die Diagnose ihrer Mutter erfahren hat, belastet sie der Einsatz fast unerträglich, sie will sich aber niemandem mitteilen, sondern das Problem für sich selbst lösen.
> In den letzten Tagen stellt die Praxisanleiterin massive Konzentrationsstörungen bei der sonst so zuverlässigen Schülerin fest. Sie wundert sich und fragt sie, was los sei. Diese äußert sich nicht und bittet darum, sie einfach in Ruhe zu lassen. Die Praxisanleiterin gibt sich mit dieser Antwort nicht zufrieden.

5.2.1 Einteilung von sozialen Konflikten

Konflikte können nach den Erscheinungsformen kategorisiert werden. Sie lassen sich nicht nur in Bezug auf ihre Streitgegenstände, Ursachen oder Ziele vergleichen, sondern auch mit Blick auf ihren Verlauf und die spezifischen Eigenschaftsmerkmale. Bei diesen werden nachfolgende Formen unterschieden:

Kategorisierung sozialer Konflikte

- Latente vs. manifeste Konflikte, d. h. verborgene oder offene Konflikte
- Schwache vs. extreme Konflikte, die sich v. a. in Sprache, Wortwahl, Tonfall, Lautstärke, Mimik und Gestik ausdrücken

- Institutionalisierte vs. formgebundene Konflikte: Jede Organisation und Institution schafft Rahmenbedingungen, Zuständigkeiten und Sachzwänge, die zu Reibungen, Störungen und Dysfunktionen führen können.
- Symbolische vs. ritualisierte vs. reglementierte Konflikte, d. h. Debatte, Spiel, Kampf

Alle Konfliktformen treten in mehr oder weniger starker Ausprägung auch im Anleitungsalltag auf und lösen dann entsprechende Reaktionen beim Konfliktpartner aus.

5.2.2 Reaktionen auf soziale Konflikte

Überall dort, wo Menschen miteinander leben, sind Konflikte **alltägliche Ereignisse,** mit denen man leben muss und zugleich lernen muss, sie zu bewältigen. Gerade auch in sozialen Berufen und somit auch im Krankenpflegeberuf sind Konflikte häufig vorprogrammiert, da Menschen mit den unterschiedlichsten Interessen und Erwartungen in Interaktion miteinander treten. Konflikte sind somit **unvermeidlich,** müssen aber **nicht nachteilig** sein. Erst wenn ein Konflikt unbearbeitet bleibt und verdrängt wird, kann er zu unlösbaren Störungen führen.

Falsche Reaktionen auf Konflikte

Dennoch zeigen viele Menschen, insbesondere im sozialen Bereich, ganz individuelle Reaktionen auf Konflikte, die nicht zu deren Lösung geeignet sind. Diese Reaktionsweisen können sein:

- Der Konflikt wird ignoriert. Dabei wird der Konflikt nicht gelöst, sondern er schwelt weiter und verschärft sich.
- Die andere Position wird toleriert, es wird Verständnis gezeigt und Verzicht geübt. Mittelfristig gerät man dabei leicht in die Position der Verliererin.
- Man resigniert und ergibt sich kampflos.
- Die Konflikte werden rationalisiert, und die kognitive Ebene wird zu einseitig eingesetzt. Dadurch werden die Konfliktzusammenhänge, die z. B. in der Persönlichkeit des anderen liegen, ausgeblendet.

Warum werden Konflikte oft nicht konstruktiv ausgetragen?

Viele Menschen haben nicht gelernt, Konflikte **konstruktiv auszutragen.** Sie gehen ihnen stattdessen aus dem Weg. Mit der Zeit häuft sich auf diese Weise ein großer Berg inzwischen möglicherweise unlösbar gewordener Problemen an. Statt endlich Strategien zur Lösung der Konflikte zu entwickeln, zieht sich die betreffende Person zurück und vergrößert dadurch die Problematik immer mehr. Diese Aspekte lassen sich durchaus auch auf Konflikte bei der Anleitung von Schülerinnen übertragen. Häufig wird es vermieden, Konflikte zu lösen, da die Praxisanleiterin die Konfrontation mit der Schülerin scheut. Zudem denkt sie, dass sich der ganze Stress und die damit verbundenen Belastungen nicht lohnen, da der Einsatz bald vorüber ist. Auf diese Weise wird die Schülerin eventuell nie mit ihren Fehlern konfrontiert, erhält somit auch keine Chance zur Veränderung; die negativen Aspekte können sich verfestigen. Eine positive Einstellung zu Konflikten ist hilfreich.

- Konflikte weisen auf Probleme hin und lösen dadurch Reaktionen aus, d. h. Stagnation wird verhindert.
- Sie fördern innovative Prozesse und stimulieren dadurch die Kreativität.
- Konflikte verlangen nach Lösungen. Dazu muss der Prozess der Kommunikation in Gang gesetzt werden.
- Sie regen das Interesse am Konfliktpartner an, wenn sie ausgetragen werden.
- Konflikte führen zu Selbsterkenntnissen.
- Konflikte zwischen verschiedenen Gruppen festigen dieselben.

Positive Aspekte von Konflikten

Wenn diese Einstellungen zu Konflikten mitgebracht oder entwickelt werden, wird die Praxisanleiterin versuchen, Konflikte mit Schülerinnen zu lösen. Zwar ist dieser Weg anfangs etwas beschwerlicher, er wird sich langfristig jedoch positiv auswirken.

Die zwei beschriebenen Einstellungen zu Konflikten, sowohl die negative als auch die positive, prägen in entscheidendem Maße die Fähigkeit, mit Konflikten umzugehen. Wer Konflikte **lösen** möchte – und diese Intention sollte eine Praxisanleiterin mitbringen – muss zunächst seine eigene Haltung verändern und Konflikten zukünftig mit Offenheit und dem Willen, sie lösen zu wollen, begegnen. Zudem werden **Ressourcen** benötigt.

5.2.3   Ressourcen zur Bewältigung sozialer Konflikte

Die Befähigung zur Konfliktbewältigung wird maßgeblich durch **Ressourcen** mitbestimmt.

> Man versteht darunter das **Potenzial an Möglichkeiten,** auf die ein Mensch zur Lösung von Belastungen und Herausforderungen, die aus Ereignissen des Lebens resultieren, zurückgreifen kann.

Definition: Ressourcen

Dabei werden persönliche, materielle, soziale und ideell-kulturelle Ressourcen unterschieden.

> - **Persönliche** Ressourcen: Sie sind das Ergebnis von vorangegangenen Lernerfahrungen und bilden relativ stabile Potenziale.
> - **Materielle** Ressourcen: Hierbei handelt es sich um (Geld-)Mittel, Güter und Arbeitsbedingungen.
> - **Soziale** Ressourcen: Sie beinhalten die tatsächliche Hilfe und Unterstützung, die jemand durch sein soziales Netzwerk erhält.
> - **Ideell-kulturelle** Ressourcen: geltende Regeln, Normen und Werte in einer Organisation, auf die sich Mitglieder beziehen können und sollen.

Arten von Ressourcen

Alle Ressourcen spielen in irgendeiner Weise auch zur Bewältigung von Konflikten im Krankenhaus und somit auch im Anleitungsalltag eine Rolle. Beispiele sollen dies verdeutlichen.

Beispiel für Ressourcen
im Anleitungsalltag

- **Persönliche** Ressourcen: Hierunter werden die Erfahrungen im Hinblick auf die Konfliktbewältigung verstanden, die die Anleiterin und Schülerin bereits mitbringen.
- **Materielle** Ressourcen: Hierunter fallen z. B. die personelle Besetzung, die Ausstattung der Station mit Hilfsmitteln, die Arbeitsorganisation, das Stationsbudget.
- **Soziale** Ressourcen: Dazu zählt z. B. die Unterstützung durch Kollegen, Freunde und Familie.
- **Ideell-kulturelle** Ressourcen: Hierunter kann z. B. das Pflegemodell verstanden werden, nach dem auf der Station gepflegt wird.

Bedeutung der persönlichen Ressourcen

Diese Faktoren verdeutlichen, dass die Fähigkeit zur Konfliktbewältigung maßgeblich auch von den vorhandenen und den nicht vorhandenen Ressourcen bestimmt wird. Entscheidend sind vorrangig die **persönlichen** Ressourcen. Es sollte daher alles daran gesetzt werden, diese bei sich selber, aber auch bei der Schülerin, zu stärken.

Es ist daher sinnvoll, sich mit Strategien zur Konfliktlösung auseinander zu setzen. Diese bieten Anregungen für eine zukünftige Verhaltensänderung im Umgang mit Konflikten und stärken somit die persönlichen Ressourcen.

5.2.4 Strategien zur Konfliktlösung

Zumeist liegt dem Konflikt sowohl ein äußerer und somit **objektiver**, d. h. ein Ereignis im Umfeld des Betroffenen, als auch ein **subjektiver**, psychischer (Wahrnehmung, Bewertung durch die Person, emotionale Betroffenheit) Anlass zugrunde. Nach Paul WATZLAWICK (☞ Kapitel 4) ist die äußere Wirklichkeit nicht real, sondern entsteht im Auge des Betrachters. Man hat es somit nie mit der Wirklichkeit an sich zu tun, sondern nur mit den **Abbildern,** die man sich von der Wirklichkeit gemacht hat, also mit **Interpretationen.** Wenn Konflikte gelöst werden sollen, müssen die Vorstellungen der Wirklichkeit der Schülerin in Beziehung zu ihrem Umfeld, den Beziehungen und zur Organisation rekonstruiert werden.

Konfliktlösung durch Interessenausgleich

Es sollte zudem das Ziel sein, Konflikte so zu regeln, dass die Bedürfnisse aller Beteiligten, also sowohl die der Praxisanleiterin als auch der Schülerin, befriedigt und Zielvorstellungen in annähernd gleichem Maße, wenn auch nicht gleichzeitig, erreicht werden können. Eine Lösung sollte **gemeinsam** entwickelt werden und nicht aufgedrängt werden. Nur auf diese Weise kann sie vom Konfliktpartner akzeptiert werden. Die Konfliktlösung durch Interessenausgleich setzt voraus, dass die Interessen aller am Konflikt beteiligten Personen berücksichtigt werden. Unterschieden wird dabei der Kompromiss vom Konsens.

Definition: Kompromiss

Beim Kompromiss machen alle Beteiligten **Zugeständnisse,** bis eine gemeinsame Basis gefunden wird.

Es nimmt also jede Partei Nachteile in Kauf. Dies wiederum bedingt, dass eventuell eine Seite den Konflikt wieder aktiviert, sobald eine neue Gewinnchance zu sehen ist. Aus diesem Grunde sollte, wann immer möglich, bei Konflikten mit der Schülerin ein Konsens angestrebt werden.

Definition: Konsens

> Beim Konsens wird gemeinsam eine **konstruktive** Konfliktbewältigung unter **Berücksichtigung der unterschiedlichen Interessen** umgesetzt.

Es werden die positiven Auswirkungen genutzt, die ein Konflikt haben kann, indem die sich widersprechenden Interessen und Meinungen diskutiert und gegeneinander abgewogen werden, um die bestmögliche Lösung zu entwickeln. Es kann jedoch auch sein, dass eine Partei die andere von der Richtigkeit des Standpunkts überzeugt, der Konflikt also durch Überzeugungen gelöst wird. Mit diesem Vorgehen kann am ehesten eine dauerhafte Konfliktlösung erreicht werden, da eine gemeinsam entwickelte Lösung meist von allen am Konflikt Beteiligten akzeptiert und befürwortet wird. Damit Konflikte ohne Niederlage bearbeitet werden können, d. h. oben beschriebener Konsens erzielt werden kann, sollten gewisse Spielregeln und Vorgehensschritte beachtet werden.

Wichtige Aspekte im Rahmen der Konfliktbearbeitung

> • Es muss beachtet werden, dass individuelle Interessen kontextabhängig variieren und untereinander in Konkurrenz stehen können.
> • Alle am Konflikt beteiligten Personen müssen sowohl inhaltlich als auch formal und emotional an der Konfliktlösung mitwirken. Der Aufwand hierfür ist entsprechend hoch, da es schon lange dauern kann, um allein den Konfliktkern zu erkennen.
> • Da die Interessen häufig stark emotional verankert sind, muss sowohl der Schülerin als auch der Praxisanleiterin die Möglichkeit gegeben werden, ihren Gefühlen Ausdruck zu verleihen.
> • Unabdingbare Voraussetzung für das aktive Zuhören ist das Senden von Ich-Botschaften (☞ Kapitel 5.4).
> • Es muss Vertrauen unter den Partnern bestehen.
> • Es muss eine offene Kommunikation herrschen, d. h., die Bedürfnisse des anderen werden wo nötig beachtet, es besteht eine Aufgeschlossenheit für neue Ideen und Informationen, und alle Beteiligten tragen beharrlich und entschlossen zur Problemlösung bei.

Schritte der Konfliktlösung

In der Regel wird die **Praxisanleiterin** bei möglichen Konflikten mit der Schülerin die Initiative zur Konfliktlösung ergreifen. Dieser Bereich ist gemeinsam mit dem meist integrierten Kritikgespräch (☞ Kapitel 5.3) die wohl **schwerste** Aufgabe im Anleitungsalltag. Gerade deshalb ist es sehr hilfreich, wenn eine gewisse Technik zur Unterstützung der Bearbeitung von Konflikten beherrscht wird. Diese Methode wird nachfolgend vorgestellt. Damit ein Konflikt gelöst werden kann, muss zunächst ermittelt werden, worin der Konflikt besteht und welche Konsequenzen mit ihm verbunden sein können. Folgende Leitfragen können dabei helfen:

Leitfragen zur Identifikation des Konflikts

- Welche Ziele werden durch die Beteiligten, also die Schülerin und die Anleiterin, vermieden oder angestrebt?
- Welche Auswirkungen haben bestimmte Entscheidungen?
- Wie stellt sich der Konflikt aus der Sicht der Beteiligten dar?

Anschließend empfiehlt sich folgendes Vorgehen:

1. Schritt: Den Konflikt bzw. das Problem identifizieren, d. h. erkennen und definieren

- Die Praxisanleiterin sollte der Schülerin klar und deutlich sagen, dass es einen Konflikt mit Lösungsbedarf gibt.
- Die Schülerin muss ebenfalls ihre Konflikte mitteilen können.
- Das Problem ist ohne Wertung zu definieren und zu formulieren. Botschaften, die die Schülerin herabsetzen oder beschuldigen, sind zu unterlassen.
- Die Praxisanleiterin und Schülerin beleuchten das Problem von verschiedenen Seiten.
- Der Lösungsbedarf wird anerkannt.
- Alle Beteiligten sind anzuhören.

2. Schritt: Entwicklung möglicher alternativer Lösungen

- Die Schülerin sollte zu eigenen Lösungsvorschlägen motiviert werden. Gerade Zurückhaltende sollten ermutigt werden, ihre Meinung zu äußern.
- Auch die Praxisanleiterin schlägt mögliche Lösungen vor.
- Alle Vorschläge müssen ohne Kritik, Bewertung und Selektion entgegengenommen und somit ernsthaft behandelt werden.
- Gemeinsam sollten die Praxisanleiterin und die Schülerin nach (Alternativ-)Lösungen suchen.
- Die beste Lösungsmöglichkeit wird gemeinsam formuliert und schriftlich auf einem Gesprächsprotokoll fixiert.

3. Schritt: Alternativlösungen kritisch bewerten

- Die Lösung sollte offen und ehrlich durch die Konfliktpartnerin begutachtet werden.
- Die Praxisanleiterin und Schülerin sollten die Funktionsfähigkeit der Lösung gemeinsam überprüfen.
- Diese Überprüfung ist kritisch zu bewerten.

4. Schritt: Die Entscheidung wird durch- bzw. ausgeführt

- Die Praxisanleiterin und Schülerin müssen bis ins Einzelne klären, wie die Entscheidung aus- bzw. durchgeführt wird.
- Die Lösungsmöglichkeit sollte nochmals formuliert werden.
- Die beidseitige Akzeptanz muss erneut überprüft werden, dabei darf keiner Seite die Lösung aufgezwungen werden.

5. Schritt: Abschließende kritische Bewertung der Lösung

- Die Schülerin muss gefragt werden, ob sie weiterhin mit der Entscheidung einverstanden ist.
- Die getroffene Entscheidung kann in beiderseitigem Einverständnis revidiert werden.

Übertragung der Konfliktlösungsstrategien auf die Praxis

Die oben dargestellten Schritte der Konfliktlösung sollen nun von der Theorie auf die Praxis der Anleitung übertragen werden. Nachfolgend werden ein alltäglicher Konflikt aus dem Stationsalltag und eine mögliche Problemlösung vorgestellt.

Beispiel

Die Praxisanleiterin bewegt Patienten nach den „altbewährten" Hebe- und Tragetechniken und mobilisiert sie auch auf diese Weise. Sie kennt kinästhetische Prinzipien nicht genau und hält auch nicht „viel von diesem neumodischen Zeugs, das ja doch nur in der Theorie klappt, aber in der Praxis garantiert versagt". Die Praxisanleiterin erwartet, dass die Schülerin ebenfalls nach den herkömmlichen Hebe- und Tragetechniken vorgeht.

Die Schülerin wiederum hat in der Schule und auch auf anderen Stationen die Prinzipien der Kinästhetik kennen gelernt und wendet sie konsequent an. Sie ist überzeugt von diesem Prinzip und möchte es auch weiterhin umsetzen, zumal sie seitdem viel seltener Rückenschmerzen hat. Die Schülerin ist daher nicht bereit, wieder zu den „vorsteinzeitlichen" Hebe- und Tragetechniken zurückzukehren.

Der Konflikt

Durch diese unterschiedlichen Sichtweisen erschwert sich die Zusammenarbeit, da die meisten gemeinsam durchzuführenden Pflegetätigkeiten die Fortbewegung betreffen. Auch die Patienten werden verunsichert, da sich die fachlichen Diskussionen auch am Krankenbett fortsetzen.

Zunehmend wirkt sich dies auch störend auf das bisher sehr gute Verhältnis zwischen der Praxisanleiterin und der Schülerin aus. Die Praxisanleiterin erachtet es daher als notwendig, dass der Konflikt gelöst wird.

Skizzenartige Darstellung der Konfliktlösung

- Die Praxisanleiterin wählt einen ruhigen Moment und einen ruhigen Ort, um nach einer erneuten Meinungsverschiedenheit bei der Fortbewegung von Patienten der Schülerin zu sagen, dass eine Lösung für diese Differenzen gefunden werden muss.
- Sie schildert den Konflikt aus ihrer Sicht und gibt auch an, dass sie letztendlich die Verantwortung für das Wohl der Patienten trage und deshalb eine gemeinsame Lösung gefunden werden muss. Der Praxisanleiterin ist es vorrangig wichtig mitzuteilen, dass sie nicht grundsätzlich gegen neue Pflegetechniken ist, ihre Anwendung jedoch nur dann als sinnvoll erachtet, wenn die Technik von allen Beteiligten sicher beherrscht wird. Zudem vermittelt sie der Schülerin, dass es sie belastet, den Patienten die Differenzen spüren zu lassen, da er sich dann verunsichert fühlt.
- Anschließend erhält die Schülerin Gelegenheit, ihre Position darzulegen. In den Vordergrund ihrer Ausführungen stellt sie die eigenen positiven Erfahrungen, die sie mit der Kinästhetik sowohl bei Patienten (deutlich stärkere Einbindung der Ressourcen) als auch bei sich selbst sammeln konnte (deutlich geringere körperliche Belastung, v. a. des Rückens). Die Schülerin erklärt ihr rigoroses Ablehnen der herkömmlichen Hebe- und Tragetechniken mit der Angst, dass sie ihr bereits erworbenes Wissen und Können im Bereich der Kinästhetik wieder verlieren könne.

1. Schritt: Den Konflikt bzw. das Problem identifizieren, d. h. erkennen und definieren

- Gemeinsam formulieren sie das Problem. Es gibt Differenzen, da die Praxisanleiterin und Schülerin unterschiedliche Methoden zur Fortbewegung der Patienten benutzen. Dadurch ergeben sich Schwierigkeiten bei der Zusammenarbeit und Anleitung des Patienten zur Fortbewegung.
- Anschließend wird die fachliche Seite diskutiert. Es wird deutlich, dass keine Methode falsch ist. Es gibt jedoch verschiedene Gründe, die für die Anwendung herkömmlicher Hebe- und Tragetechniken (das sichere Können bei allen Mitarbeiterinnen aufgrund jahrelanger Erfahrung) oder wiederum für die Anwendung kinästhetischer Prinzipien sprechen (die stärkere Einbindung der Ressourcen von Patienten und die geringere körperliche Belastung aufseiten der Pflegenden).
- Nach dem ausführlichen Austausch wird der Praxisanleiterin und Schülerin noch deutlicher, dass das Problem gelöst werden muss.

2. Schritt: Entwicklung möglicher alternativer Lösungen

- Um zu klären, wie Patienten zukünftig fortbewegt werden sollen, ist es notwendig, auch die Erfahrung und Meinung anderer Krankenschwestern/-pfleger einzuholen. Was weiß der Einzelne bereits über Kinästhetik, wäre sie/er bereit, sich auf diese Technik schrittweise umzustellen?
- Die Schülerin trägt ihre Lösungsvorschläge vor. Nach dem ersten Gespräch hat sie sich überlegt, dass ihr rigoroses Ablehnen der herkömmlichen Hebe- und Tragetechniken nicht angemessen war. Sie sieht es daher als Möglichkeit an, bei gemeinsamen Fortbewegungsaktionen nach der alten Methode vorzugehen, möchte aber bei Bewegungsänderungen, die sie alleine mit dem Patienten durchführt, die Prinzipien der Kinästhetik anwenden.
- Die Praxisanleiterin hat ihre bisherige Haltung ebenfalls überdacht. Sie äußert, dass sie nicht grundsätzlich gegen die Anwendung kinästhetischer Prinzipien sei, sondern diese gerne schrittweise übernehmen würde. Über die Pflegedienstleitung habe sie daher Kontakt zu der Lehrerin an der Krankenpflegeschule aufgenommen, die dort Kinästhetik unterrichtet, und mit dieser Einführungstermine für die Prinzipien der Kinästhetik vereinbaren können. Schrittweise sollen dann immer bestimmte Elemente und Techniken in den Alltag übernommen werden.

3. Schritt: Alternativlösungen kritisch bewerten

- Beide Lösungsansätze werden betrachtet und als notwendig und gut empfunden. Nun entwickeln beide gemeinsam eine Alternativlösung.
- Die Praxisanleiterin und Schülerin legen fest, dass die kinästhetischen Prinzipien schrittweise, in der Reihenfolge der Vermittlung, von allen Stationsmitarbeiterinnen bei allen geeigneten Patienten angewendet werden sollen. Parallel wird zudem nach den herkömmlichen Hebe- und Tragetechniken gearbeitet. Im Stationszimmer soll ein Plakat aufgehängt werden, auf dem die Mitarbeiterinnen ihre unterschiedlichen Erfahrungen mit den beiden Techniken schriftlich fixieren.
- Die Ergebnisse des Gesprächs werden stichwortartig schriftlich auf einem Gesprächsprotokoll fixiert.

4. Schritt: Die Entscheidung wird durch- bzw. ausgeführt

- Die Praxisanleiterin und Schülerin legen fest, dass sie zukünftig bei Arbeitsabsprachen zu einem bestimmten Patienten bereits im Vorfeld und vor dem Zimmer klären, mit Unterstützung welcher Methode der Patient bewegt werden soll.

- Danach arbeiten sie eine Woche gemeinsam nach diesen Absprachen.
- Am Ende der Woche gibt es einen erneuten Austausch. Bei diesem kommen sowohl die Schülerin als auch die Praxisanleiterin mit ihren Wahrnehmungen und Empfindungen zu Wort.
- Gemeinsam wird nun die vorab getroffene Entscheidung reflektiert und überlegt, ob sie verändert werden sollte.

5. Schritt: Abschließende kritische Bewertung der Lösung

Anhand dieses Beispiels wurde deutlich, wie die Schritte der Konfliktlösung auf die Anleitungspraxis übertragen werden können. Es zeigt zudem, dass eventuell **zwei** Schritte **zusammengefasst** werden können. Deutlich wurde auch, dass ein Konflikt häufig der Auslöser für Veränderungen ist. Er setzt viel **Kreativität** beim **Entwickeln von Lösungen** frei, wenn die am Konflikt beteiligten Personen keine starre Meinung vertreten, sondern bereit sind, aufeinander zuzugehen und Veränderungen zu wagen. Konflikte die zugelassen werden, bringen zudem häufig eine **positive Vertiefung** des Verhältnisses. Wenn nach den oben beschriebenen Schritten eine Konfliktlösung angestrebt wird, geschieht dies unter Einbeziehung der Schülerin. Diese fühlt sich dann von der Praxisanleiterin ernst genommen und ist sehr viel stärker motiviert, bei sich selbst Verhaltensweisen und Handlungen zu hinterfragen und sich kreativ in die Konfliktbearbeitung einzubringen. Eine Praxisanleiterin, die sich Konflikten stellt, wird ebenfalls von dem Vorgehen profitieren, da Schülerinnen aufgrund ihrer Unbedarftheit und ihres frischen Theoriewissens häufig viele gute Ideen mitbringen.

Zusammenfassung und Ausblick

5.3 Das Kritikgespräch

> Der Begriff **Kritik** stammt aus dem Griechischen und bedeutet soviel wie die Kunst der Beurteilung. Eine Einstellung, Haltung oder Leistung wird nicht hingenommen, sondern mit bestimmten Maßstäben verglichen und beurteilt. Die Kritik dient der **Urteilsbildung** und kann als eine **Grundfunktion** der denkenden Vernunft angesehen werden. Eine Kritik kann sowohl **negative** als auch **positive** Aspekte beleuchten – so sind z. B. Literatur-, Kunst- oder Theaterkritiken häufig positiv.

Definition: Kritik

In diesem Zusammenhang wird heute häufig auch der Begriff des **Feedbacks** verwendet.

> Er stammt aus der Nachrichtentechnik und bedeutet übersetzt Rückkopplung. Übertragen auf die menschliche Kommunikation sagt er aus, dass das Selbstbild des Menschen durch die Rückmeldung (Rückkopplung) des Partners definiert wird.

Definition: Feedback

Bei einem ehrlich gemeinten positiven Feedback, z. B. durch Lob oder Anerkennung, fühlt jeder sich gut; bei einer negativen Rückmeldung, wie durch Missachtung oder Tadel, werden zumeist negative Gefühle ausgelöst.

Der Austausch von Kritik im zwischenmenschlichen Bereich erfolgt meistens verbal. Das Kritikgespräch dient dazu, bei einer Interaktion die Schülerin in ihrem Verhalten und/oder Tun zu **beurteilen** und die Schülerin dabei mit ihrem Können und ihren Defiziten **konstruktiv zu konfrontieren.**

Zweck konstruktiver Kritik

Beide Elemente, sowohl das Äußern einer negativen Kritik als auch eines positiven Feedbacks, sind wichtige Elemente des Lernprozesses. Bei einer ernst genommenen Anleitung müssen Schülerinnen stets mit beiden Aspekten der Kritik konfrontiert werden. Die damit verbundene Chance, durch die im Kritikgespräch erhaltenen Anregungen Veränderungsprozesse einleiten zu können, wird dabei oft übersehen. Leider wird der Begriff von den meisten Menschen im Sinne von negativer Kritik verstanden, da sie häufig bereits schlechte Erfahrungen gesammelt haben. Daher schrecken viele Menschen davor zurück, Kritik zu üben. Dabei dient Kritik mit dazu, sich **selbstkritisch** aus einer gewissen Distanz zu betrachten und notwendige **Veränderungsprozesse** einzuleiten. Es sollte der Praxisanleiterin daher ein Anliegen sein, Kritikgesprächen in der Gesundheits- und Krankenpflegeausbildung zukünftig mehr Aufmerksamkeit zu schenken.

Für ein konstruktives Kritikgespräch, ist **Hintergrundwissen** hilfreich. Für das Führen eines Kritikgesprächs gelten dieselben allgemeinen Aspekte der Kommunikation und Gesprächsführung, wie sie bereits ausführlich in ☞ Kapitel 4 dargestellt wurden. Dieses Kapitel beschränkt sich darauf, die Besonderheiten dieser Gesprächsform darzustellen. Dabei wird bewusst getrennt zwischen einem Gespräch, bei dem vorwiegend negative Rückmeldungen erfolgen, und einem Gespräch, bei dem vorwiegend positive Rückmeldungen gegeben werden.

5.3.1 Kritikfelder

Die Schülerin ist eine Lernende und somit darauf angewiesen, von der Praxisanleiterin eine Rückmeldung zu den von ihr ausgeführten Tätigkeiten und dem beruflichen Verhalten zu bekommen.

Unterscheidung von drei Kritikfeldern

Man unterscheidet dabei **drei verschiedene Kritikfelder.**

1. Kritik an einer klar definierten Sache:
Klar definierte Sachen werden zwischen der Praxisanleiterin und der Schülerin den häufigsten Anlass für Kritikäußerungen bieten, d. h. im Extremfall für Lob und/oder Tadel. Die Schülerin befindet sich in einem Lernprozess und macht dementsprechend viele Lernfortschritte, aber auch Fehler. Fast immer sind bereits (subjektive) Maßstäbe vorhanden, wie die Aufgabe richtig zu lösen ist. Dadurch gestaltet sich das Äußern von Kritik meist nicht so schwierig und belastend. Gerade bei Schülerinnen, die viele Fehler machen, muss jedoch darauf geachtet werden, dass die eigene Wahrnehmung nicht selektiv wird und zum Schluss nur noch alle Mängel wahrgenommen werden. Es wird zudem dadurch erleichtert,

dass die Kritik sachlich orientiert ist und somit nicht die Persönlichkeit der Schülerin infrage stellt.

2. Kritik an der Persönlichkeit:
Kritik an der Persönlichkeit wird sehr häufig nur unterschwellig ausgetragen. Ihr liegt zugrunde, dass einem etwas an anderen gefällt oder missfällt. Die Kritik an der Persönlichkeit ist nahezu ausschließlich durch Sympathie oder Antipathie geprägt, d. h. durch subjektive Gefühle, die schwer fassbar sind. Entwickelt werden jedoch eher Antipathien, wenn die Praxisanleiterin starre Werte und Normen hat. Bei Flexibilität und Toleranz entwickeln sie sich wiederum nicht so schnell. Die Praxisanleiterin sollte daher versuchen, jeder Schülerin mit möglichst viel Offen- und Unvoreingenommenheit gegenüberzutreten.
Gerade die Kritik an der Persönlichkeit wird häufig sehr emotional vorgetragen. In der Beziehung zwischen Praxisanleiterin und Schülerin empfiehlt es sich, auch eine persönliche Kritik sachlich, jedoch mit Verwendung von Ich-Botschaften (☞ Kapitel 5.4) vorzutragen. Es handelt sich um eine berufliche Beziehung, auf der die sachliche Ebene gewahrt bleiben sollte.

3. Mischform aus der Kritik an einer klar definierten Sache und an der Persönlichkeit:
Diese Kritikform ist eine sehr geläufige. Häufig kann oder will die Praxisanleiterin sie nicht voneinander trennen. Selbst wenn die Absicht bestand, eine Kritik an einer Tätigkeit zu äußern, bleibt es häufig nicht aus, dass zugleich die Persönlichkeit mit kritisiert wird.

5.3.2 Das Kritikgespräch in Form eines negativen Feedbacks

Der Praxisanleiterin fällt es oft schwer, die Schülerin mit einer negativen Rückmeldung zu konfrontieren. Umso wichtiger ist es daher, diese gut vorzubereiten, damit die geäußerten Kritikpunkte von der Schülerin angenommen werden können. Wenn diese menschlich und fachlich fundiert und argumentativ gestützt, d. h. **konstruktiv**, vorgetragen werden, wird sie eher bereit sein, die betreffenden Arbeits- oder Verhaltensweisen zu verändern.

Allein auf der Basis von **Vermutungen** sollte ein Kritikgespräch **nicht** geführt werden, vielmehr sollte die Praxisanleiterin genau wissen, was sachlich und/oder persönlich Anlass zur Kritik darstellt.

Vorüberlegungen

Vor einem negativen Feedback sollten insbesondere die nachfolgenden drei sachlichen Aspekte beachtet werden:

1. Gibt es äußere Bedingungen (wie Zeitmangel, defekte Hilfsmittel), die das Fehlverhalten der Schülerin verursacht oder gefördert haben?

Sachliche Vorbereitung

> 2. In welchem Umfang sind Dritte (z. B. der Arzt beim Ausführen eines unsterilen Verbandwechsels bei einer aseptisch zu behandelnden Wunde) am Fehler beteiligt?
> 3. Hat die Praxisanleiterin selbst durch ihr Verhalten – z. B. durch eine ungenügende Anleitung der Tätigkeit – zum Fehler der Schülerin beigetragen? Wenn ja, in welchem Ausmaß?

Neben dieser **sachlich orientierten** Vorbereitung sollte sich die Praxisanleiterin auch **persönlich** auf die Kritik an der Schülerin vorbereiten. Diese Vorbereitung wird von nachfolgenden Gedanken und Fragen geprägt.

Persönliche Vorbereitung

> • Die Praxisanleiterin sollte sich sowohl auf emotionaler als auch auf sachlicher Ebene bewusst machen, welche Haltung sie der Schülerin gegenüber einnimmt. Ist sie durch Sympathie oder Antipathie, positive oder negative Vorurteile geprägt?
> • Was an der Kritik kann sie sich selbst und dem anderen gegenüber sachlich begründen? Was ist einem persönlich wichtig daran? Was wiederum ist vielleicht im Urkern ein Problem von einem selbst (z. B. überhöhte Ansprüche, wunde Punkte, Empfindlichkeiten)?
> • Die Praxisanleiterin sollte versuchen, sich in die Schülerin hineinzuversetzen. Wie wird sich die Schülerin fühlen? Was kommt ihr dabei selbst bekannt vor?
> • Was möchte die Praxisanleiterin mit dem Kritikgespräch erreichen? Welche Aspekte und Inhalte sind unverzichtbar und weshalb?
> • In welchem zeitlichen Rahmen, an welchem Ort und mit wem sollte das Gespräch erfolgen?
> • Mit welchen Gefühlen geht die Praxisanleiterin in das Gespräch?

Führen eines Kritikgesprächs

Wenn die oben beschriebene Vorbereitung erfolgt ist und auch die anderen Vorkehrungen wie Information der Schülerin über den Gesprächstermin und Reservierung eines ruhigen Raumes getroffen wurden, kann das Gespräch nach den allgemeinen Aspekten der Gesprächsführung eröffnet werden. Es ist insbesondere darauf zu achten, dass die negative Kritik **vertraulich** erfolgt. Sonst ist die Schülerin unnötig stark belastet, weil sie insgesamt ihre Stellung im Team gefährdet sieht und Angst hat, dass ihr die anderen Mitarbeiterinnen zukünftig mit Vorbehalten begegnen. Grundsätzlich sollte die Praxisanleiterin während des gesamten Gesprächs darauf achten, dass sie das Gespräch **konsequent** führt und die Gesprächsführung behält. Dennoch sollte der Gesprächsverlauf nicht zu starr sein. Es ist wichtig, dass die Praxisanleiterin keinen zu großen Redeanteil beansprucht. Während des Gesprächs sollte die Schülerin vielmehr in die Lage versetzt werden, eigenes fehlerhaftes Verhalten zu erkennen und realistische alternative Ergebnisse zu entwickeln.
Dies sollte in den nachfolgenden Schritten erfolgen.

Einzelschritte des Kritikgesprächs

1. Der zu kritisierende Vorgang wird aus der Sicht der Schülerin geschildert. Dabei erkennt sie vielleicht bereits selbst den Fehler. Wenn nicht, muss die Praxisanleiterin gezielte Fragen stellen, durch die die Schülerin die nötigen Denkanstöße erhält.

2. Die Schülerin wird gebeten, die Gründe für ihr Fehlverhalten zu reflektieren und zu analysieren. Nur wenn die zugrunde liegende Ursache richtig erfasst wird, können die notwendigen nächsten Handlungsschritte eingeleitet werden.

3. Die Praxisanleiterin sollte die Schülerin auffordern, sich zu überlegen, welche negativen Folgen ihr Fehlverhalten noch hätte verursachen können.

4. Die Schülerin soll Alternativlösungen entwickeln, mit denen das kritisierte Verhalten zukünftig nicht mehr auftritt. Sie kann bei Bedarf durch die Praxisanleiterin unterstützt werden.

5. Gemeinsam müssen die Praxisanleiterin und die Schülerin überlegen, ob die Schülerin die angestrebte Lösung alleine umsetzen kann oder ob eine direkte Hilfe (z. B. in Form einer nochmaligen Anleitung) durch die Praxisanleiterin notwendig und/oder sinnvoll ist.

Viele Menschen sind im Äußern von Kritik ungeübt und haben entsprechende Schwierigkeiten. Häufig setzt dann eine **Vermeidungsstrategie** ein, d. h., die Kritik wird gar nicht erst geäußert, sondern das Verhalten des anderen – in diesem Fall der Schülerin – wird toleriert. Bis zu einem bestimmten Punkt wirkt sich diese unterlassene Kritik nicht auffällig oder nachteilig aus. Ab einem bestimmten Punkt ist es jedoch möglich, dass ein beliebiges Verhalten der Schülerin bei der Praxisanleiterin sozusagen „der Tropfen ist, der das Fass zum Überlaufen bringt". Entsprechend unverhältnismäßig wird dann das Verhalten der Praxisanleiterin sein und in keiner Relation mehr zur eigentlichen Ursache stehen. Problematisch wird es dann, wenn die Praxisanleiterin keinerlei Bezug zu dem eigentlichen Kritikpunkt herstellt. In diesem Fall wird die Praxisanleiterin bei der Schülerin auf Unverständnis stoßen, und auch die gerechtfertigten Kritikpunkte werden nicht mehr aufgenommen, geschweige denn akzeptiert und nachvollzogen. Es ist daher wichtig, das Kritikgespräch möglichst in **zeitlicher Nähe** zu dem im Zusammenhang stehenden Ereignis zu führen. Um in Zukunft besser auf ein derartiges Gespräch vorbereitet zu sein, werden nachfolgend Vorschläge zur Gestaltung von Kritik zusammengefasst.

Folgen von Vermeidungsstrategien

Übersicht 31:
Vorschläge zur Äußerung von Kritik

- Der Schülerin sollte mitgeteilt werden, was konkret wahrgenommen wurde. Die kritische Haltung sollte deutlich und prägnant, d. h. ohne ausführliche Begründungen oder Vorwürfe, vorgebracht werden.
- Damit die Schülerin nicht mit der Kritik überhäuft wird, sollte zunächst nur das Wesentliche mitgeteilt werden. Im Gesprächsverlauf können dann weitere Aspekte hinzukommen.
- Die Schülerin sollte nach den Gründen für ihr Verhalten gefragt werden. Dann sollte die Praxisanleiterin versuchen, sich in die Schülerin hineinzuversetzen und die Situation aus ihrem Blickwinkel zu betrachten und zu verstehen. Es ist wichtig, Einfühlungsvermögen zu zeigen – unabhängig davon, ob sie das Verhalten der Schülerin akzeptiert und toleriert.
- Die Praxisanleiterin sollte der Schülerin zu bedenken geben, was sie an dem Verhalten negativ findet. Diese Bedenken sollten möglichst objektiv und mit einer sachlichen Begründung vorgetragen

werden. Zugleich sollte erläutert werden, und hier ist auch die Mitteilung der emotionalen Befindlichkeit wichtig, was persönlich am Verhalten als Problem empfunden wird. Dabei sollte die Praxisanleiterin das Verständnis der Schülerin suchen.

- Die Praxisanleiterin sollte offen für die Äußerungen, Erklärungen oder Argumente der Schülerin sein. Anschließend sollten diese bewertet werden, und die Praxisanleiterin entscheidet, wo sie bei ihrer Kritik bleiben möchte und wo nicht.
- Die Praxisanleiterin sollte deutlich machen, welche Kritik sie weiterhin hat, und dass diese momentan so bestehen bleiben muss, dass aber trotz der unterschiedlichen Positionen eine gute Zusammenarbeit möglich ist.
- Die am Kritikgespräch Beteiligten sollten sich gegenseitig mitteilen, mit welchen Gedanken, Gefühlen und weiteren Zielen sie das Gespräch beenden.

Immer wieder kommt es vor, dass ein Kritikgespräch trotz der oben vorgestellten Aspekte negativ und in eine ganz andere Richtung als geplant verläuft. Nachfolgend werden deswegen mögliche **Problempunkte** bei Kritikgesprächen dargestellt. Deren Kenntnis trägt dazu bei, dass das Kritikgespräch **effektiver** und für alle Beteiligten **zufrieden stellender** verläuft.

Übersicht 32: Potenzielle Problempunkte bei Konfliktsituationen

- Die Praxisanleiterin ist vorwurfsvoll und moralisierend: „Gerade von dir hätte ich es am allerwenigsten erwartet ..."
- Die Praxisanleiterin baut eine Front gegen die Schülerin auf: „Ich habe mit den anderen Mitarbeiterinnen gesprochen, die haben die gleiche Meinung ..."
- Die Praxisanleiterin vergleicht die Schülerin mit einer anderen Schülerin: „Wenn ich an die Sabine denke, die hätte die Situation – im Gegensatz zu dir – ganz toll gemeistert ..."
- Wenn die Schülerin überzeugende Gegenargumente hat, spielt die Praxisanleiterin die Kritik herunter: „So war es doch gar nicht gemeint, nun übertreibe man nicht ..."
- Die Praxisanleiterin verwendet die Kritik als Munition für einen Machtkampf: „Ich habe sowieso recht, du brauchst dich gar nicht so anstrengen, Gegenargumente gibt es nicht ..."
- Die Praxianleiterin lässt sich vom Verständnis für die Schülerin aufsaugen und will ihr nur noch helfen. Dadurch wird sie unfähig, die Kritik zu äußern und die Schülerin mit ihr zu konfrontieren: „Du, das tut mir aber wirklich leid. Sag, wie ich dir helfen kann, damit es dir wieder besser geht. Ich wollte sowieso gerade nichts anderes Wichtiges besprechen ..."
- Die Praxisanleiterin lässt sich ablenken: „Ja, der Aspekt ist wirklich interessant. Du hast recht, das sollten wir uns näher ansehen ... Was wollte ich noch vorhin von dir?"
- Die Schülerin provoziert, auf Gegenkritik einzusteigen, unsachlich und persönlich zu werden: „Nun hör du bloß auf, du bist doch genauso chaotisch und noch penetranter ..."

Die vorhergehenden Abschnitten gaben einige Anregungen zum Führen eines Kritikgesprächs, bei dem vor allem negative Kritik am Tun oder an der Persönlichkeit der Schülerin geäußert wurde. Sie sollen eine Hilfestellung sein, um auch diesen schwierigen Aspekt einer Anleitung positiv zu gestalten. Da sich die dort vorgestellten Anregungen überwiegend auf ein Gespräch, bei dem vor allem negative Kritik geäußert wird, übertragen lassen, soll nachfolgend auch die positive Rückmeldung näher betrachtet werden. Das Äußern positiver Kritik ist für den Lernprozess und die Weiterentwicklung der Schülerin ebenso wichtig. Aus diesem Grunde beschäftigt sich das nächste Kapitel mit Elementen des positiven Feedbacks.

Das Kritikgespräch – Ausblick

5.3.3 Das Kritikgespräch in Form eines positiven Feedbacks

Fast jeder Mensch hat das Bedürfnis nach Anerkennung und bezieht diese auch aus ehrlich geäußerten Rückmeldungen, wie Komplimenten und Lob, sowie von ihm wichtigen Menschen. Viele Schülerinnen haben zum Zeitpunkt der Ausbildung noch ein gering ausgeprägtes Selbstbewusstsein. In beruflicher Hinsicht müssen sie sich dieses erst aufbauen (☞ Kapitel 2.1.1). Die Schülerinnen können zudem häufig selbst nur schwer einschätzen, wann sie etwas besonders gut ausgeführt oder sich richtig verhalten haben. Genau wie bei den Dingen, die negativ verlaufen, sind sie daher auch bei diesen Aspekten auf eine Rückmeldung durch die Praxisanleiterin angewiesen.

Der Praxisanleiterin sollte bewusst sein, dass ein **positives Feedback** einen starken **Motivationsschub** für die Schülerin darstellt. Da in jedem Menschen etwas Positives steckt, sollte es nicht so schwer fallen, von diesem Motivationsmittel bei der Anleitung von Schülerinnen Gebrauch zu machen.

Das positive Feedback als Motivationsfakor

Auch das Übermitteln **positiver** Kritik sollte gut durchdacht und hinterfragt werden, denn nur wenn das Lob auch berechtigt ist, wird es eine positive und motivierende Wirkung auf die Schülerin haben. Allein aufgrund von positiven Gefühlen sollte ein Lob nicht ausgesprochen werden, sondern es sollte sich begründen lassen. Häufig bietet es sich an, ein Lob **unmittelbar nach** einer gelungenen Handlung durch die Schülerin anzuschließen. In diesem Fall wird die Schülerin die direkte Bestätigung durch Worte wie „Das hast du wirklich gut gemacht!" erhalten. Es bietet sich aber zusätzlich an, bei geplanten Gesprächen wie im Zwischen- und Abschlussgespräch (☞ Kapitel 4.2) ein ausführlicheres positives Feedback zu erteilen.

Vorüberlegungen

Vor einem solchen Gespräch sollten insbesondere die nachfolgenden drei Aspekte beachtet werden:

Leitfragen zum positiven Feedback

> 1. Lob sollte stets begründet sein.
> 2. Es sollte vorab hinterfragt werden, ob tatsächlich die Schülerin Adressatin des Lobes ist oder ob es eigentlich eine andere Person verdient hat.
> 3. Welche Form des Lobes ist für die Sache angemessen?

Erteilen eines positiven Feedbacks

Für den äußeren Rahmen und die Ausführung des positiven Feedbacks gelten dieselben Richtlinien wie sie bereits in ☞ Kapitel 4 ausführlich vorgestellt wurden. Es ist nicht nötig, dieses Lob unter Beachtung bestimmter Gesprächsschritte vorzutragen. Wenn zugleich die Fähigkeit zur Selbstreflexion der Schülerin gestärkt werden soll, sollte die Praxisanleiterin sie bitten, zunächst selbst einzuschätzen und zu artikulieren, was ihr gerade besonders gut an ihrer Arbeitsweise gefällt.

Übersicht 33: Vorschläge zur Äußerung eines positiven Feedbacks

> • Das konkrete Verhalten oder die Leistung soll gelobt werden.
>
>   **Beispiel:** „Den Verbandwechsel hast du wirklich sehr gut und ganz standardgemäß ausgeführt."
>
> • Der Mensch sollte nicht an sich gelobt werden, denn es handelt sich um eine Arbeitsbeziehung.
> • Das Lob sollte stets an einer konkreten Situation festgemacht und nicht pauschal erteilt werden, da die Schülerin eine Lernende ist und also selbst weiß, dass sie noch nicht alles richtig machen kann.
>
>   **Beispiel:** „Mir hat es vorhin sehr gut gefallen, wie du den Verband bei Herrn A. unter sterilen Bedingungen gewechselt hast."
>
> • Die Praxisanleiterin sollte Übertreibungen beim Aussprechen von Lob vermeiden, da sie ansonsten für die Schülerin nicht glaubwürdig ist.
> • Das Lob wird für die Schülerin noch glaubwürdiger, wenn zugleich auf die positiven Konsequenzen, die ihr Handeln hat, hingewiesen wird.

5.4 Kommunikationsverbesserung in Konfliktsituationen: Metakommunikation als Instrument zur Konfliktlösung

Der Erfolg von Gesprächen in Konfliktsituationen hängt maßgeblich davon ab, wie das Gespräch vonseiten der Praxisanleiterin gestaltet wurde. Wenn die Schülerin von der Praxisanleiterin ein **überwiegend negatives** Feedback empfängt, wird sie dies umso weniger akzeptieren können, wenn sie im Gespräch überwiegend mit Vorwürfen konfrontiert wurde. Andererseits wirkt die Praxisanleiterin auch nicht glaubhaft, wenn sie die

Probleme und Schwierigkeiten mit der Schülerin nur auf der rein sachlichen Ebene erörtert. Wie also kann ein geeignetes Vorgehen aussehen? Wenn die Lehr- und Lernprozesse weiter **produktiv** sein sollen, ist es nötig, dass die den Störungen zugrunde liegenden Konflikte und Probleme erkannt und thematisiert werden. Eine dafür sinnvolle Methode bieten die Grundlagen der **Metakommunikation.**

> Der Begriff **Metakommunikation** bezeichnet die Fähigkeit der Kommunikationspartner, sich über die Kommunikation zu verständigen.

Alle Beteiligten, also die Praxisanleiterin und die Schülerin, sehen sich als Beteiligte im Beziehungsgeflecht. Das jeweils eigene Verhalten im Umgang miteinander wird im gegenseitigen Austausch thematisiert. Somit bietet die Metakommunikation die Möglichkeit, Beziehungskonflikte mit der Schülerin aufzudecken, darzustellen und zu bearbeiten.

Die Kommunikation auf dieser Ebene setzt voraus, dass das eigene Tun im Kommunikationsprozess nicht geleugnet wird, die eigenen Reaktionen dem Gegenüber transparent gemacht werden und die Praxisanleiterin und Schülerin sich bemühen, die Reaktionen des Gegenübers zu verstehen. Es geht nicht darum, einzelne Gesprächsinhalte richtig zu stellen oder zu kommentieren, sondern die **eigenen Reaktionen** sollten der Schülerin **transparent** gemacht werden. Außerdem sollte die Gesprächspartnerin sich bemühen, die Reaktionen des Gegenübers zu **verstehen.**

Im Rückblick sollte eine zusammenfassende Erörterung vorgenommen werden, durch die einzelne Gesprächsepisoden erst verständlich gemacht werden.

- Wie stehe ich zu der Schülerin?
- Was bewegt mich dazu, ihr zu widersprechen?
- Warum fällt es mir schwer, meinen eigenen Standpunkt zu vertreten?
- Wie fühle ich mich mit diesem Gespräch?
- Was will ich durch dieses Gespräch erreichen?
- Was habe ich bekommen, und wie geht es mir damit?
- Was wollte ich der Schülerin sagen, habe es aber nicht gesagt?
- Was hätte ich besser anders oder überhaupt nicht gesagt?

Immer dann, wenn die Praxisanleiterin bei einem Gespräch mit der Schülerin einen Beziehungskonflikt wahrnimmt, empfiehlt es sich, die bisherige Gesprächsebene zu verlassen. Mithilfe der Metakommunikation sollte die Praxisanleiterin klären, wie die während eines Gesprächs aufgenommenen verbalen und non-verbalen Botschaften verstanden wurden und wie diese Botschaften auf einen selbst gewirkt haben. Damit dieses Ziel erreicht werden kann und auch die Schülerin mit dieser für sie sicherlich ungewohnten Kommunikationsform zurechtkommt, sollte diese Kommunikationsform in nachfolgenden Schritten eingeleitet werden.

Verbesserung der Kommunikation durch Metakommunikation

Definition: Metakommunikation

Übersicht 34: Fragen zur Klärung von Kommunikations- und Interaktionsaspekten

Übersicht 35: Einleitung einer Metakommunikation mit der Schülerin

> - Die Praxisanleiterin und die Schülerin lösen sich aus dem gestörten Kommunikationsprozess und begeben sich zur Reflexion auf die Metaebene.
> - Voraussetzung dafür ist auf beiden Seiten ein gewisses Maß zur Selbstoffenbarung und die Tolerierung unterschiedlicher Meinungen und Standpunkte.
> - Bestandteil der Metakommunikation ist das Feedback (☞ Kapitel 5.3), der Schülerin wird mitgeteilt, wie man ihr Verhalten wahrgenommen, erlebt und verstanden hat, und welche Reaktion dadurch bei einem ausgelöst wurde.

Diese gedanklichen Vorüberlegungen gibt die Praxisanleiterin in Form eines Feedbacks an die Schülerin weiter. Durch dieses sollen ihr die nicht auf der Sach-, sondern auf der **Beziehungsebene** angesiedelten Gesprächsinhalte, die Probleme bereiten, verdeutlicht werden.

Für ein das Gespräch positiv beeinflussendes Feedback ist es hilfreich, gewisse **Grundregeln** zu beachten. Nachfolgend werden einige dieser Anforderungen (nochmals) vorgestellt.

Anforderungen an das Feedback auf der Ebene der Metakommunikation

Übersicht 36: Anforderungen an ein Feedback

> - Das Feedback sollte so erteilt werden, dass die Schülerin es auch hören kann. Dies bedeutet, dass die Inhalte, Aspekte und Gefühle klar formuliert werden müssen und nicht als versteckte Botschaften formuliert werden sollen.
> - Es sollte dann erfolgen, wenn die Schülerin bereit und in der Lage ist, es zu hören. Dies bedeutet, dass die äußeren Bedingungen (Ruhe und Zeit) und die inneren Bedingungen (z. B. die Schülerin sollte sich in einer ausgeglichenen Stimmung befinden und nicht noch zusätzlichen Druck durch Prüfungen oder ähnliches haben), die die Schülerin mitbringt, beachtet werden sollten.
> - Das Feedback sollte beschreibend und nicht bewertend und/oder interpretierend sein. Dies bedeutet, dass die Praxisanleiterin der Schülerin die Möglichkeit lässt, den geschilderten Aspekt aus ihrer Sicht darzustellen.
> - Es sollte so konkret und situationsspezifisch wie möglich sein. Dies bedeutet, dass pauschale Aussagen vermieden werden und die Praxisanleiterin stets die aktuelle (Einzel-)Situation in den Blick nimmt.
> - Es sollte angemessen, brauchbar sein und zum richtigen Zeitpunkt erfolgen. Dies bedeutet, dass das Feedback umso wirkungsvoller ist, je kürzer die Zeit zwischen dem betreffenden Verhalten und dem Austausch über die Wirkung dieses Verhaltens ist.
> - Das Feedback sollte klar, unmissverständlich formuliert, offen, ehrlich, angemessen und reversibel sein. Dies bedeutet, dass – auch wenn die Schülerin das Feedback auf einer anderen Ebene empfängt als es die Praxisanleiterin gesendet hat – die angekommene Botschaft die gleiche sein sollte.
> - Die Aufnahmekapazität der Schülerin muss berücksichtigt werden. Dies bedeutet, dass das Gespräch z. B. zu einem späteren Zeitpunkt fortgesetzt werden sollte, wenn die Praxisanleiterin

> bei der Schülerin Konzentrationsstörungen und/oder Müdigkeit wahrnimmt.
> - Die Praxisanleiterin sollte Verhaltensalternativen aufzeigen, statt Ratschläge zu erteilen. Dies bedeutet, dass der Schülerin nicht pauschal Meinungen und Empfehlungen aufgedrängt werden, sondern sie verschiedene Alternativen zur Wahl hat und über diese eigenständig entscheiden kann.
> - Das Feedback sollte als Ich-Botschaft gesendet werden.

Wenn die Praxisanleiterin selber Empfängerin von Kritik durch die Schülerin ist, fällt es in der Regel nicht leicht, diese aufzunehmen. Aber auch die Schülerin benötigt Unterstützung, wie sie als Empfängerin von Kritik vorgehen sollte. Dieser Bereich ist sicherlich individuell sehr unterschiedlich. Dennoch ist es hilfreich, beim Empfangen von Kritik nach den nachfolgenden Schritten vorzugehen. Neben dem Feedback übernehmen auch das Senden von **Ich-Botschaften** und das **aktive Zuhören** eine wichtige Funktion bei der Metakommunikation. Ich-Botschaften sagen etwas darüber aus, wie ein bestimmtes, meist störendes Verhalten der Schülerin wirkt und inwiefern die Praxisanleiterin sich davon betroffen fühlt.

Kritik empfangen

> 1. Zuhören, d. h., der Gesprächspartner sollte in Ruhe ausreden können und möglichst nicht unterbrochen werden.
> 2. Es sollte überprüft werden, ob der Gesprächspartner verstanden wurde. Es sollte bei Bedarf nachgefragt werden, was gemeint ist. Das Gesagte sollte nicht beurteilt werden, sondern nur verstanden worden sein.
> 3. Man sollte sich nicht gleich rechtfertigen. Das Gesagte sollte erst einmal verarbeitet werden, insbesondere dann, wenn die Gefühls- und/oder die Beziehungsebene betroffen ist.
> 4. Man sollte über die Rückmeldung nachdenken und das Gesagte überprüfen.
> 5. Man sollte sich klarmachen, ob und welche Gefühle durch das Gesagte mobilisiert wurden. Diese Gefühle sollte man klären und dann diese Reaktion auf die Rückmeldung nach einem angemessenen Zeitraum mitteilen. Dies kann auf der Stelle oder später sein. Man sollte vermeiden, eine Verteidigungs- oder Rechtfertigungsstellung einzunehmen.

Übersicht 37: Empfangen von Feedback

Ich-Botschaften sind offen, ehrlich und direkt. Im Normalfall hat derjenige, der die Ich-Botschaft sendet, ein Problem, d. h., er empfindet z. B. Traurigkeit, Wut oder Enttäuschung und vermittelt dem anderen diese Gefühle über die Ich-Botschaften.

Wenn die Praxisanleiterin wiederum spürt, dass die Schülerin ein Problem hat oder einen Rat benötigt, ist das aktive Zuhören eine sinnvolle Gesprächstechnik. Bei dieser Methode definiert sich der **Zuhörende** selbst **als Gesprächspartner**, der zunächst darum bemüht ist, die Botschaft und die Inhalte der Schülerin zu verstehen. Die Praxisanleiterin versucht auf diese Weise, die kodierten Botschaften der Schülerin zu dekodieren, um sie somit wirklich zu verstehen. Wenn das Verhalten der Schülerin der Praxisanleiterin Probleme bereitet, so empfiehlt es sich, das

Das Senden von Ich-Botschaften – Aktives Zuhören

Gespräch zunächst mit mehreren Ich-Botschaften zu beginnen und im weiteren Gesprächsverlauf aktiv zuzuhören. Mit diesem Vorgehen kann meist sowohl von der Praxisanleiterin als auch von der Schülerin eine akzeptable Problemlösung gefunden werden.

Übersicht 38: Ansprüche an Ich-Botschaften

- Die Ich-Botschaften sollen Verhalten beschreiben.
- Ich-Botschaften sollen nicht beschuldigen oder verurteilen. Sie sollen stattdessen verdeutlichen, was Probleme schafft und/oder nicht akzeptabel ist.
- Statt Du-Vorwürfe zu verwenden, werden Ich-Botschaften gesendet.
- Die konkreten Auswirkungen des beschriebenen Verhaltens sind zu verdeutlichen. Die meisten Schülerinnen sind bereit sich zu ändern, wenn sie wissen, dass ihr Verhalten andere – in diesem Fall die Praxisanleiterin – berührt.
- Wenn Gefühle zum Ausdruck gebracht werden, nimmt dies der andere als Signal „aktiv zuzuhören".

Ansprüche an das aktive Zuhören

- Die Praxisanleiterin signalisiert der Schülerin, dass sie Interesse an ihrer Person hat. Dazu sollte sie Augenkontakt aufnehmen und die Aussagen der Schülerin durch kurze Reaktionen wie Nicken oder Lächeln bestätigen.
- Die Praxisanleiterin sollte die Schülerin immer aussprechen lassen und nur dann unterbrechen, wenn etwas nicht verstanden wurde. Dann sollte gefragt werden, was die Schülerin mit ihrer Aussage meint.
- Die Praxisanleiterin sollte Interpretationen und „Warum-Fragen" vermeiden.
- Die Praxisanleiterin sollte der Schülerin die Gesprächsergebnisse fortlaufend zurückmelden. Dadurch wird die Schülerin ohne Beeinflussung, Interpretation und Warum-Fragen durch die Praxisanleiterin zu einem eigenen Ergebnis geleitet.
- Die Praxisanleiterin sollte Aussagen der Schülerin nochmals in eigenen Worten kurz zusammenfassen, um sicherzugehen, dass die Botschaft richtig aufgenommen wurde.

5.5 Konfliktsituationen im Anleitungsalltag: Ausblick

Bedeutung eines Vertrauensverhältnisses

Die in diesem Kapitel vorgestellten Ansätze zur Lösung von Problemen mit der Schülerin können nur dann wirksam werden, wenn die Praxisanleiterin durch ihr Verhalten ein Vertrauensverhältnis entstehen lässt. Ein Vertrauensverhältnis ist durch eine positive, ermunternde Erwartungshaltung und eine optimistische Grundeinstellung gegenüber der Schülerin geprägt. Es basiert darauf, dass die Schülerin als Persönlichkeit und mit ihrem Verhalten und Tun anerkannt wird. Es setzt das aktive Zuhören und eine kritische Selbstreflexion der Praxisanleiterin voraus. Die Reflexion der Praxisanleiterin über sich selbst schließt die Einstellungen über die Schülerin mit ein, analysiert aber auch Schwachstellen im Anleitungsalltag. Ein Vertrauensverhältnis entsteht, wenn die Schülerin Verständnis für ihre Interessen, Motive und Gefühle spürt, andererseits jedoch problematische Aspekte, die das Lernen beeinträchtigen, offen und ehrlich – auch unter Eingeständnis von Fehlern aufseiten der Praxisanleiterin – angesprochen werden. Die Praxisanleiterin muss persönliche Glaubwürdigkeit zeigen und sich zudem um eine gerechte Behandlung und Beurteilung bemühen (☞ Kapitel 6). Werden diese Faktoren im Anleitungsalltag berücksichtigt, fördert dies eine Atmosphäre, in der Konflikte von vornherein seltener auftreten oder eher bewältigt und gelöst werden können. Es entsteht eine Atmosphäre, bei der tatsächlich aus Konflikten gelernt werden kann, in der Konfliktsituationen also ihre positive Seite entfalten können.

5.5.1 Strategien der Konfliktlösung für Praxisanleiterinnen

Die vorangegangenen Abschnitte haben gezeigt, wie anspruchsvoll, zeitaufwändig, Kraft und Energie raubend es ist, Konflikte im Anleitealltag zu bewältigen. In schwierigen Situationen, wie den beschriebenen, ist es notwendig, dass die Praxisanleiterin ihre eigene Position immer wieder reflektiert und die Konflikte aus einer anderen Perspektive zu betrachten lernt. Stärkend und horizonterweiternd kann zudem ein Austausch mit anderen Praxisanleiterinnen sein. Nachfolgend werden drei Methoden vorgestellt, die besonders geeignet scheinen, bei der Bewältigung von Konflikten zu helfen. Es würde den Ansatz dieses Buches sprengen, die Methoden ausführlich darzustellen. Es soll an dieser Stelle nur darum gehen, die Grundzüge der verschiedenen Ansätze aufzuzeigen. Bei vertieftem Interesse in Problemsituationen sollte sich die Praxisanleiterin mit der Pflegedienstleitung in Verbindung setzen. Viele Häuser bieten ihren Mitarbeiterinnen bei Bedarf eine der vorgestellten Beratungsformen an.

Methoden der Konfliktbewältigung

Supervision

> **Supervision** bedeutet „unter Anleitung nachdenken". Es ist eine Beratungsform für Probleme im Beruf.

Definition: Supervision

Diese werden aus der Distanz, d. h. befreit vom unmittelbaren Handlungsdruck, betrachtet und reflektiert. Gegenstand dieser Reflexionen sind nicht nur äußere, sondern auch innere Gegebenheiten. Durch sie sollen Einsichten in Handlungszusammenhänge, Interpretations- und Bewertungsmuster gewonnen werden.

Mit Unterstützung durch Supervision sollen das berufliche Handeln professionalisiert und berufliche Belastungen bewältigt werden. Die Supervision trägt zu anderen Sichtweisen und einem neuen Verständnis bei. Dadurch vermittelt sie in schwierigen Situationen Handlungsperspektiven und Initiative. Disziplinarprobleme und Konflikte können exemplarisch gelöst oder auch ganz vermieden werden. Außerdem kann die Entwicklung der Persönlichkeit gefördert werden, wie z. B. das Akzeptieren

Bewältigung beruflicher Belastungen

und Finden einer eigenen Rolle, von Stärken und Durchsetzungskraft. Supervision hat den Zweck, Persönlichkeiten und Professionalität auszubauen. Sie verfolgt zudem das Ziel, Organisationsformen und Verhältnisse so zu verändern, dass z. B. das Arbeitsklima verbessert wird. Unterschieden wird zwischen Einzel- und Gruppen-Supervision.

Kollegiale Beratung

Bei der Supervision und beim Coaching (☞ Seite 176) müssen ein externer Berater beauftragt werden. Dies ist zeit- und kostenaufwendig. Gerade in Zeiten massiver Einsparungen im Gesundheitswesen scheitert daran oft die Realisierung. Andererseits ist gerade bei eng gewordenen personellen und finanziellen Ressourcen Beratung besonders notwendig. Einen Ausweg bieten selbst organisierte Beratungssysteme wie die **kollegiale Beratung**. Sie ist zeitökonomisch, kostengünstig, adressaten- und bedarfsorientiert.

Selbst organisierte Beratung stärkt die Eigenverantwortlichkeit

Es handelt sich um eine Beratungsform, die unmittelbar an der pädagogischen Basis ansetzt und die Eigenverantwortlichkeit sowie das Selbsthilfepotenzial der Beteiligten stärkt. Zudem erweitern sich die kommunikativen Fähigkeiten, da anteilnehmendes Zuhören, das Ausdrücken von Gefühlen und nicht-verletzendes Konfrontieren geübt werden. Durch die Beachtung z. B. non-verbaler Signale wächst die Reflexionsfähigkeit gegenüber dem eigenen Kommunikationsverhalten. Gerade für Praxisanleiterinnen steigern sich die Kompetenzen im Bereich der Beratung. Die distanzierte Betrachtung ermöglicht, Ungereimtheiten, Konflikte und (Schein-)Harmonien im Alltag zu erkennen. Da das Verfahren transparent und strukturiert ist, werden vorschnelle Bewertungen anderer, die den Betroffenen daran hindern, eine eigene Lösung zu finden, vermieden. Reine Zuhörer erhalten bei den Fallbesprechungen Handlungsmöglichkeiten und Anregungen für ähnlich gelagerte Probleme. Die kollegiale Beratung findet in Gruppen von 6 bis 9 Mitgliedern statt. In regelmäßigen Abständen tragen die Teilnehmerinnen Praxisfragen, Probleme und Fälle vor. Das Konzept eignet sich z. B. sehr gut, um pädagogische Fragestellungen aus dem Anleitealltag (auch Konfliktsituationen) zu klären.

Verteilung der Rollen – Aufgaben des Falleingebers:

Es ist wichtig, dass die „Falleingeberin", d. h. die Ratsuchende, den Fall möglichst konkret darstellt, damit ihre Innenansicht nachvollziehbar und transparent wird. Vorrang hat das, was am lebendigsten in der Erinnerung ist, wie z. B. Gefühle, Gedanken und Erwartungen. Leitend sind Fragen wie: Wie ging ich mit den Reaktionen um? Wie geht es mir jetzt damit?

Aufgaben des Beraterteams:

Systematische und schrittweise Vertiefung der Kenntnisse über einen Fall

Bei der kollegialen Beratung wird das Problemverständnis systematisch und schrittweise vertieft. Folgende Stufen werden durchlaufen, damit das Beraterteam ein vollständiges Verständnis des vorgetragenen Falls erlangt, bevor Lösungsvorschläge vorgebracht werden:

1. Zuhören
2. Nachfragen
3. Analyse der Ursachen
4. Lösungsvorschläge

Die Reflexion erfolgt gemeinsam und partnerschaftlich; es werden keine Hierarchien gebildet.

Aufgaben der Moderatorin:
Die Moderatorin strukturiert, begrenzt und diszipliniert den Ablauf der kollegialen Beratung:

- Sie erinnert und überwacht z. B. Sprachformeln (als „Ich" sprechen), Regeln und Rollen.
- Sie beachtet den Ablauf und ist „Zeitgeberin".
- Sie achtet auf einen respektvollen, empathischen Umgang mit dem Fall (d. h. nicht bewertend, belehrend oder analytisch).
- Sie schützt die Teilnehmerinnen vor Fragen und Herausforderungen, die zu weit gehen.
- Sie führt Protokoll.

Ablauf der kollegialen Beratung:

Schrittweises Vorgehen

1. Beginn und Verteilung der Rollen: Wer ist Moderatorin? Wer ist Ratsuchende? Wer ist Mitglied des Beratungsteams? Wer ist Zuhörerin?
2. Darstellung des Falls: Die Ratsuchende skizziert den Fall, die Beraterinnen hören zu, machen sich Notizen, fragen aber noch nicht nach.
3. Befragung: Die Ratsuchende wird durch die Beraterinnen interviewt, d. h., es werden weitere Informationen erfragt und Verständnisfragen gestellt. Die Ratsuchende kann ihren Fall ausführlich darlegen. Interpretation und Hypothesen werden unterbunden.
4. Hypothesen: Die Beraterinnen tauschen ihre Vermutungen zum Fall aus. Querverbindungen, Indizien, Bilder und Assoziationen sind zugelassen. Die Ratsuchende macht sich Notizen und hört zu.
5. Stellungnahme: Die Ratsuchende äußert sich zu den Hypothesen; unter Umständen bringt sie ihre Assoziationen, Bilder und Fantasien mit ein. Diese sind geeignet, durch einen emotionalen, nicht kognitiven Zugang neue Sichtweisen zum Fall zu eröffnen.
6. Lösungsvorschläge: Die Mitglieder des Beratungsteams teilen der Ratsuchenden mit, was sie an ihrer Stelle täten. Dabei wird auch das Zusammenspiel von Beziehungen, fachlichen Faktoren und Situationen eingebracht. Die Ratsuchende macht sich Notizen und hört zu.
7. Entscheidung: Die Ratsuchende gibt an, welche Lösungsvorschläge und Hypothesen sie aufgreifen möchte. Sie beurteilt den Lösungsansatz und teilt mit, welche Impulse, Dynamiken und Reaktionen ihr wichtig sind. Außerdem eröffnet sie, wie sie den Fall weiter bearbeiten möchte. Die Beraterinnen hören zu und reflektieren für sich selbst die von der Ratsuchenden angenommenen Hypothesen, Lösungen und Begründungen.
8. Austausch: Die Ratsuchende und das Beraterteam tauschen sich über ihr aktuelles Befinden aus. Außerdem erfolgt ein gegenseitiges Feedback über den Ablauf und die Inhalte der kollegialen Beratung. Die Moderatorin schließt die Runde mit einem Dank an alle Beteiligten ab.

Coaching

Das Coaching, das sich ursprünglich vorrangig an Personen mit Managementaufgaben gerichtet hat, hält zunehmend Einzug in den Pflegebereich. Pflegende mit Führungsaufgaben – und dazu können insbesondere auch stationsübergreifend eingesetzte Praxisanleiterinnen gezählt werden – erhalten in besonderen Anforderungssituationen einen Coach (Berater).

Rolle des Coach

In einer Kombination aus einer individuellen, unterstützenden Bewältigung von Problemen und einer persönlichen Beratung und Begleitung versteht sich der Coach als ein neutraler Geber von Feedback.
Dabei wird die Praxisanleiterin vorrangig auf der Prozessebene beraten. Dies bedeutet, dass der Coach keine vorgefertigten oder direkten Lösungsvorschläge macht, sondern die Praxisanleiterin diese Lösungen selbst entwickelt. Der Coach steht ihr dabei als Berater zur Verfügung.

Ziele von Coaching

Coaching dient nicht nur dazu, Probleme und ihre Symptome zu bearbeiten, sondern hilft dabei, die Prozesse, die das Problem verursacht haben, zu erkennen und zu lösen. Im Idealfall lernt die Praxisanleiterin mithilfe von Coaching ihre Probleme selber zu lösen, sich klare Ziele zu setzen und wieder eigenständig effektiv und ergebnisorientiert zu arbeiten.

Die Ziele von Coaching sind demnach:

• Hilfe zur Selbsthilfe
• Förderung von Verantwortung
• Förderung von Bewusstsein
• Schulung der Selbstreflexionsfähigkeit

Der Coach hilft der Praxisanleiterin dabei, ihre Möglichkeiten zu erkennen und zu nutzen. Ihre vorhandenen Ressourcen werden eingesetzt und weiterentwickelt. Letztendlich ist die Praxisanleiterin immer wieder selbst in der Position eines Coach, denn in der Begleitung und Anleitung von Schülerinnen verfolgt sie ähnliche Ziele.

Selbst die Schülerin soll durch ihre Ausbildung dazu befähigt werden – dies ist erstmalig sogar im Krankenpflegegesetz verankert –, eine beratende Funktion auszuüben. In einer an den Ressourcen orientierten Pflege wird sie häufig ähnlich wie ein Coach vorgehen

Umso wichtiger ist es, dass alle in einer Beratungsfunktion arbeitenden Menschen ihre eigenen Grenzen wahrnehmen und erkennen, wann sie selbst eine Beratung, z. B. durch Coaching, benötigen.

6   Die Beurteilung von Schülerinnen

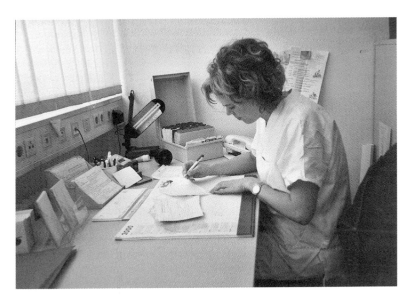

Lernziele

➡ Sie erwerben Hintergrundwissen zum Thema Beurteilungen. Dieses hilft Ihnen, die Fähigkeiten und/oder Defizite von Schülerinnen gezielter zu erfassen, zu beschreiben und zu formulieren.

➡ Sie lernen Kriterien kennen, die Ihnen dabei helfen, eine Beurteilung möglichst objektiv zu gestalten und Beurteilungsfehler weitestgehend zu vermeiden.

➡ Die vorgestellten Beurteilungskriterien und verschiedenen Formulare geben Ihnen Anregungen für eigene Beurteilungen. Sie geben Ihnen zudem eine Hilfestellung beim Führen eines Beurteilungsgesprächs.

➡ Seit dem neuen Krankenpflegegesetz sind Sie unter Umständen als Zweitprüferin beim praktischen Examen dabei. Sie lernen wesentliche Anforderungen und Aspekte dieser neuen Aufgabe kennen.

Die Schülerinnen sind nur für einen begrenzten Zeitraum auf der Station eingesetzt. Die Ausbildungsstruktur bringt es mit sich, dass sie häufig die Station und das Fachgebiet wechseln müssen. Immer wieder beginnen sie dann „von vorn". Damit der Einsatz für die Schülerin neben dem Erfahrungs- auch einen Wissenszuwachs mit sich bringt, ist die Praxisanleiterin darauf angewiesen, dass die Schülerin weiß, was sie bereits kann bzw. noch lernen muss und worin

Stärken oder Schwächen liegen. Dies kann die Schülerin nur wissen, wenn sie eine angemessene Rückmeldung über ihre Leistungen erhält. Sehr häufig bekommt die Schülerin unmittelbar im Anschluss an bestimmte Pflegehandlungen ein Feedback. Die gerade durchgeführte Tätigkeit wird dann isoliert bewertet, d. h., andere Anleitungs- und Arbeitssituationen werden zumeist ausgeklammert. Alle Wahrnehmungen während der Anleitungen prägen den Gesamteindruck von der Schülerin sowohl in fachlicher als auch in menschlicher Hinsicht. Auf Basis dieses Gesamteindrucks wird die Abschlussbeurteilung verfasst. Die Lehrerinnen der Krankenpflegeschule, die insbesondere für die theoretische Ausbildung verantwortlich sind, benötigen das Zeugnis, um die Vorgaben des Krankenpflegegesetzes zu erfüllen. Sie machen sich zudem ein Bild vom Lernstand der Schülerin in der Praxis, um bei Bedarf, z. B. bei einer sehr schlechten Beurteilung, adäquat reagieren zu können. Das Thema Beurteilung bereitet vielen Mitarbeiterinnen Schwierigkeiten, da häufig das nötige Hintergrundwissen fehlt. Dieses wird im nachfolgenden Kapitel vermittelt. Zudem wird der Sinn/Unsinn von Beurteilungen kritisch erörtert. Des Weiteren werden Leitlinien der Beurteilung und verschiedene Alternativen vorgestellt.

Das aktuelle Krankenpflegegesetz misst der Praxisanleitung eine hohe Bedeutung zu. Dies zeigt sich auch darin, dass die Praxisanleiterin Fachprüferin im praktischen Examen ist. Das nachfolgende Kapitel vermittelt Basiswissen für diese verantwortungsvolle Aufgabe.

Auf der Basis dieser Darstellungen werden Entscheidungshilfen für die Beurteilung von Schülerinnen gegeben.

6.1 Allgemeines

Definition und Herkunft: Beurteilungsbegriff

Der Begriff der **Beurteilung** wurde im 18. Jahrhundert im hochdeutschen Sprachraum geprägt und sagt aus, dass zu etwas Stellung genommen oder eine Meinung geäußert wird. Das Beurteilen setzt sich zusammen aus dem Beobachten über einen längeren Zeitraum, dem Beschreiben, Vergleichen und Messen der Beobachtungen an bestimmten Normen und Maßstäben, um zu einer endgültigen Aussage über den Stand, die Entwicklung und Bedeutung des Könnens der Schülerin zu gelangen.

Der Prozess der Beurteilung ist eng verknüpft mit dem des **Zeugnisses,** anhand dessen die Leistungen und Fortschritte des Lernenden eingeschätzt werden.

Funktion von Beurteilungen

Beurteilungen sind ein Ausdruck der **Leistungsorientierung.** Durch die Noten und Aussagen in den Zeugnissen erfolgt eine berufliche Auslese und Positionszuweisung. Der eigentliche pädagogische Nutzen, der in der Stärkung der Lernmotivation, der Ermunterung oder Anmahnung oder ganz einfach darin liegt, eine differenzierte Information über Leistungen zu ermöglichen, ist häufig zweitrangig. Zudem erfolgen Beurteilungen häufig sehr pauschal und berücksichtigen die Individualität der Schülerin nicht.

Ziel sollte daher sein, die Einsatzbeurteilung **individuell** nach möglichst **objektiven** Kriterien vorzunehmen. Beurteilungen sind ein **erzieherisches Mittel** und haben sowohl eine organisatorische als auch eine verwaltende und führende Funktion. Mithilfe bestimmter vorher festgelegter Maßstäbe werden Stärken und Schwächen gegeneinander abgewogen, was eine Verstärkung der Selbsterziehung bewirkt.

6.2 Die Beurteilung in der praktischen Gesundheits- und Krankenpflegeausbildung

Eine Ausbildung zeichnet sich u. a. dadurch aus, dass die Schülerin immer wieder durch Standortbestimmungen auf ihr erreichtes und das zu erreichende Lernniveau hingewiesen wird. Diese endet mit den Abschlussprüfungen, die bei erfolgreicher Teilnahme dazu befähigen, den entsprechenden Beruf auszuüben und die – zumeist geschützte – Berufsbezeichnung zu tragen.

Die während der Ausbildung zu erbringenden Leistungen sind, zumindest grob, durch Gesetze geregelt. Im Bereich der Krankenpflegeausbildung setzt die Ausbildungs- und Prüfungsverordnung für die Berufe in der Krankenpflege verbindliche Maßstäbe. Sie schreibt vor, dass die regelmäßige und erfolgreiche Teilnahme an den Ausbildungsveranstaltungen nachgewiesen werden muss. Sowohl in der Theorie als auch in der Praxis sind somit **Nachweise** zu erbringen, die belegen, dass die Ausbildung erfolgreich verlaufen ist. Die Bescheinigung über die erfolgreiche Teilnahme in beiden Bereichen während der gesamten Ausbildung muss dem Antrag auf Zulassung zur staatlichen Prüfung beigefügt werden. In der theoretischen Ausbildung werden in jedem Lernfeld (☞ Kapitel 2.2.1) Leistungsnachweise erbracht, aus denen die Theorienoten ermittelt werden. Die Art des Leistungsnachweises kann jede Schule selbstständig festlegen. Da Wissen zumeist direkt, z. B. in Form schriftlicher Klausuren, geprüft werden kann, fällt die Leistungsbeurteilung dieses Bereiches relativ leicht. Es sind zumeist **konkrete Fakten** vorhanden, an denen das von der Schülerin erbrachte Wissen weitgehend objektiv gemessen und in Form von Noten erfasst werden kann.

Basis der Beurteilung

Problematischer gestaltet sich der Aspekt der Leistungsmessung und Leistungsbeurteilung für die Ausbildung in der **Praxis**. Wie kann in diesem Bereich die Leistung der Schülerin beurteilt werden? Konkrete Angaben gibt es im Krankenpflegegesetz nicht; es bleibt jeder Ausbildungsstätte selbst überlassen, wie sie das Gesetz erfüllt. Da die an der Ausbildung beteiligten Lehrerinnen meistens nur einen ausschnittsweisen Einblick in die praktischen Kompetenzen bzw. Defizite ihrer Schülerinnen haben, sind sie auf die Beurteilung der Stationsmitarbeiterinnen angewiesen, die die Schülerinnen im Stationsalltag täglich erleben. Dies bedeutet jedoch zugleich, dass sie eine hohe Verantwortung der Leistungsmessung und -beurteilung in der Praxis tragen.

Probleme der Beurteilung im Bereich der praktischen Ausbildung

6.2.1 Sinn und Zweck der Beurteilung – Möglichkeiten und Grenzen

Die Beurteilung der Praxisleistungen der Schülerin fördert die berufliche Entwicklung der Schülerin. Alle an der Ausbildung beteiligten Personen, wie die Schülerin, die Pflegekräfte oder Lehrerinnen, erhalten bei einer differenziert vorgenommenen Beurteilung einen umfassenden Einblick in das Lehr- und Lernverhalten sowie in die Kompetenzen der Schülerin. Auf der Basis der **Beurteilung** kann der Ist-Zustand mit dem Soll-Zustand, z. B. anhand der durch den Lehrplan für diesen Ausbildungsabschnitt vorgesehenen **Lernziele,** verglichen werden. Dadurch können Lernziele für den nächsten Einsatz gezielter gesetzt werden.

Lernziele gezielter setzen

Die Beurteilung trägt dazu bei, dass die Schülerin in ihrer Eigenverantwortlichkeit **gestärkt** wird und ihre Ausbildung **selbsttätig** und **eigenverantwortlich** gestaltet. Mit wachsendem beruflichen Können kann sich zunehmend auch ihr berufliches Selbstbewusstsein entwickeln.

Dieses bildet wiederum eine wesentliche Voraussetzung für die Entwicklung einer beruflichen Professionalität, die ihrerseits den Unterschied zu angelernten Pflegekräften wie z. B. den Zivildienstleistenden oder den Helferinnen des Freiwilligen Sozialen Jahres darstellt.

Entwicklung einer beruflichen Professionalität und eines beruflichen Selbstbildes

Die Beurteilung hilft der Schülerin bei der Entwicklung eines realistischen **beruflichen Selbstbildes.** Sie kann durch die Rückmeldung anderer Menschen erkennen, wo ihre Schwächen liegen und welche Defizite somit zukünftig aufgearbeitet werden müssen, welche Bereiche bereits sicher beherrscht werden und somit nicht mehr im Vordergrund des Lerninteresses stehen müssen. Sie dient der eigenen Lernerfolgskontrolle und verbessert folglich den Lernstand. Die Praxisanleiterin kann anhand der Beurteilung auch überprüfen, ob die festgelegten Lernziele, die Anleitungsmethoden und die aufgewendete Zeit den Bedürfnissen der Schülerin entsprochen haben. Sie hat dadurch die Möglichkeit, ihre eigenen Stärken und Schwächen zu erkennen und kann diese bei zukünftigen Anleitungen entsprechend berücksichtigen. Die verantwortliche Lehrerin der Krankenpflegeschule wiederum kann durch eine Praxisbeurteilung eher feststellen, auf welcher Lernstufe sich die Schülerin zum entsprechenden Zeitpunkt befindet. Die Beurteilungen helfen ihr dabei zu überprüfen, ob die bisher vermittelte Theorie, die Anleitung durch die Praxis und der klinische Unterricht aller Voraussicht nach zu einem positiven Examensergebnis führen werden oder ob **grundsätzliche Veränderungen** in der Anleitung und Begleitung der Schülerin nötig sind. Zunehmend zeigen auch die Träger der Ausbildung Interesse an den Leistungen der Schülerinnen. Dies erfolgt primär unter dem Gesichtspunkt und der Fragestellung, ob sich die Investition in den Ausbildungsbereich gelohnt hat.

Pädagogische Förderfunktion

Zusammengefasst kommt der Beurteilung während der Ausbildung eine **pädagogische Förderfunktion** zu, die dazu befähigen soll, die Ausbildung erfolgreich abzuschließen. Trotz der oben dargestellten Ziele, die sicherlich auch häufig erreicht werden können, muss dennoch klar sein, dass eine Beurteilung immer **subjektiv** ist. Je subjektiver eine Beurteilung erfolgt (Einflussfaktoren ☞ Kapitel 6.2.2), desto weniger werden jedoch die oben angeführten Ziele erreicht. Die Entwicklung einer möglichst objektiven Beurteilung kann mithilfe von **Leitlinien,** die bei jeder Einschätzung beachtet werden, erreicht werden.

6.2.2 Leitlinien im Rahmen der Beurteilung

Es gibt zwar keinen Standard, mit dessen Hilfe praktische Leistungen einer Schülerin beurteilt werden können, dennoch darf die Beurteilung **nicht** – wie es leider häufig der Fall ist – nach Kriterien der Sympathie und Antipathie erfolgen. Neben einheitlichen Beurteilungsformularen, die die Schülerin von ihrer Krankenpflegeschule erhält (☞ Kapitel 6.2.5) sollten die examinierten Pflegepersonen Kriterien erarbeiten, nach denen **alle** auf ihrer Station eingesetzten Schülerinnen und deren Lernfortschritte oder Lerndefizite einheitlich eingeschätzt und beurteilt werden. Folglich müssen **Beurteilungsgrundlagen** wie z. B. Maßstäbe und/oder Normen der gezeigten Leistung/des Verhaltens vorhanden sein. Nachfolgend werden einige wesentliche Kriterien dargestellt.

Übersicht 39: Leitlinien bei der Beurteilung

- Die Praxisanleiterin sollte niemals alleine beurteilen. Es können jedoch nur diejenigen beurteilen, die gemeinsam mit der Schülerin gearbeitet und sie angeleitet haben.
- Bei der Abschlussbeurteilung sollen keine Einzelleistungen, sondern die Gesamtleistung beurteilt werden.
- Damit die Praxisanleiterin Lernfortschritte beschreiben kann, müssen bereits zu Beginn des Einsatzes die Eingangsqualifikation (Ist-Zustand) festgelegt und die Abschlussqualifikation (Soll-Zustand) geplant werden. In dem Zwischengespräch (☞ Kapitel 4.2.3) wird der Ist- mit dem Soll-Zustand verglichen. Bis zu der Abschlussbeurteilung hat die Schülerin noch ausreichend Gelegenheit, Korrekturen ihrer Handlungen und ggf. auch ihres Verhaltens vorzunehmen.
- Es sollten Lernziele vorhanden sein (☞ Kapitel 3.6.2 und 3.9). Mit ihrer Hilfe lassen sich Lernfortschritte, aber auch Lerndefizite der Schülerin objektiver messen. Hilfreich kann es sein, wenn sie in der Form differenziert sind, dass genau festgelegt ist, welche Inhalte und Kriterien für das Erreichen einer bestimmten Note/Einstufung beherrscht und wiedergegeben werden müssen.
- Es sollte eine exakte Festlegung des Bewertungsmaßstabes erfolgen. Dieser sollte der Schülerin bekannt sein und muss eventuell rechtzeitig vorab erläutert werden.
- Die Beurteilung muss so konzipiert sein, dass die Schülerin ihren augenblicklichen Leistungsstand einordnen und nachvollziehen kann.
- Die Beurteilung sollte stets in Ruhe vorgenommen werden. Bei Unsicherheiten ist es ratsam, die Einschätzung zu überschlafen und nochmals zu überdenken.
- Die während der Anleitungen und im Zwischengespräch festgeschriebenen Wahrnehmungen sollten mit dem aktuellen Stand verglichen werden.
- Bevor die Praxisanleiterin ein Verhalten der Schülerin beurteilt, das sie nicht versteht, sollte sie dieses in einem gemeinsamen Gespräch erörtern.

Benotung: Ja oder nein?

Die Frage, ob die Praxisleistungen ähnlich wie die Leistungen in der Theorie zu benoten sind, lässt sich nicht abschließend beantworten. Für die Zulassung zur staatlichen Prüfung reicht es aus, wenn die erfolgreiche **Teilnahme** an der praktischen Krankenpflegeausbildung **bescheinigt** wird. Andererseits wird jeder Teil der Abschlussprüfung – schriftlich, praktisch, mündlich – gesondert benotet. Zudem sind es die Schülerinnen aus ihrem bisherigen Schulalltag gewohnt, und diese Form der Beurteilung bietet ihnen eine schnelle Orientierung. Die Benotung der Fach- und Lern-/Methodenkompetenz fällt sicherlich noch relativ leicht, doch wie sieht es mit der Beurteilung der Personal- und Sozialkompetenz aus (Erläuterung der Kompetenzen ☞ Kapitel 2.3)? Eine Benotung in diesen Bereichen führt nur allzu schnell zu einer Etikettierung, die die Schülerin unter Umständen bis zum Ende ihrer Ausbildung verfolgt. Wie kann die Paxisanleiterin andererseits aber das Nichtbestehen eines Einsatzes dokumentieren, wenn keine Noten vergeben werden?

All diese Aspekte zeigen, dass es sehr schwierig ist, einen geeigneten Weg der Beurteilung zu finden, und sehr häufig setzt sich daher eine **Mischform** aus einer verbalen Beurteilung und einer Benotung durch. Letztendlich legen zumeist die Lehrerinnen der Krankenpflegeschule in Zusammenarbeit mit den Praxisanleiterinnen und Pflegedienstleitungen die Form des Beurteilungsbogens fest, der dann nur noch wenige individuelle Freiheiten zulässt. Gerade wenn der Beurteilungsbogen eine Notengebung fordert, ist es für eine gerechte Beurteilung eine wesentliche Voraussetzung zu wissen, welche Note welchen Leistungen entspricht. Nachfolgend werden daher die Notendefinitionen der Ausbildungs- und Prüfungsordnung des Krankenpflegegesetzes vorgestellt.

Welche Note entspricht welcher Leistung?

Sehr gut (1)	Wenn die Leistung den Anforderungen in besonderem Maße entspricht.
Gut (2)	Wenn die Leistung den Anforderungen voll entspricht.
Befriedigend (3)	Wenn die Leistung im Allgemeinen den Anforderungen entspricht.
Ausreichend (4)	Wenn die Leistung zwar Mängel aufweist, aber im Ganzen den Anforderungen noch entspricht.
Mangelhaft (5)	Wenn die Leistung den Anforderungen nicht entspricht, jedoch erkennen lässt, dass die notwendigen Grundkenntnisse vorhanden sind und die Mängel in absehbarer Zeit behoben werden können.
Ungenügend (6)	Wenn die Leistung den Anforderungen nicht entspricht und selbst die Grundkenntnisse so lückenhaft sind, dass die Mängel in absehbarer Zeit nicht behoben werden können.

(Quelle: Bundesgesetzblatt Jahrgang 2003 Teil I Nr. 55; Bonn, 19. November 2003: Ausbildungs- und Prüfungsverordnung für Berufe in der Krankenpflege [KrPflAPrV])

Die Subjektivität von Beurteilungen lässt sich in wesentlichen Teilen auf **Beurteilungsfehler** zurückführen. Diese schleichen sich häufig unbemerkt ein und haben unter Umständen fatale Auswirkungen auf die beurteilte Schülerin. Es sollte daher ein Anliegen sein, mögliche Fehlerquellen bereits im Vorfeld zu erkennen und zu beseitigen. Nachfolgend werden Beurteilungsfehler sowie Aspekte zu deren Vermeidung dargestellt.

Subjektive Beurteilung durch Beurteilungsfehler

> Ein **Beurteilungsfehler** liegt dann vor, wenn die Leistungsbeurteilung der Schülerin subjektiv erfolgte, sich nicht begründen lässt und im Widerspruch zu den objektiv darstellbaren Leistungen (z. B. anhand von erreichten Lernzielen) steht.

Definition: Beurteilungsfehler

Beurteilungsfehler lassen sich meistens auf ähnliche Ursachen zurückführen. Die häufigsten sind:

Ursachen von Beurteilungsfehlern

- Es wird **zu gut** oder **zu schlecht** bewertet. Hierzu kommt es sehr leicht, wenn die Praxisanleiterin sich durch hervorstechende Einzelwahrnehmungen positiver oder negativer Art blenden lässt. Wenn besser bewertet wird als es den eigentlich erbrachten Leistungen entspricht, wird der Schülerin eine wichtige Chance verbaut, sich ihren Fehlern zu stellen und an einer Verbesserung zu arbeiten. Wird wiederum zu streng bewertet, so kann dies dazu führen, dass die Motivation der Schülerin sinkt, da sie das Gefühl hat, die gesetzten Ziele ohnehin nie erreichen zu können.
- Es werden **keine extrem guten** oder **schlechten** Noten gegeben. Dieser Aspekt tritt häufig auf, da viele Praxisanleiterinnen insbesondere die Vergabe schlechter Noten scheuen. Dies führt dazu, dass Beurteilungen häufig fast gleich ausfallen, selbst wenn eine Schülerin besonders gute oder schlechte Leistungen gezeigt hat. Der pädagogische Nutzen solcher Beurteilungen lässt sich nicht erkennen.
- Statt den Gesamteindruck zu bewerten, werden **Teilbewertungen** abgegeben, die von einem übergeordneten Gesichtspunkt beeinflusst sind. Zu diesem Beurteilungsfehler kommt es insbesondere dann, wenn die Schülerin zum Ende ihrer Einsatzzeit entweder einen besonders positiven oder einen besonders negativen Eindruck hinterlässt. Dieser prägt dann den gesamten Einsatz, selbst wenn dieser insgesamt ganz anders verlaufen ist.
- Die Praxisanleiterin projiziert **eigene** Eigenschaften, Erwartungen oder deren Gegenteil auf die Schülerin. Dadurch prägt sie Einstellungsfehler, die in ihrer Eigenschaftsstruktur als Beobachtende liegen.
- Die Beurteilung basiert auf **Sympathie** bzw. **Antipathie**, d. h., es wird nicht die erbrachte Leistung, sondern die Person beurteilt.
- Es werden keine **fortlaufenden Beobachtungen** vorgenommen, sondern die Beurteilung erfolgt aufgrund leichtfertig gedeuteter, wahllos herausgegriffener Wahrnehmungen.
- Die Beurteilung ist durch einen **zu persönlichen** Kontakt mit der Schülerin „schön gefärbt". Dies ist insbesondere dann der Fall, wenn eine freundschaftliche Beziehung zu der Schülerin aufgebaut wurde.
- Die Beurteilung ist ungerecht, da **falsche Vergleichspersonen** zugrunde gelegt werden. Dies ist z. B. dann der Fall, wenn von einer Schülerin

des dritten Semesters die gleichen Leistungen wie von einer Schülerin des fünften Semesters erwartet werden.

- Die Beurteilung wird vom sogenannten **Beurteilungstyp** – zu streng, zu gutmütig, zu vorsichtig – geprägt und ist somit subjektiv.

Vermeidung von Beurteilungsfehlern

Der vorangegangene Abschnitt hat verdeutlicht, dass sich Beurteilungsfehler meistens völlig unbemerkt einschleichen. Diese Fehlerquellen sollten jedoch weitestgehend ausgeschlossen werden. Hilfreich ist es daher, sich die oben genannten Aspekte möglichst oft bewusst zu machen. Auf diese Weise können Beurteilungsfehler am ehesten vermieden und der richtige Beurteilungsmaßstab gefunden werden. Zusätzlich ist es hilfreich, nachfolgende Punkte zu beachten:

- Es müssen ausreichend **Fakten** gesammelt werden. Es ist daher wichtig, Gespräche und ihre Ergebnisse, wie z. B. Anleitungs- und Auswertungsgespräch, Erst- und Zwischengespräch, schriftlich zu fixieren und sie als Grundlage zu der Beurteilung hinzuzuziehen.
- Es müssen **eigene** statt **Informationen** Dritter zugrunde gelegt werden, d. h. nur diejenigen Mitarbeiterinnen, die unmittelbar mit der Schülerin gearbeitet haben, sollten die Beurteilung vornehmen.
- Der **gesamte** Einsatz muss erfasst und beurteilt werden, denn in einer Abschlussbeurteilung soll der Gesamteindruck wiedergegeben werden.
- Es muss ein **angemessener Maßstab** gewählt werden, d. h., es müssen z. B. Lernziele vorhanden sein, anhand derer die erbrachte Leistung gemessen werden kann.
- Verallgemeinerungen sind zu vermeiden.
- Die Praxisanleiterin sollte sich vorab fragen, ob sie der Schülerin gegenüber Vorurteile, eine besondere Sympathie/Antipathie oder besonders positive/negative Gefühle hegt.
- Besonders hervorstechende Eigenschaften positiver oder negativer Art dürfen nicht **überbewertet** werden.
- Die Praxisanleiterin sollte sich nicht selbst als Maßstab nehmen.
- Vergleichbare Schülerinnen sollten außer Acht gelassen werden. Es ist zu berücksichtigen, dass jede Schülerin **individuell** ist und auch dementsprechende Leistungen erbringt.
- Vor Auseinandersetzungen mit der Schülerin, z. B. wegen einer schlecht ausgefallenen Beurteilung, sollte sich die Praxisanleiterin nicht scheuen.
- Die Praxisanleiterin sollte sich im Vorfeld darüber klar werden, zu welchem **Beurteilertyp** – streng, gutmütig, vorsichtig – sie sich rechnet.

Einzelne Schritte bei einer Beurteilung

Das Vorgehen bei einer Beurteilung wird individuell sehr unterschiedlich verlaufen und sich auch nach den Besonderheiten des Hauses richten. Es ist dennoch in jedem Fall hilfreich, sich ein **Grundschema** für das Vorgehen bei einer Beurteilung zu erarbeiten. Eine Möglichkeit soll nachfolgend vorgestellt werden.

1. Schritt: Beurteilungsgrundlagen sammeln

Bevor eine Schülerin beurteilt werden kann, sollte sichergestellt sein, dass umfassende Beurteilungsgrundlagen vorliegen. Es empfiehlt sich, alle während des Einsatzes erfolgten Gespräche nochmals auszuwerten.

Zudem sollte die Praxisanleiterin versuchen, sich anhand **bestimmter Kriterien**, die sich z. B. an der Gliederung des Beurteilungsbogens orientieren können, ein **Gesamtbild** von der Schülerin zu verschaffen. Die Beurteilungsgrundlagen sind zudem daraufhin zu überprüfen, ob sie objektiv sind oder ob sie durch Beurteilungsfehler entstanden sein könnten. Von Vorteil ist es zudem, wenn die Praxisanleiterin in der Mitte und am Ende der Einsatzzeit nochmals mehrere Tage gemeinsam mit der zu beurteilenden Schülerin arbeitet und die dabei gesammelten Beobachtungen und Erfahrungen in die Schlussauswertung einbezieht.

Wenn die Schülerin nur von **einer** Person bewertet wird, so ist die Gefahr groß, dass die Beurteilung nicht objektiv erfolgt. Außerdem bringt es der Stationsalltag infolge des Schichtdienstes und der damit verbundenen wechselnden Teammitglieder mit sich, dass in der Regel auch die Bezugsperson nicht ständig mit der Schülerin zusammen ist. Es arbeiten oft mehrere Kolleginnen mit der Schülerin zusammen. Rechtzeitig vor der endgültigen Beurteilung sollte daher während eines Teamgesprächs oder anhand des Dienstplans festgelegt werden, welche Mitarbeiterinnen häufig mit der Schülerin zusammengearbeitet haben und sie folglich beurteilen können. Normalerweise stellt sich eine **Zweier- oder Dreiergruppe** als eine geeignete Beurteilungsgröße heraus. Mehr als drei Personen gestalten die Abschlussbeurteilung eher problematisch, da es schwer wird, einen gemeinsamen Konsens zu finden. Lediglich bei außergewöhnlichen Situationen, wie z. B. beim Nichtbestehen eines Einsatzes, empfiehlt es sich, einen noch größeren Kolleginnenkreis zu der Beurteilung hinzuzuziehen. Auf diese Weise kann sichergestellt werden, dass der Eindruck insgesamt zutrifft und dann auch dementsprechend fundiert – z. B. gegenüber der Krankenpflegeschule – vertreten werden kann.

2. Schritt: Beurteilungspartner festlegen

Bereits zum Zeitpunkt des **Zwischengesprächs** sollte das Datum für das End- und auch für das Beurteilungsgespräch festgelegt werden. Es sollte darauf geachtet werden, dass es noch **innerhalb** des Einsatzes der Schülerin erfolgt, jedoch **nicht vor Beginn der letzten Einsatzwoche**. Der Termin ist mit den anderen Beurteilenden abzustimmen und auch der Schülerin mitzuteilen. So weiß die Schülerin, bis zu welchem Zeitpunkt sie eine Eigenreflexion vornehmen sollte, um entsprechend auf das – der Beurteilung zumeist vorausgehende – Beurteilungsgespräch (☞ Kapitel 6.2.3) vorbereitet zu sein.
Auf diese Weise werden die Transparenz der Anleitung und die Eigenständigkeit der Schülerin gefördert, da mit der rechtzeitigen Mitteilung des Gesprächstermins zugleich die Aufforderung an sie herangetragen wird, ihre Leistungen selbstständig einzuschätzen.

3. Schritt: Beurteilungszeitpunkt festlegen

Bevor ein Beurteilungs- bzw. Auswertungsgespräch mit der Schülerin geführt wird, sollte eine **fundierte Ausgangsbasis** für dieses Gespräch geschaffen werden. Dies kann gelingen, wenn die Beobachtungen zu bestimmten übergeordneten Gesichtspunkten ausgetauscht werden. Diese sollten u. a. die verschiedenen Kompetenzbereiche, auf die die Gesundheits- und Krankenpflegeausbildung abzielt, umfassen (hierzu ausführlich ☞ Kapitel 2.3):

4. Schritt: Meinungsaustausch mit den beurteilenden Kolleginnen betreiben

- Soziale Kompetenz: z. B. Verhalten und Kontakt gegenüber Patienten, Angehörigen und dem interdisziplinären Team
- Personalkompetenz: z. B. Auftreten und Umgangsformen im Umgang mit Patienten, Angehörigen, Kollegen und Vorgesetzten
- Fachkompetenz: z. B. ressourcenorientierte, verantwortungsvolle, fachkompetente Pflege
- Methodenkompetenz: z. B. Lernbereitschaft und Lernfähigkeit, die auf Eigeninitiative beruht, mündliche und schriftliche Ausdrucksweise

Das Beurteilungsformular kann dabei eine wichtige Hilfestellung geben. Es sollte im Anschluss gemeinsam zunächst in Form eines Konzepts mit Bleistift ausgefüllt und dahingehend überprüft werden, ob jede Einstufung der Schülerin gegenüber konkret und eindeutig begründet werden kann. Punkte, bei denen diese Forderung nicht erfüllt wird, sind zu überdenken.

5. Schritt: Beurteilungsgespräch führen

Dieser Aspekt wird in ☞ Kapitel 6.2.3 dargestellt. An dieser Stelle wird daher auf das Führen eines Beurteilungsgesprächs nicht näher eingegangen.

6. Schritt: Beurteilungsbogen endgültig ausfüllen

Dieser Schritt sollte ebenfalls bei **Anwesenheit** der Schülerin erfolgen. Dadurch wird sichergestellt, dass **alle** erfassten Aspekte **gemeinsam** mit der Schülerin besprochen wurden. Dies sollte die Schülerin auch durch ihre Unterschrift bestätigen. So können weiterhin für die Beurteilung wesentliche Aspekte, die sich erst im Gesprächsverlauf ergeben haben, berücksichtigt werden. Im Normalfall sollte das Beurteilungsgespräch mit der Schülerin zwar nicht dazu führen, dass die im vierten Schritt vorgenommenen Einschätzungen revidiert werden, da dies bedeuten würde, dass die Praxisanleiterin sich opportunistisch verhält. Es kann jedoch durchaus sinnvoll sein, die Sichtweise der Schülerin in frei formulierten Aussagen aufzunehmen, denn vielleicht hat sie aus ihrer Sicht Gründe für ihr – nun vielleicht negativ beurteiltes – Handeln. Es kann zudem sinnvoll sein, eine Fotokopie der Beurteilung für die Stationsunterlagen anzufertigen. Diese erfüllt den Zweck, auch zu einem späteren Zeitpunkt, z. B. bei einem erneuten Einsatz der Schülerin auf Station oder bei der Frage der Stellenbesetzung nach dem Examen, als **Informationsquelle** zu dienen. Andererseits muss sichergestellt werden, dass sie nicht in unbefugte Hände (z. B. anderer, zu einem späteren Zeitpunkt eingesetzter Schülerinnen) gelangt, und sie darf auch nicht als Informationsquelle für Dritte (z. B. für Mitarbeiterinnen nachfolgender Einsatzstationen) missbraucht werden.

6.2.3   Das Beurteilungsgespräch

Definition: Beurteilungsgespräch

> Unter dem **Beurteilungsgespräch** (auch **Einschätzungsgespräch** genannt) wird das Gespräch der Praxisanleiterin mit der Schülerin im Rahmen der Erstellung der Beurteilung verstanden.

Für das Beurteilungsgespräch gelten die gleichen Grundlagen der Gesprächsführung, wie sie in ☞ Kapitel 4 ausführlich dargestellt wurden. An dieser Stelle sollen daher nur die Besonderheiten dieses Gesprächs dargestellt werden. Nachfolgend werden Aspekte aufgelistet, die als Anregung für das Führen von Beurteilungsgesprächen dienen können.

- Eine wesentliche Voraussetzung für die kompetente Führung eines Beurteilungsgesprächs bildet die Tatsache, dass die Praxisanleiterin eine positive Einstellung zu der Schülerin entwickelt. Dies ist keine Frage der Sympathie. Es ist vielmehr wichtig, der Schülerin offen und fair gegenüberzutreten und Beurteilungsfehler, die unter Umständen mit ihrer Persönlichkeit zusammenhängen, zu vermeiden.   **Positive Einstellung zur Schülerin**

- Der Schülerin sollte vermittelt werden, welchen Nutzen die Beurteilung für sie hat: Sie ermöglicht eine Rückmeldung zu ihrer Leistung und ihrem Verhalten und weist somit sowohl auf Stärken als auch auf Schwächen hin. Dadurch bietet sie eine Hilfestellung zur Verhaltensverbesserung und zum Leistungs- und/oder Lernzuwachs. Sie hilft der Schülerin, ihre weiteren vorrangig umzusetzenden praktischen Ausbildungsschwerpunkte zu planen.   **Nutzen der Beurteilung**

- Damit sich nicht nur die Praxisanleiterin, sondern auch die Schülerin auf das Gespräch vorbereiten kann, sollte der Termin für das Beurteilungsgespräch frühzeitig festgesetzt und mitgeteilt werden.   **Gesprächstermin**

- Die Schülerin sollte den Beurteilungsbogen kennen, eventuell besitzen und bereits vor dem Gespräch versuchen, eine Selbsteinschätzung vorzunehmen. Dadurch wird zugleich ihre Reflexionsfähigkeit, die auch Bestandteil des praktischen Examens ist, geschult.   **Beurteilungsbogen**

- Die Praxisanleiterin sollte vor dem Gespräch versuchen, sich in die Schülerin hineinzuversetzen. Dabei können folgende Fragen ihren Denkprozess hilfreich unterstützen: Inwieweit besitzt die Schülerin die Fähigkeit zur Selbsterkenntnis? Welche Handlungen sind ihr vermutlich selbst bereits bewusst? Wie wird die Schülerin auf die Inhalte des Gesprächs reagieren? Wie ist das Verhältnis zur Schülerin jetzt? Wie ist die körperliche, geistige und seelische Verfassung der Schülerin? Kann das Thema direkt oder sollte es über Umwege angesprochen werden? Welche Erwartungen wird die Schülerin an das Beurteilungsgespräch haben?   **In die Schülerin hineinversetzen**

- Das Gespräch sollte mit einer allgemeinen Einleitung beginnen. Anschließend sollten zunächst die positiven Aspekte – Lob und Anerkennung – ausgesprochen werden. Dies erwartet selbst eine leistungsschwache Schülerin. Negative Kritik, die bereits zu Gesprächsbeginn geäußert wird, verschlechtert die Gesprächsatmosphäre und verstärkt eine Abwehrhaltung der Schülerin. Stattdessen kann ein Wechsel zwischen Lob und Kritik sinnvoll sein. Grundsätzlich sollte das Gespräch mit positiven Worten beendet werden, die der Schülerin signalisieren, dass das persönliche Verhältnis trotz möglicher Kritik nicht gelitten hat. Zudem muss die Schülerin spüren, dass ihr zugetraut wird, sich positiv weiterzuentwickeln.   **Mit positiver Kritik beginnen**

- Das Gespräch sollte im Dialog mit der Schülerin geführt werden. Zu jedem einzelnen Punkt wird um die Selbsteinschätzung der Schülerin, mit entsprechender sachlicher Begründung, gebeten. Einer sich über- oder unterschätzenden Schülerin wird es schwer fallen, ihre Meinung zu begründen, wenn die Praxisanleiterin diese hinterfragt.   **Dialog mit der Schülerin**

Verhaltensgründe erfragen

- Sowohl bei besonders guten als auch bei besonders schlechten Leistungen sollte die Praxisanleiterin die Schülerin nach den Gründen für ihr Verhalten fragen.

Weiteres Vorgehen

- Auf dieser Basis kann in einem nächsten Schritt gemeinsam überlegt werden, wie eine Schwäche zukünftig abgebaut und eine Stärke weiter aufgebaut werden kann. Es wird zudem überlegt, ob es nötig ist, die zuständige Lehrerin der Krankenpflegeschule einzuschalten, um weitere Unterstützungsschritte, z. B. in Form von klinischem Unterricht, zu planen.

Sachliche Begründungen liefern

- Alle schriftlich fixierten Beurteilungen dürfen nicht nur auf der Gefühlsebene erspürt, gefühlt oder geahnt werden, sondern sie müssen sachlich begründet werden können.

Kongruenz von mündlichen und schriftlichen Aussagen

- Die mündlichen und schriftlichen Aussagen müssen sich decken. Sehr häufig werden der Schülerin mündlich ihre Schwachstellen durchaus sehr deutlich vermittelt, im Zeugnis tauchen sie wiederum nicht auf, da man der Schülerin nicht schaden möchte. Letztendlich erreicht man aber genau das, was man vermeiden wollte. Die Schülerin und auch die Lehrerinnen der Krankenpflegeschule wiegen sich so in falscher Sicherheit, manchmal bis zum „bösen Erwachen", d. h. dem Nichtbestehen der praktischen Prüfung.

Teilnahme von „neutralen" Gesprächspartnern

- Bei einer besonders schlecht ausfallenden Beurteilung und/oder schwierigen Schülerinnen ist es oft sinnvoll, eine Lehrerin der Krankenpflegeschule als neutrale Person am Gespräch teilnehmen zu lassen. Auf diese Weise verteilt sich die zu tragende Verantwortung auf mehr Schultern, und die Praxisanleiterin kann sicher sein, dass alle wichtigen Informationen die für die Ausbildung Verantwortlichen direkt erreichen.

6.2.4   Der Beurteilungsbogen

Funktion des Beurteilungsbogens

Der Beurteilungsbogen dient der **schriftlichen Beurteilung** und **Auswertung** des Einsatzes der Schülerin. Gegenüber der mündlichen Beurteilung hat er den Vorteil, dass die Ergebnisse auch zu einem späteren Zeitpunkt nachgelesen werden können und unverändert weiter bestehen. Meistens werden die Beurteilungsbögen von der für die Ausbildung verantwortlichen Krankenpflegeschule gemeinsam mit den vorrangig für die praktische Ausbildung zuständigen Praxisanleiterinnen entwickelt. Doch auch wenn bereits ein Beurteilungsformular existiert und eingesetzt wird, kann es durchaus vorteilhaft sein, sich ein paar grundsätzliche Gedanken zu diesem Thema zu machen. Diese werden in den nachfolgenden Abschnitten erläutert.

Ziele des Beurteilungsbogens

Der Beurteilungsbogen begleitet die Schülerin durch ihre **gesamte praktische Ausbildung**. Für jeden Einsatz erhält sie ein neues Formular, das jeweils am Ende des Einsatzes von der Praxisanleiterin und den examinierten Pflegekräften, die am häufigsten mit ihr gearbeitet haben, ausgefüllt wird.

Dokumentation des Ausbildungsstands

Der Beurteilungsbogen dient dazu, den Ausbildungs-, Wissens- und Kenntnisstand der Schülerin zu **ermitteln**, zu **überprüfen** und **schriftlich zu dokumentieren**. Er dient als Nachweis über die erfolgreiche Teilnahme an dem jeweiligen praktischen Ausbildungsabschnitt. Das positive

Gesamtergebnis bildet am Ende der Ausbildung die Grundlage für die Erteilung der Zulassung zur staatlichen Abschlussprüfung. Der Beurteilungsbogen soll der Schülerin als Standortbestimmung dienen. Sie kann am Ende jeden Einsatzes erkennen, wo ihre Stärken und Schwächen liegen. Dadurch erhält sie die Möglichkeit, ihre weitere Ausbildung zu planen und mögliche Probleme gezielt zu bearbeiten. Gleichzeitig wirken die Stärken motivationsfördernd – auch im Hinblick auf deren Ausbau. Des Weiteren ist es für die Schülerin hilfreich, ein Gesamt-Feedback zu bekommen und nicht nur eine Rückmeldung zu einzelnen Pflegetätigkeiten.

Der Beurteilungsbogen fördert mit zunehmendem Ausbildungsstand außerdem die **Eigenreflexion**, da die Schülerin in die Beurteilung einbezogen und um eine Selbsteinschätzung gebeten wird.

Förderung der Eigenreflexion

Er kann zudem die **Konfliktfähigkeit** stärken. Dies ist v. a. dann möglich, wenn die Schülerin mit problematischen Situationen, Verhaltensweisen und/oder Mängeln ihrer Arbeit konfrontiert wird und Stellung beziehen muss. Die Lehrerinnen an der Krankenpflegeschule erhalten durch den Beurteilungsbogen Aufschluss über die positiven und negativen Entwicklungen der Schülerin in der Pflegepraxis. Neben den Eindrücken, die sie z. B. im Rahmen von klinischen Unterrichten und Pflegeunterrichten sammeln, vervollständigt sich ihr Gesamteindruck. Gerade bei schlechten Beurteilungsbereichen können sie nun gezielt nach Interventionsmöglichkeiten suchen. Dies kann eventuell auch dazu führen, dass einer Schülerin bereits während der Probezeit gekündigt werden muss. Andererseits kann ein zuvor negativer Eindruck, weil vielleicht ein vorangegangener Einsatz schlecht verlaufen ist, revidiert werden. Die Krankenpflegeschule ist auf eine möglichst objektive Beurteilung, die weder wegen Sympathie beschönigt wird noch wegen Antipathie schlechter ausfällt, angewiesen. Mit keiner noch so „gut gemeinten" Geste ist der Schülerin letztendlich geholfen. Der Beurteilungsbogen, der auf die oben beschriebene Weise eingesetzt und verstanden wird, begleitet die Schülerin gezielt und pädagogisch hilfreich durch die Gesundheits- und Krankenpflegeausbildung.

Schulung der Konfliktfähigkeit

Fast jede Krankenpflegeschule hat eigene, **individuell gestaltete** Beurteilungsformulare. Dennoch finden sich viele zu beurteilende Aspekte in allen Formularen wieder. Hierbei handelt es sich um Bereiche, die eine zentrale Bedeutung für die Ausübung des Gesundheits- und Krankenpflegeberufs haben und somit in der Ausbildungssituation, auch in der Leistungsbeurteilung, eine hohe Priorität haben. Üblicherweise wird für jeden Ausbildungsabschnitt der gleiche Beurteilungsbogen verwendet.

Inhalte des Beurteilungsbogens

Dies ist durchaus sinnvoll, da sich bestimmte Kriterien als **Beurteilungsgrundlage** für die gesamte Ausbildung eignen. Lediglich die Erwartungen, die an eine Schülerin gestellt werden, erhöhen sich im Laufe der Ausbildungszeit. Damit abgeschätzt werden kann, welche Erwartungen an eine Schülerin z. B. am Anfang des zweiten Ausbildungsjahres gestellt werden können, empfiehlt es sich, den jeweiligen **Lernzielkatalog** zu der Beurteilung hinzuzuziehen.

Basiskriterien als Beurteilungsgrundlage

Für spezielle Einsatzbereiche, wie die ambulante Pflege und die Anästhesie, empfiehlt sich der Einsatz eines **gesonderten** Beurteilungsbogens, der auf die jeweils fachspezifischen Besonderheiten abgestimmt ist. Mit dem Beurteilungsbogen wird überprüft, inwieweit die Schülerin in der Lage ist, den jeweils geforderten Arbeitsablauf selbstständig zu erfassen und

Fachspezifische Besonderheiten

die damit verbundenen Pflegetätigkeiten eigenständig durchzuführen. Je nach Ausbildungsstand und Lernzielen steigen die Erwartungen an die Schülerin. Zum Ende der Ausbildung wird von ihr erwartet, komplexe Pflegesituationen eigenständig zu bewältigen und eine Patientengruppe selbstständig ganzheitlich (z. B. pflegerisch und organisatorisch) zu betreuen.

Komplexität der Anforderungen

Dieser Aspekt stellt eine wesentliche Fähigkeit in der Gesundheits- und Krankenpflege dar, da verantwortungsbewusste, eigenständig denkende und handelnde Mitarbeiterinnen benötigt werden. Die Arbeitsanforderungen sind so hoch, dass jede examinierte Pflegeperson relativ rasch in der Lage sein muss, **eigenständig** eine Schicht zu führen und die **Verantwortung** für die von ihr betreuten Patienten zu übernehmen. Sie kann es sich nicht leisten, Wissens- und Könnenslücken zu haben, da in diesem Falle immer auch eine direkte Gefährdung für den Patienten bestünde. Um effektiv zu arbeiten, muss sie einen **Gesamtüberblick** über die Schicht haben und kann so die durchzuführenden Tätigkeiten sinnvoll aufeinander abstimmen.

Verhalten gegenüber den Patienten

Der Beurteilungsbogen hinterfragt und beurteilt zudem, wie sich die Schülerin gegenüber den **Patienten** verhält und wie sie mit ihnen umgeht. In Zeiten, in denen der Patient zum Kunden wird, gewinnt dieser Aspekt zunehmend an Bedeutung. Der Patient kann Leistungen – auch auf menschlicher und kommunikativer Ebene – erwarten, andernfalls kann man es ihm nicht verdenken, wenn er die Konkurrenz vorzieht. Hinzu kommt noch, dass der Patient bei einer gelungenen Kommunikation und Interaktion meist sehr viel kooperativer und somit entspannter ist. Dies wirkt sich auch unmittelbar positiv auf den gesamten Heilungsprozess aus.

Beachtung von Sicherheits- und Hygieneaspekten

Ein weiterer zu beurteilender Aspekt gilt der **Sicherheit.** Diese muss in vielerlei Bereichen beachtet werden. So sollte die Schülerin z. B. in der Lage sein, die **hygienischen** Anforderungen zu berücksichtigen. Außerdem muss sie mit der Vielzahl von Geräten, die für die Pflege erforderlich sind, sicher umgehen können.

Informationsübermittlung

Die Kontinuität der Pflege ist nur dann gewährleistet, wenn die **Informationsweitergabe**, z. B. an die Teammitglieder der nachfolgenden Schicht, reibungslos, vollständig und umfassend erfolgt und die entsprechenden Anweisungen beachtet werden. Es muss sichergestellt sein, dass die Schülerin Arbeitsabsprachen einhält und regelmäßig, zutreffend und umfassend dokumentiert. Zudem muss sie selbstständig eine fachlich und sprachlich fundierte, umfassende und vollständige Übergabe der von ihr gepflegten Patienten machen können. All diese Aspekte sollte eine Beurteilung daher ebenfalls erfassen.

Lernverhalten und Lernfähigkeit der Schülerin

Ein weiterer zu beurteilender Komplex beinhaltet das **Lernverhalten** und die **Lernfähigkeit** der Schülerin. Es sollte dokumentiert werden, ob sich die Schülerin Abweichungen von der Routine merken kann und ob sie ihre eigenen Grenzen kennt und weiß, wann sie nachfragen muss. In einem Beruf wie der Krankenpflege, in dem man die Verantwortung für das Leben des Patienten mitträgt, ist es wesentlich, dass die Schülerin ihr eigenes Können realistisch einschätzt.

Integration in das Team

Ein letzter, in den meisten Beurteilungsformularen erfasster Aspekt beinhaltet die **Integration in das Team** und den Umgang mit **Kritik** und **Anregungen.** Bei vielen Tätigkeiten ist Teamarbeit Voraussetzung. Es ist daher wichtig, dass die Schülerin kommunikative Fähigkeiten und die

Bereitschaft, sich in das Team einzufügen, mitbringt. Alle oben genannten Aspekte sollten in einer aussagekräftigen Beurteilung erfasst werden. Auf welche Weise sie in das Beurteilungsformular integriert werden können und wie sie sich „messen" lassen, zeigt ☞ Kapitel 6.2.5.

6.2.5 Formulierungshilfen für schriftliche Beurteilungen

Bei einer frei formulierten Beurteilung ist es empfehlenswert, sich an bestimmte **Formulierungsmuster** zu halten. Diese erlauben eine Einschätzung der Aussagen und Leistungen aufseiten der Leserin, z. B. der Schülerin oder der zuständigen Lehrerin der Krankenpflegeschule. Sie sollten nicht nur bei frei formulierten Beurteilungen verwendet werden, sondern ebenso bei Beurteilungsbögen, die eine Kombination aus einem Beurteilungsraster und der Möglichkeit zur freien Formulierung darstellen.

Es hat sich mittlerweile eine **Zeugnissprache** entwickelt. Durch die zahlreichen Veröffentlichungen, die es zu diesem Thema gibt, ist sie auch für einen Laien entschlüsselbar. Der speziellen Sprache liegt der Grundsatz zugrunde, dass ein Zeugnis wahr und dennoch wohlwollend formuliert sein soll, um das berufliche Vorankommen – hier die Ausbildung – nicht unnötig zu erschweren. Für eine besonders gute Schülerin wird das Zeugnis demzufolge in nachdrücklich positiver Wortwahl erstellt, bei einer schlechten Schülerin werden Adjektive bewusst weggelassen. Trotz allen Wohlwollens bei der Beurteilungserstellung hat die Pflicht zur Wahrheit den Vorrang, d. h. es darf nichts Wesentliches – auch wenn es sich um negative Aspekte handelt – weggelassen werden.

Bedeutung der Zeugnissprache

Nachfolgend werden zu den wesentlichen zu beurteilenden Elementen innerhalb der praktischen Krankenpflegeausbildung mögliche Formulierungen und die entsprechende Notenzuordnung vorgestellt. Sie lassen sich zumeist sehr gut in frei zu formulierende Beurteilungen integrieren, sollten aber durch Beispiele begründet werden. Außerdem muss überprüft werden, ob die Aussagen überhaupt zutreffend für die jeweils zu beurteilende Schülerin sind.

Übersicht 40: Beurteilung der Arbeitsweise

Note	Formulierungsbeispiele
1	• Alle Aufgaben wurden außerordentlich gewissenhaft und verantwortungsbewusst stets zur vollsten Zufriedenheit ausgeführt. • Pflegerische Maßnahmen wurden stets selbstständig vollständig vorbereitet, sehr gut koordiniert und erzielten stets optimale Lösungen. • Das Arbeitstempo war der Situation stets optimal angepasst. • Gemäß dem Ausbildungsstand wurden die Aufgaben außerordentlich selbstständig und verantwortungsbewusst durchgeführt. • Die Qualität ihrer Arbeit erfüllte stets höchste Ansprüche.
2	• Alle Aufgaben wurden außerordentlich gewissenhaft und verantwortungsbewusst stets zur vollen Zufriedenheit ausgeführt. • Pflegerische Maßnahmen wurden vollständig selbstständig vorbereitet, gut koordiniert und erzielten stets gute Lösungen. • Das Arbeitstempo war der Situation stets angepasst. • Gemäß dem Ausbildungsstand wurden die Aufgaben sehr selbstständig und verantwortungsbewusst durchgeführt. • Die Qualität ihrer Arbeit erfüllte stets hohe Ansprüche.
3	• Alle Aufgaben wurden gewissenhaft und verantwortungsbewusst stets zur Zufriedenheit ausgeführt. • Pflegerische Maßnahmen wurden selbstständig vollständig vorbereitet, koordiniert und erzielten gute Lösungen. • Das Arbeitstempo war der Situation angepasst. • Gemäß dem Ausbildungsstand wurden die Aufgaben selbstständig und verantwortungsbewusst durchgeführt. • Die Qualität ihrer Arbeit erfüllte hohe Ansprüche.
4	• Alle Aufgaben wurden im Allgemeinen gewissenhaft und verantwortungsbewusst ausgeführt. • Pflegerische Maßnahmen wurden im Allgemeinen selbstständig vorbereitet und koordiniert. • Das Arbeitstempo war der Situation im Allgemeinen angepasst. • Gemäß dem Ausbildungsstand wurden die Aufgaben zumeist selbstständig und verantwortungsbewusst durchgeführt. • Die Qualität ihrer Arbeit erfüllte unsere Ansprüche.
5	• Die Aufgaben wiesen oft Mängel auf und wurden nicht immer verantwortungsbewusst durchgeführt. • Pflegerische Maßnahmen konnten zum großen Teil nicht selbstständig vorbereitet und koordiniert werden. • Das Arbeitstempo entsprach häufig nicht den Anforderungen. • Die Qualität der Arbeit wies Mängel auf (genau benennen). • Die Leistung entsprach nicht den Anforderungen, jedoch können die Mängel in absehbarer Zeit behoben werden.

Note	Formulierungsbeispiele
6	• Die Aufgaben wiesen stets Mängel auf und wurden nicht verantwortungsbewusst durchgeführt. • Pflegerische Maßnahmen konnten nicht selbstständig vorbereitet und koordiniert werden. • Das Arbeitstempo entsprach grundsätzlich nicht den Anforderungen. • Die Qualität der Arbeit weist so große Mängel auf, dass sie in absehbarer Zeit nicht behoben werden können.

Übersicht 40: (Fortsetzung)

Note	Formulierungsbeispiele
1	• Es waren hervorragende Fachkenntnisse vorhanden. • Bedingt durch die sehr schnelle Auffassungsgabe und das außerordentliche Interesse erfolgte eine sehr rasche und sehr erfolgreiche Einarbeitung in das neue Aufgabengebiet. • Die Pflege der Patienten wurde außerordentlich gewissenhaft und verantwortungsbewusst stets zur vollsten Zufriedenheit ausgeführt.
2	• Es waren fundierte Fachkenntnisse vorhanden. • Bedingt durch die schnelle Auffassungsgabe und das große Interesse erfolgte eine rasche und erfolgreiche Einarbeitung in das neue Aufgabengebiet. • Die Pflege der Patienten wurde sehr gewissenhaft und verantwortungsbewusst stets zur vollen Zufriedenheit ausgeführt.
3	• Die erforderlichen Fachkenntnisse waren vorhanden. • Bedingt durch die Auffassungsgabe und das Interesse erfolgte eine erfolgreiche Einarbeitung in das neue Aufgabengebiet. • Die Pflege der Patienten wurde gewissenhaft und verantwortungsbewusst stets zur Zufriedenheit ausgeführt.
4	• Die entsprechenden Fachkenntnisse wurden gezeigt. • Eine Einarbeitung in das neue Aufgabengebiet war möglich. • Die Pflege der Patienten wurde gewissenhaft und verantwortungsbewusst ausgeführt.
5	• Die entsprechenden Fachkenntnisse sind mangelhaft und entsprechen nicht dem Ausbildungsstand. • Eine Einarbeitung in neue Aufgabengebiete war nur sehr begrenzt möglich. • Die Pflege der Patienten wies gravierende Mängel auf.
6	• Die erforderlichen Fachkenntnisse sind nicht vorhanden. • Eine Einarbeitung in neue Aufgabengebiete war nicht möglich. • Die Pflege der Patienten wurde ungenügend ausgeführt und weist unbehebbare Mängel auf.

Übersicht 41: Fachwissen und Können

Note	Formulierungsbeispiele
1	• Das außerordentliche Engagement zeigte sich … • Sie hatte immer ausgezeichnete Ideen und gab sehr wertvolle Anregungen. • Sie zeigte stets außerordentliche Initiative, großen Fleiß und Eifer.
2	• Das große Engagement zeigte sich … • Sie hatte oft gute Ideen und gab weiterführende Anregungen. • Sie zeigte stets Initiative, Fleiß und Eifer.
3	• Das Engagement zeigte sich … • Sie gab gelegentlich eigene Anregungen. • Sie zeigte Initiative, Fleiß und Eifer.
4	• Das Engagement zeigte sich nach entsprechender Einsatzzeit. • Sie bemühte sich, Anregungen zu geben. • Sie zeigte bei entsprechendem Anstoß Fleiß und Eifer.
5	• Das Engagement war mangelhaft. • Eigene Anregungen und Initiative wurden nur begrenzt eingebracht und umgesetzt. • Es zeigten sich sehr selten Fleiß und Eifer.
6	• Das Engagement war in der gesamten Einsatzzeit nicht erkennbar/ungenügend. • Es wurden keinerlei eigene Anregungen eingebracht und umgesetzt. • Es kam keinerlei Interesse am Beruf zum Ausdruck.

Note	Formulierungsbeispiele
1	• Den erhöhten psychischen und physischen Anforderungen dieser Station zeigte sie sich vollkommen gewachsen. • Sie bewältigte auch unter schwierigsten Arbeitsbedingungen alle Aufgaben hervorragend.
2	• Den erhöhten psychischen und physischen Anforderungen dieser Station zeigte sie sich gewachsen. • Sie war den wechselnden Beanspruchungen gewachsen und bewältigte die Aufgaben auch unter Zeitdruck gut.
3	• Den erhöhten psychischen und physischen Anforderungen dieser Station zeigte sie sich zumeist gewachsen. • Sie war den üblichen Belastungen gewachsen.
4	• Den erhöhten psychischen und physischen Anforderungen dieser Station zeigte sie sich immer wieder gewachsen. • Sie war den üblichen Belastungen meistens gewachsen.

Note	Formulierungsbeispiele
5	• Den erhöhten psychischen und physischen Anforderungen dieser Station wurde nur zeitweise entsprochen. • Selbst übliche Belastungen führten häufig zu Überforderungsreaktionen.
6	• Den erhöhten psychischen und physischen Anforderungen dieser Station war die Schülerin grundsätzlich nicht gewachsen. • Selbst übliche Belastungen konnten nicht ausgehalten werden.

Übersicht 43: (Fortsetzung)

Note	Formulierungsbeispiele
1	• Absprachen wurden immer pflichtbewusst und stets zuverlässig eingehalten. • Die Dokumentation erfolgte stets außerordentlich selbstständig, zutreffend und regelmäßig. • Die Information über den Arbeitsstand und die betreute Patientengruppe war stets außerordentlich systematisch, vollständig und zutreffend.
2	• Absprachen wurden pflichtbewusst und zuverlässig eingehalten. • Die Dokumentation erfolgte stets selbstständig, zutreffend und regelmäßig. • Die Information über den Arbeitsstand und die betreute Patientengruppe war stets systematisch, vollständig und zutreffend.
3	• Absprachen wurden durchaus pflichtbewusst und zuverlässig eingehalten. • Die Dokumentation erfolgte selbstständig, zutreffend und regelmäßig. • Die Information über den Arbeitsstand und die betreute Patientengruppe war systematisch, vollständig und zutreffend.
4	• Absprachen wurden meistens zuverlässig eingehalten. • Die Dokumentation erfolgte meistens selbstständig, zutreffend und regelmäßig. • Die Information über den Arbeitsstand und die betreute Patientengruppe war meistens systematisch, vollständig und zutreffend.
5	• Absprachen wurden häufig nicht eingehalten. • Die Dokumentation erfolgte unzuverlässig, unregelmäßig und wies fachliche Mängel auf. • Die Information über den Arbeitsstand war unsystematisch, unvollständig und nicht immer zutreffend.

Übersicht 44: Beurteilung der Weitergabe von Informationen und Berichterstattung

Übersicht 44: (Fortsetzung)

Note	Formulierungsbeispiele
6	• Absprachen wurden selten eingehalten. • Die Dokumentation erfolgte ungenügend und wies gravierende fachliche Fehler auf. • Die Berichterstattung (schriftlich, mündlich) war ungenügend.

Übersicht 45: Beurteilung des Umgangs mit Patienten und Angehörigen

Note	Formulierungsbeispiele
1	• Im Umgang mit Patienten und Angehörigen zeigte sie stets ein außerordentlich hohes Einfühlungsvermögen. • Das Verhalten gegenüber den Patienten und Angehörigen war stets außerordentlich freundlich und hilfsbereit.
2	• Im Umgang mit Patienten und Angehörigen zeigte sie stets ein hohes Einfühlungsvermögen. • Das Verhalten gegenüber den Patienten und Angehörigen war stets freundlich und hilfsbereit.
3	• Im Umgang mit Patienten und Angehörigen zeigte sie ein hohes Einfühlungsvermögen. • Das Verhalten gegenüber den Patienten und Angehörigen war freundlich und hilfsbereit.
4	• Im Umgang mit Patienten und Angehörigen zeigte sie zumeist Einfühlungsvermögen. • Das Verhalten gegenüber den Patienten und Angehörigen war meistens freundlich und hilfsbereit.
5	• Im Umgang mit Patienten und Angehörigen zeigte sie wenig Einfühlungsvermögen. • Das Verhalten gegenüber den Patienten und Angehörigen war wechselhaft, je nach Laune oder Anleitungssituation
6	• Im Umgang mit Patienten und Angehörigen zeigte sie kein Einfühlungsvermögen. • Das Verhalten gegenüber den Bewohnern und Angehörigen war oft unangemessen und abweisend.

Note	Formulierungsbeispiele
1	• Ihr Verhalten gegenüber den Teammitgliedern war immer vorbildlich. • Sie wurde wegen ihres freundlichen Wesens und ihrer kollegialen Haltung von den Teammitgliedern und den interdisziplinären Mitarbeitern sehr geschätzt. • Sie war stets hilfsbereit …
2	• Ihr Verhalten gegenüber den Teammitgliedern war vorbildlich. • Wegen ihres freundlichen Wesens und ihrer kollegialen Haltung schätzten sie die Teammitglieder. • Sie war hilfsbereit.
3	• Ihr Verhalten gegenüber den Teammitgliedern gab zu keinen Klagen Anlass. • Teammitglieder schätzten ihr kollegiales Verhalten.
4	• Ihr persönliches Verhalten war insgesamt einwandfrei. • Die Zusammenarbeit mit den Teammitgliedern verlief meistens reibungslos.
5	• Das persönliche Verhalten war mangelhaft. • Die Zusammenarbeit mit den Teammitgliedern verlief nicht konstruktiv.
6	• Das persönliche Verhalten war unangemessen. • Die Zusammenarbeit mit den Teammitgliedern verlief mit ausgeprägten Reibungen. • Das Bemühen um konstruktives Lösungsverhalten war nicht spürbar.

Übersicht 46: Beurteilung des Verhaltens gegenüber Teammitgliedern

6.2.6 Formlose Beurteilungsbögen

Bei dieser Beurteilungsform werden alle Wahrnehmungen schriftlich ausformuliert. Sie bietet die Möglichkeit einer sehr **individuellen** Darstellung der Leistungen der Schülerin. Da jedoch nicht jeder die Zeugnissprache (☞ Kapitel 6.2.5) beherrscht, lassen sich mit dieser Form die realen Leistungen häufig nur sehr schwer darstellen. Sie scheinen mehr von der sprachlichen Ausdrucksfähigkeit der Beurteilenden als von den erbrachten Leistungen der Schülerin abzuhängen. Die Formulierungen sind möglicherweise **unpräzise** und bieten somit Raum für **Interpretationen**. Die Schülerin erhält durch diese Vorgehensweise stets ganz **unterschiedliche** Zeugnisse, die es erschweren, ihren praktischen Ausbildungsstand richtig einzuschätzen. Dadurch ist auch die konkrete praktische Begleitung oder Intervention bei Problemen in der Praxis, z. B. durch Lehrerinnen der Krankenpflegeschule, erschwert. Außerdem erfordert eine Beurteilung in dieser Form zumeist einen relativ hohen **Zeiteinsatz** und steht somit oft in keinem Verhältnis zu dem meist nur 6–8 Wochen dauernden Einsatz. Prinzipiell eignet sich diese Beurteilungsart jedoch sehr gut zur Darstellung von Fähigkeiten, die sich nur sehr schwer mit vorgefertig-

Vor- und Nachteile

ten Kriterien messen lassen, wie im zwischenmenschlichen Bereich. Diese Fähigkeiten stehen insbesondere in der Psychiatrie im Vordergrund. Hier bietet es sich daher an, die Beurteilung mit frei gewählten Formulierungen vorzunehmen. Damit Leistungen vergleichbar sind, sollte die Praxisanleiterin sich an verbindliche Formulierungen für Beurteilungen halten, die unter ☞ Kapitel 6.2.5 dargestellt werden.

Beurteilungsbogen

Name der Schülerin: _____   Semester: _____

Station: _____

Zeitraum des Einsatzes: _____

Einschätzung des Praxiseinsatzes:

Namen der Beurteilenden: _____

Datum, Unterschriften: _____

Abbildung 7: Muster eines frei zu formulierenden Beurteilungsbogens

6.2.7   Kombinierte Beurteilungsbögen

Die **Kombination** aus einem Beurteilungsraster und der Möglichkeit, freie Formulierungen hinzuzufügen, stellt die am häufigsten verwendete Beurteilungsform dar. Zu bestimmten Bereichen (☞ Kapitel 6.2.4: „Inhalte, die der Beurteilungsbogen erfassen sollte") werden vorformulierte Aussagen gemacht, die anhand einer Aussagen-, Noten- oder Punkteskala hinsichtlich ihrer Gültigkeit in Bezug auf die Leistungen der betreffenden Schülerin eingeschätzt werden.

Vor- und Nachteile

Der **Vorteil** dieser Methode liegt im Vergleich zur freien Formulierung in ihrer einfachen Handhabung, die eine schnelle Zuordnung der Leistungen dieser Schülerin erlaubt. Meistens muss sogar nur das entsprechende Merkmal angekreuzt werden, sodass der Arbeitsaufwand relativ gering ausfällt. Außerdem lassen sich die einzelnen Beurteilungsbögen gut miteinander vergleichen und erlauben – zumindest dann, wenn sie korrekt ausgefüllt wurden – Rückschlüsse auf die bisher erbrachten Gesamtleistungen der Schülerin. Der **Nachteil** dieses Verfahrens liegt darin, dass die Kreuze häufig zu unüberlegt und unkritisch gesetzt werden. Außerdem können die vorformulierten Aussagen unterschiedlich interpretiert werden. Dies ist insbesondere dann der Fall, wenn die Zeugnissprache (☞ Kapitel 6.2.5) nicht beherrscht wird.

Am Ende des Beurteilungsbogens befindet sich Raum für freie Formulierungen. Hier bietet sich die Möglichkeit, Aspekte, die während des Einsatzes einen besonders hohen Stellenwert hatten, hervorzuheben. Die Formulierungen sollten in Form der Zeugnissprache vorgenommen werden.

Besonders aussagekräftig sind Beurteilungsbögen, die sich an den im neuen Krankenpflegegesetz geforderten Kompetenzen orientieren und neben den Noten Platz für Bemerkungen bieten.

Beurteilung

Name der Schülerin: .... Semester: ....

Einsatzort/Einsatzzeitraum: ....

Fachkompetenz	Note 1–6	Anmerkungen
Fachlicher Hintergrund: kann Hintergründe von Pflegemaßnahmen theoretisch erklären und begründen		
Transferfähigkeit: führt Pflegeinterventionen auf der Basis eines pflegetheoretischen und bezugswissenschaftlichen Kenntnisstandes aus		
Beobachtungsfähigkeit: Veränderungen an Patienten werden erkannt, die Reaktion ist folgerichtig (Weitergabe von Beobachtungen, Dokumentation)		
Pflegevorbereitung und -durchführung: arbeitet fachlich, sachlich, technisch, hygienisch, umweltbewusst, an der individuellen Situation orientiert und gut organisiert		

Abbildung 8: Muster eines kombinierten Beurteilungsbogens

Personalkompetenz	Note	Anmerkungen
Kontakt zum Patienten und Angehörigen: zeigt einen angemessenen Umgang mit Nähe und Distanz		
Kontakt zu Teammitgliedern: zeigt einen angemessenen Umgang mit Nähe und Distanz		
Offenheit für Neues: zeigt Offenheit für Neues, entwickelt kreative Lösungen		
Selbstbestimmtes Handeln: gestaltet die eigene berufliche Entwicklung durch selbstbestimmtes Handeln mit		
Sozialkompetenz	Note	Anmerkungen
Verantwortungsbereitschaft: übernimmt Verantwortung für das eigene Handeln, kennt und beachtet den eigenen Kompetenzbereich		
Selbstständigkeit: führt anfallende Tätigkeiten nach erfolgter Anleitung verantwortlich und selbstständig aus		
Kommunikationsfähigkeit: kommuniziert auf allen Ebenen (non-verbal bis verbal) an die jeweilige Situation und Person angepasst		
Kritik- und Konfliktfähigkeit: kann fach- und sachbezogene Kritik aufnehmen und äußern. Bewältigt auftretende Schwierigkeiten und Konflikte konstruktiv		
Lern- und Methodenkompetenz	Note	Anmerkungen
Initiative und Interesse: gestaltet Kompetenzzuwachs eigenständig, erfolgreich und aktiv		
Selbstorganisiertes Arbeiten: kann ihren Arbeitsalltag selbstständig planen und organisieren		

Abbildung 8: (Fortsetzung)

Situationsangemessene Entscheidungen: kann an der jeweiligen Situation orientiert Probleme lösen und Entscheidungen treffen		

Gesamteindruck von der Schülerin

Stärken:

Herausforderungen (Lernbedarf):

Gesamtnote: ....

Besprechung der Beurteilung am: ....

Stellungnahme der Schülerin:

Unterschrift der Praxisanleiterin: ....

Unterschrift weiterer Bezugspersonen: ....

Unterschrift Schülerin: ....

Datum, Unterschrift der Schule (gesehen): ....

Abbildung 8: (Fortsetzung)

6.2.8 Beurteilungsbögen mit Beurteilungsraster

Bei dieser Beurteilungsform werden alle Wahrnehmungen mithilfe einer **Einstufungsskala** eingeordnet. In der Regel werden Punkte- oder Notenskalen eingesetzt. Die Schülerin, aber auch die Lehrerinnen der Krankenpflegeschule können die Tendenz der Leistungen auf einen Blick erfassen. Aus der allgemeinen Schule, aber auch aus der theoretischen Ausbildung ist das Noten- oder Punktesystem bereits bekannt. Für das Ausfüllen des Bogens wird relativ **wenig Zeit** benötigt, und die Handhabung gestaltet sich, zumindest auf den ersten Blick, **einfach.** Die Beurteilung in dieser Form erlaubt nur **pauschale** Aussagen. Die Individualität

Vor- und Nachteile

der Schülerin wird mit diesem Verfahren somit nicht ausreichend berücksichtigt.

Nachfolgend wird der in Abbildung 8 vorgestellte Beurteilungsbogen als reines Beurteilungsraster in Ausschnitten vorgestellt.

Beurteilung

Name der Schülerin: .... Semester: ....

Einsatzort/Einsatzzeitraum: ....

Beurteilungskriterien	1	2	3	4	5	6
Fachlicher Hintergrund: kann Hintergründe von Pflegemaßnahmen theoretisch erklären und begründen						
Transferfähigkeit: Pflegeinterventionen werden auf der Basis eines pflegetheoretischen und bezugswissenschaftlichen Kenntnisstands ausgeführt.						
u. s. w.						

Gesamtnote: ....

Besprechung der Beurteilung am: ....

Stellungnahme der Schülerin: ....

Unterschrift der Praxisanleiterin: ....

Unterschrift weiterer Bezugspersonen: ....

Unterschrift Schülerin: ....

Datum, Unterschrift der Schule (gesehen): ....

Abbildung 9: Muster eines Beurteilungsbogens mit Beurteilungsraster

6.2.9 Die Beurteilung im praktischen Examen

Im Krankenpflegegesetz ist festgelegt, dass Praxisanleiterinnen als Fachprüfer beim praktischen Examen dabei sind (vergleiche § 4, Absatz (1), 4. der KrPflAPrV). In der Regel haben sie zu den zu prüfenden Schülerinnen eine emotionale Bindung aufgebaut und sehen sie gerade am Ende der Ausbildung eher als Kollegin. Nun heißt es, eine entsprechende Distanz aufzubauen, um möglichst objektiv beurteilen zu können.

Das praktische Examen ist ein Qualifikationsabschluss und stellt die Weichen für die zukünftige Berufstätigkeit der ehemaligen Schülerin. Eine zu gute oder zu schlechte Beurteilung kann entsprechende Folgen haben. Die vorangegangenen Abschnitte dieses Kapitels bieten eine fundierte Vorbereitung zum Thema „Beurteilung" im Allgemeinen. Nachfolgend soll es daher schwerpunktmäßig darum gehen, die Besonderheiten der praktischen Prüfung darzustellen.

Bedeutung des praktischen Examens

Wer als Praxisanleiterin das erste Mal prüft, sollte sich von den Lehrerinnen der zuständigen Schule fachlich einführen und beraten lassen. Jede Schule gestaltet die praktische Prüfung im Rahmen der gesetzlichen Vorgaben individuell. Hier kann es daher nur darum gehen, die Rolle und Aufgaben der Praxisanleiterin beim praktischen Examen in einem Überblick darzustellen.

Gesetzliche Grundlagen

Die Rahmenbedingungen für den Ablauf der praktischen Prüfung regelt die Ausbildungs- und Prüfungsverordnung. Sie legt die Aufgabe, den Umfang und den Ablauf der Prüfung fest.

Übersicht 47: §15 des Krankenpflegegesetzes

§ 15 Praktischer Teil der Prüfung

(1) Der praktische Teil der Prüfung erstreckt sich auf die Pflege einer Patientengruppe von höchstens vier Patientinnen oder Patienten. Der Prüfling übernimmt in dem Fachgebiet seines Differenzierungsbereichs (...) in dem er zur Zeit der Prüfung an der praktischen Ausbildung teilnimmt, alle anfallenden Aufgaben einer prozessorientierten Pflege einschließlich der Dokumentation und Übergabe. In einem Prüfungsgespräch hat der Prüfling sein Pflegehandeln zu erläutern und zu begründen sowie die Prüfungssituation zu reflektieren. Dabei hat er nachzuweisen, dass er in der Lage ist, die während der Ausbildung erworbenen Kompetenzen in der beruflichen Praxis anzuwenden sowie befähigt ist, die Aufgaben in der Gesundheits- und Krankenpflege (...) eigenverantwortlich auszuführen.

(2) (...) Der praktische Teil der Prüfung soll für den einzelnen Prüfling in der Regel in sechs Stunden abgeschlossen sein; er kann auf zwei aufeinander folgende Tage verteilt werden.

Quelle: Bundesgesetzblatt Jahrgang 2003 Teil I Nr. 55, ausgegeben zu Bonn am 19. November 2003.

Grundsätze der praktischen Prüfung

Wie schon im Abschnitt „Beurteilungsfehler" (☞ Kapitel 6.2.2) dargestellt, unterliegen Beurteilungen – und nichts anderes stellt die praktische
Prüfung dar – der Gefahr subjektiv zu sein. Man sollte sich daher vor
jeder Prüfung immer wieder die nachfolgenden Grundsätze bewusst machen:

Übersicht 48: Grund-
sätze der praktischen
Prüfung

> • Jeder Prüfling hat das Recht auf die gleiche Behandlung und hat
>   die gleichen Chancen.
> • Die in der Prüfung getroffenen Entscheidungen müssen so gut
>   dokumentiert werden, dass sie nachvollziehbar und transparent
>   sind.
> • Die gesetzlich vorgeschriebenen Rahmenbedingungen müssen
>   eingehalten werden.
> • Jede Bewertung muss an den Ausbildungszielen orientiert erfol-
>   gen (☞ Kapitel 2.2.1).

Rahmenbedingungen für die praktische Prüfung

Auswahl der Patienten

Die organisatorischen Vorbereitungen (wie Anmeldung zur Prüfung,
Festlegung der Fachprüfer, Ausarbeitung eines Prüfungsplanes) trifft die
Krankenpflegeschule. Erst unmittelbar vor der Prüfung wird die Praxisanleiterin einbezogen. Die gemeinsame Arbeit beginnt mit der Auswahl
einer Patientengruppe von maximal vier Personen. In Absprache mit dem
Stationsarzt und den Pflegenden wird geklärt, ob die ausgewählten Patienten für die Prüfung geeignet sind. Sie selbst müssen ihr Einverständnis
erteilen. Zum Zeitpunkt der Patientenauswahl sollten die Schüler nicht
auf der Station sein. Um Veränderungen im Befinden der Patienten zu
erfassen und reagieren zu können – unter Umständen muss bei einer akuten Zustandsverschlechterung ein Patient noch kurz vor Prüfungsbeginn
„ausgetauscht" werden –, darf die verbindliche Patientenauswahl der
Schülerin erst kurz vor Prüfungsbeginn bekannt gegeben werden.

Zeitablauf

Wie im Gesetz vorgegeben soll sich die Prüfung über sechs Stunden er-
strecken. Es ist freigestellt, ob sie an einem Tag oder an zwei Tagen verteilt stattfindet. Da die meisten Schulen die zweite Möglichkeit wählen,
wird nachfolgend der grobe zeitliche Ablauf einer Prüfung, die sich über
zwei Tage erstreckt, dargestellt.

Erster Prüfungstag (Prüfungsanteil: 1,5 Stunden)

- 13:00 Uhr: Die Schülerin hat Spätdienst. Ihre Fachprüfer geben ihr die Prüfungskandidaten bekannt. Anschließend nimmt sie an der stationsüblichen Übergabe teil. Für die Schülerin ist es hilfreich, wenn ihre Patienten zu Beginn besprochen werden und sie sich dann zurückziehen kann, um ihre Aufgaben zu bearbeiten.
- Bis 14:30 Uhr: Die Schülerin erstellt für ihre Patientengruppe Pflegeanamnesen und Pflegeplanungen. Sie darf dabei auf Informationen aus Fachliteratur, Pflegestandards und dem interdisziplinären Team zurückgreifen.
- Bis 15:00 Uhr: Die Schülerin gibt die Pflegeplanungen in der Krankenpflegeschule ab.

Zweiter Prüfungstag (Prüfungsanteil: 4,5 Stunden)

- 6:30 Uhr: Die Schülerin erhält die am Vortag in der Krankenpflegeschule abgegebene Pflegedokumentation. Sie nimmt an der stationsinternen Übergabe teil und aktualisiert die Planungen. Sie erstellt einen Ablaufplan ihrer Arbeit.
- 7:30 Uhr: Die Schülerin stellt ihre Patientengruppe in einer ausführlichen Übergabe ihren Fachprüfern vor.
- Circa 8:00 Uhr (oder früher): Die Schülerin führt die Pflege ihrer Patienten durch. Die Pflegepläne und -dokumentation stehen ihr während der gesamten Zeit zur Verfügung. Die Schülerin kann dabei für sich eine Frühstückspause von 30 Minuten integrieren.
- Circa 11:00 bis 11:30 Uhr: Die Schülerin übergibt ihre Patientengruppe an die verantwortliche Pflegekraft der Station. Nun ergänzt sie, wenn nötig, die Pflegedokumentation und gibt sie an die Prüfer aus. In einem Gespräch reflektiert und evaluiert sie die Pflege gegenüber ihren Fachprüfern.
- Gegen 11:30 Uhr: Die Prüfung ist beendet.

Dokumentation der Prüfungsergebnisse

Die Fachprüfer schreiben während der gesamten Prüfung ihre Beobachtungen – positive und negative – mit. Diese Beobachtungen erfolgen in einer großen Dichte. Es ist daher erforderlich, dass Beobachtungen sofort – parallel zu der Handlung der Schülerin – dokumentiert werden. Eventuell muss im Stehen geschrieben werden. Es empfiehlt sich daher ein stabiles Klemmbrett als Unterlage zu benutzen.

Es wäre ökonomisch, wenn die beobachteten Dinge sofort bestimmten Bewertungskriterien zugeordnet werden könnten. Da dies aus Zeitgründen zumeist nicht möglich ist, kann es hilfreich sein, zunächst alle als wesentlich erscheinenden Wahrnehmungen chronologisch untereinander aufzuschreiben und z. B. durch ein „+" besonders positiv und durch ein „–" besonders negativ wahrgenommene Aspekte zu kennzeichnen.

Das Verlaufsprotokoll ist wichtig, da sich mit seiner Hilfe auch zu einem späteren Zeitpunkt die Prüfung und die Bewertung noch nachvollziehen lassen.

Bedeutung des Verlaufsprotokolls

Nach dem Reflexionsgespräch zieht sich jeder Prüfer zurück und ordnet seine Wahrnehmungen den von der Schule vorgegebenen Bewertungskriterien zu.

Bewertung der praktischen Prüfung

Die praktische Prüfung wird mit den Noten 1–6 bewertet. Es gelten die in ☞ Kapitel 6.2.2 vorgestellten Notendefinitionen. Jeder Fachprüfer hat alleine eine eigene Note zu bilden. Es dürfen nur Situationen bewertet werden, bei denen beide Fachprüfer anwesend waren.

Notenfindung

Zur Notenfindung dürfen keine Absprachen getroffen oder vorab die Bildung von Teilnoten diskutiert werden. Wenn dieser Verfahrensfehler bekannt würde, könnte die Prüfung angefochten werden.

Es sollte vorab geklärt und auch mit der Schülerin besprochen werden, welchen Notenanteil die Pflegedokumentation erhält. Sinnvoll erscheinen 10 bis 20 % der Gesamtnote.

Wenn es verschiedene Wege zum Ziel gibt, darf z. B. der Weg A – selbst wenn die Prüferinnen den Weg B wählen würden – der Schülerin nicht negativ ausgelegt werden.

Bei einer Note bis zu 4,49 ist die praktische Prüfung laut allgemeinem Prüfungsrecht als bestanden anzusehen.

Sukzessive sollten die praktischen Prüfungen auf den Nachweis der vier Basiskompetenzen ausgerichtet sein.

Die ermittelte Prüfungsnote wird der Schülerin erst am Tag des mündlichen Examens, der zugleich der letzte ihrer Ausbildung ist, mitgeteilt. Unter Umständen arbeitet die Praxisanleiterin bereits vorher wieder eng im Pflegealltag mit der Schülerin zusammen. Auch wenn es ihr schwer fällt: Sie darf der Schülerin die Note nicht vor dem Ende der Prüfungszeit mitteilen.

Ausblick

Chance zum Dialog zwischen Theorie und Praxis

Durch die Teilnahme an der praktischen Prüfung hat die Praxisanleiterin erstmals die Möglichkeit unmittelbar mitzuerleben, was ihre intensive Praxisbegleitung bewirkt hat. Die gemeinsame Prüfung, zusammen mit der Lehrerin als Vertreterin der theoretischen Ausbildung, bietet die Chance, dass der Dialog zwischen der Theorie und der Praxis zukünftig besser funktioniert und sie vernetzt arbeiten.

7   Organisationshilfen für die Schüleranleitung

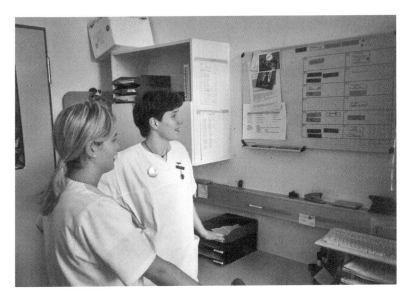

Lernziele

Lernziele

➡ Sie lernen Organisationshilfen kennen, mit deren Hilfe sich die Schüleranleitung unterstützen und vereinfachen lässt.
➡ Sie erhalten Ideen, um solche „Instrumente" selbstständig und auf Ihren jeweiligen Bedarf zugeschnitten zu entwickeln.

Einführung

Neben den bereits in vorangegangenen Kapiteln beschriebenen Faktoren beeinflussen auch Organisationshilfen den Anleitungsprozess. Hierbei handelt es sich um Elemente, die die praktische Anleitung ergänzen, erweitern und vereinfachen sollen. Der Kreativität der Praxisanleiterin sind dabei kaum Grenzen gesetzt. Die Entwicklung von derartigen Hilfsmitteln sollte dabei jedoch stets unter der Fragestellung betrachtet werden, welches Ziel mit dieser Idee erreicht werden soll. Im nachfolgenden Kapitel werden einige dieser Organisationshilfen in Form von exemplarischen Anregungen für die Gestaltung des Anleitungsalltags vorgestellt. Die Entwicklung dieser Hilfen erfolgt individuell und berücksichtigt die Stationsgegebenheiten. Dadurch eignen sich diese Organisationshilfen sehr gut, um die Besonderheiten der jeweiligen Station darzustellen und diese auch der Schülerin bewusst zu machen.

7.1   Das Schülerhandbuch

> Das Schülerhandbuch ist ein **Leitfaden,** der die Schülerin über alles informiert, was sie als neue Mitarbeitern wissen muss.

Zugleich ist es dazu gedacht, die Einarbeitungs- und Orientierungsphase auf der neuen Station zu erleichtern, indem ein Einblick in die stationsspezifischen Besonderheiten der Arbeitsweise gewährt wird. Es ist zum selbstständigen Lesen konzipiert und kann der Schülerin insbesondere in Zeiten erhöhten Arbeitsaufkommens oder dünner Personaldecke, die oft nur wenig Zeit für eine direkte Anleitung lassen, eine wichtige Unterstützung geben.

Es darf nicht die persönliche Anleitung ersetzen, kann jedoch wichtige Zusatzinformationen vermitteln. Das Schülerhandbuch sollte von der Schülerin eigenständig durchgelesen bzw. durchgearbeitet werden. Zugleich sollte es immer wieder Gegenstand in Gesprächen zwischen der Schülerin und der Praxisanleiterin werden, um sicherzustellen, dass die Inhalte verstanden wurden. Gleichzeitig bieten solche Gespräche die Gelegenheit, Fragen aufseiten der Schülerin zu beantworten und bestimmte Inhalte des Leitfadens zu vertiefen. So eingesetzt stellt das Handbuch eine **wichtige Unterstützung** des gesamten Anleitungsprozesses dar.

7.1.1   Form des Schülerhandbuchs

Minimierung des
Arbeitsaufwands

Die Form des Schülerhandbuchs sollte so gewählt werden, dass die Erstellung und Vervielfältigung mit einem möglichst geringen Zeit- und somit auch Arbeitsaufwand erfolgen kann. Es sollte daher ein kopierfähiges Format (DIN A4) gewählt werden. Als Bindung empfiehlt sich, je nach Kopienstärke, ein Ringordner oder Schnellhefter. Diese haben den Vorteil, dass später hinzugekommene Inhalte problemlos eingefügt werden können und die Schülerin eigene Ergänzungen vornehmen und einheften kann. Die Erstellung sollte am PC erfolgen, damit jederzeit auf die abgespeicherten Ergebnisse zugegriffen werden kann und notwendig gewordene Veränderungen und Aktualisierungen ohne hohen Arbeitsaufwand vorgenommen werden können.

Gestaltung des Schüler-
handbuchs

Auch hinsichtlich des Layouts sollte sich die Praxisanleiterin Gedanken machen. Hierbei hilft vielleicht die Antwort auf die Frage, wie das Schülerhandbuch aus eigener Sicht gestaltet sein sollte, um Lust zum Lesen zu erwecken. Das Handbuch sollte visuelle Ankerreize bieten, z. B. durch Zeichnungen aufgelockert sein. Bei der Darstellungsform sollte zudem berücksichtigt werden, ob jede im Einsatz befindliche Schülerin ein eigenes Exemplar erhält, das sie auch nach Einsatzende behalten darf, oder ob das Schülerhandbuch lediglich leihweise zur Verfügung steht.

In beiden Fällen sollten **mehrere** Exemplare vorhanden sein, da sich meistens mehrere Schülerinnen zeitgleich auf der Station befinden. Es sollte der Schülerin in jedem Fall ermöglicht werden, das Handbuch nach Dienstschluss mit nach Hause zu nehmen. So erhält sie die Chance, bestimmte Inhalte nochmals in Ruhe nachzulesen und kann so eher in das neue Fachgebiet und die neue Station hineinfinden.

7.1.2 Inhalte des Schülerhandbuchs

Egal ob das Schülerhandbuch von einer Mitarbeiterin allein oder im Team erstellt wird – es sollte auf jeden Fall **gemeinsam** überlegt werden, welche Inhalte für die Darstellung des Stations- und Pflegealltags als wichtig erachtet werden.

Als Anregung für die Zusammenstellung von Inhalten werden exemplarisch die groben Inhalte eines Schülerhandbuchs in einer für die Anordnung im Handbuch sinnvoll erscheinenden Reihenfolge vorgestellt:

Grobe Inhalte und ihre Reihenfolge

- **Deckblatt:** Name des Krankenhauses und der Station, Titel des Handbuchs. Bei der Gestaltung des Deckblatts sollte darauf geachtet werden, dass es optisch ansprechend wirkt.
- **Vorwort:** Hier bietet sich die Gelegenheit, die Schülerin freundlich zu begrüßen und die Intention des Handbuchs zu vermitteln. Abschließen kann das Vorwort mit Wünschen für einen guten Anfang auf Station und einem positiv verlaufenden Einsatz.
- **Inhaltsverzeichnis:** Das Inhaltsverzeichnis gibt Aufschluss über alle in das Handbuch aufgenommenen Aspekte. Es sollte dezimalklassifikatorisch die jeweilige Kapitelüberschrift anführen. Die Kapitelangaben sollten so gewählt sein, dass sie grobe Inhalte erkennen lassen.
- **Nähere Angaben zu der Station:** Fachgebiet, Bettenzahl und durchschnittliche Belegung, Anzahl und Qualifikation der Mitarbeiterinnen. Dieser Aspekt sollte nicht zu detailliert erfolgen. Es ist nicht sinnvoll, alle Mitarbeiterinnen namentlich und mit entsprechender Qualifikation vorzustellen, da das therapeutische Team einer Station einer hohen Fluktuation unterliegt und somit ständige Änderungen dieses Abschnitts nötig wären. Die Schülerin soll lediglich einen groben Überblick vermittelt bekommen. Die Ansprechpartner für die jeweiligen Belange (z. B. Praxisanleiterin für die Anleitung, Stationsleitung als die für Dienstplanwünsche zuständige Person) sollten der Schülerin besser persönlich vorgestellt werden.
- **Eine Auflistung der Krankheitsbilder** der Patienten dieser Station in alphabetischer Reihenfolge. Man sollte sich dabei auf wesentliche Inhalte beschränken und v. a. diejenigen Aspekte herausarbeiten, die Auswirkungen auf das pflegerische Vorgehen haben. Es sollte unbedingt darauf geachtet werden, dass dabei die Besonderheiten des Fachgebiets dargestellt werden.
- **Erläuterung des Pflegeverständnisses und der Arbeitsweise,** die der Arbeit auf Station zugrunde liegen. Es ist für die Schülerin hilfreich, wenn sie weiß, mit welchem Verständnis (z. B. Pflegeverständnis von Dorothea Orem) und unter welchen Schwerpunkten (z. B. Zimmer- und Bezugspersonenpflege) gepflegt wird. Hierdurch erhält sie Anregungen, das eigene Pflegeverständnis zu überdenken und es mit dem der Station zu vergleichen.
- **Tagesablauf der Station:** Durch die Beschreibung des Tagesablaufs lassen sich Besonderheiten der Station, wie z. B. Essens-, Visite- und

Übergabezeiten sowie Zeiten, in denen schwerpunktmäßig reine pflegerische Aufgaben erledigt werden, herausarbeiten. Es ist hilfreich, den einzelnen Aufgaben Uhrzeiten als grobe Richtlinien zuzuordnen. Dadurch kann die Schülerin eher abschätzen, bis zu welchem Zeitpunkt sie bestimmte Aufgaben erledigt haben sollte. Ein derartiger Ablaufplan sollte für jede Schicht, d. h. für den Früh-, Spät- und Nachtdienst gesondert erstellt werden.

- **Pflegedokumentation und Kurvenführung:** In Häusern, in denen noch keine einheitliche Kurvenführung auf allen Stationen eines Fachgebiets umgesetzt wird, sollten Beispiele der Kurvenführung und -dokumentation hinzugefügt werden. Hierzu kann man eine besonders gut geführte Originalkurve und den Pflegedokumentationsteil eines Patienten inklusive der Pflegeplanung fotokopieren. Aus Datenschutzgründen müssen der Name und die Adresse unleserlich sein.
- Bei operativen Stationen empfiehlt es sich zudem, grundsätzliche **Operationsvorbereitungen,** unterteilt nach den am häufigsten vorkommenden Operationen, einzufügen.
- **Lernangebotskatalog der Station:** In diesem Katalog sollten alle Lernbesonderheiten und Lernangebote, aber auch die Erwartungen an die Schülerin aufgenommen werden. Näheres zu diesem Aspekt ☞ Kapitel 7.2.
- **Literaturhinweise:** Bibliografieangaben dienen dazu, das Stationshandbuch abzurunden und der Schülerin, sofern von ihr gewünscht, Anregungen zum weiteren Nachdenken und/oder Nachlesen zu geben.

7.2   Praxisbegleitbuch

Hintergrund

Die sich verändernden Ausbildungs- und Krankenhausstrukturen bringen es mit sich, dass sich das Lernen in der Praxis gewandelt hat. Viele Jahre haben die Schülerinnen allein mithilfe von Lernangebotskatalogen oder Tätigkeitsnachweisen die Besonderheiten der jeweiligen Station kennen gelernt und ihre Lernfortschritte dokumentiert. Für jedes Fachgebiet gab es einen neuen Lernzielkatalog, der in allgemeine und spezielle Maßnahmen aufgeteilt war. Diese Aufteilung ist aufgrund der interdisziplinären Belegung vieler Stationen nicht mehr ausreichend. Ein Lernangebotskatalog isoliert ist zu handlungsorientiert und nimmt nicht die übergreifenden Aspekte und Kompetenzen auf, die die Professionalität von Pflege ausmachen. Es ist daher notwendig, weitere Instrumente, die einen individuellen Ausbildungsnachweis ermöglichen und die Ausbildungsqualität steuern, einzuführen. Die nachfolgende Tabelle bietet eine Übersicht über die Kapitel, die ein solches Praxisbegleitbuch aufnehmen könnte. Anhand dieser Gliederung können die Praxisanleiterinnen ein auf den besonderen Bedarf ihres Bereiches zugeschnittenes Begleitbuch entwickeln.

Aufbau des Praxisbegleitbuchs

Für die Form gelten die gleichen Hinweise wie für das Schülerhandbuch. Es sollte die Möglichkeiten bieten, jedem Kapitel weitere Inhalte nach dem individuellen Bedarf zuzuordnen, z. B. schriftlich in der Praxis von den Schülerinnen bearbeitete Aufgaben und Pflegebedarfsanalysen (Pflegeplanungen).

Jedes Kapitel unterteilt sich in die Bereiche „erfahren" und „erlernen". Diese Unterteilung ist hilfreich, da die Schülerin in der relativ kurzen Einsatzdauer nicht alles lernen kann. Vieles wird sie nur erfahren können (beobachten).

Der zweite Teil des „Erlernens" lässt sich mit einem herkömmlichen Lernzielkatalog (☞ Abbildung 11) vergleichen und nimmt die vier Lernkategorien auf:

- Theoretisch besprochen
- Gesehen
- Unter Anleitung durchgeführt
- Selbstständig durchgeführt

Gliederungspunkt	Nähere Ausgestaltung der Inhalte
Vorwort Anmerkungen zum Gebrauch	• Hinweise und Tipps für selbst organisiertes Lernen, das Bezug zur praktischen Ausbildung hat • Hintergründe und Einsatz der Praxisbegleitinstrumente, wie z. B. Erst-, Zwischen- und Abschlussgespräch, Beurteilungsbogen
Dokumentationsteil	• Dokumentationsteil für die Praxisanleiterin, z. B. um die Praxisbegleitungen zu erfassen, Kontrollen zu dokumentieren
Kapitel 1 Dimensionen der Biografie	• nimmt den Gesetzesaspekt „Pflege von Menschen aller Altersstufen" auf, indem es Hinweise zur Beobachtung z. B. von entwicklungspsychologischen Besonderheiten und altersspezifischen Anpassungsschwierigkeiten enthält • Lernziele zur altersgemäßen Beratung und Information der Patienten
Kapitel 2 Dimensionen der Institution	• gibt Beobachtungshinweise, um institutionsspezifische Pflegesituationen und abzuleitende pflegerische Interventionen zu erfassen • gibt Beobachtungshinweise zur institutionsübergreifenden Pflege, z. B. Vernetzung mit der Brückenpflege oder Pflegeüberleitung

Übersicht 50: Gliederung eines Praxisbegleitbuchs

Kapitel 3 Kausale Dimension	In diesem Kapitel werden die Gründe, die für eine Intervention der Pflege Anlass geben, aufgenommen. Die Abstufung erfolgt innerhalb der Aspekte: • Gesunderhalten von Gesunden • Abwenden von Gesundheitsrisiken • Abwenden oder frühzeitige Reaktion auf Krankheitsrisiken • Begleitung und Intervention bei Krankheit • Erste Hilfe leisten, in Notfallsituationen helfen
Kapitel 4 Finale Dimension	In diesem Kapitel werden die Ziele, auf die die Ausbildung ausgerichtet ist, aufgenommen.
Kapitel 4.1 Präventive Pflege	• enthält Feststellungen, Beobachtungsaufgaben und Lernziele zu dieser vom KrPfG vorgeschriebenen Pflegedimension (Hintergründe ☞ Kapitel 2.2)
Kapitel 4.2 Kurative Pflege	• enthält Feststellungen, Beobachtungsaufgaben und Lernziele zu dieser vom KrPfG vorgeschriebenen Pflegedimension (Hintergründe ☞ Kapitel 2.2)
Kapitel 4.3 Rehabilitative Pflege	• enthält Feststellungen, Beobachtungsaufgaben und Lernziele zu dieser vom KrPfG vorgeschriebenen Pflegedimension (Hintergründe ☞ Kapitel 2.2)
Kapitel 4.4 Palliative Pflege	• enthält Feststellungen, Beobachtungsaufgaben und Lernziele zu dieser vom KrPfG vorgeschriebenen Pflegedimension (Hintergründe ☞ Kapitel 2.2)
Kapitel 5 Inhaltliche Dimension	Nimmt die im Gesetz festgelegten eigenständigen Pflegeleistungen auf: • enthält z. B. Beobachtungsaufgaben und Lernziele zur selbstkritischen Überprüfung geleisteter Pflege • enthält Lernziele zum selbstkritischen Auftreten gegenüber Patienten, Angehörigen und dem interdisziplinärem Team

Kapitel 6 Individuelle Dimension	Berücksichtigt die im Gesetz getroffene Feststellung, dass unterschiedliche Pflege- und Lebenssituationen, Lebensphasen und die Selbstbestimmung des Menschen zu berücksichtigen sind: • enthält Beobachtungsaufgaben zum individuellen Erleben von Krisen und Erleben von Krankheit • enthält Lernziele, um das Pflegeangebot auf die individuellen Bedürfnisse und Wünsche des Patienten abzustimmen

Quelle: abgewandelt nach einem Vorschlag der Krankenpflegeschule Überlingen 2004 in „Zweite Handreichung – Lernort Praxis" für die Umsetzung des Krankenpflegegesetzes (KrPfG) und der Ausbildungs- und Prüfungsverordnung für die Berufe der Krankenpflege (KrPflAPrV) im Rahmen der Arbeitsgruppe „Rahmenlehrplan" beim Sozialministerium Baden-Württemberg, Stuttgart 2003.

Lernangebotskataloge

Innerhalb des Praxisbegleitbuchs können weiterhin Lernangebotskataloge integriert sein, die die besonderen Lernangebote – sozusagen die Exklusivangebote – aufnehmen. Es empfiehlt sich, die Lernangebote in Tabellenform anzulegen, um so sichtbar zu machen, wann die Schülerin welche Lernangebote in welcher Lernintensität kennen und umsetzen gelernt hat. In regelmäßigen Abständen, z. B. zum Beginn des Einsatzes sowie mindestens zum Zeitpunkt des Zwischengesprächs und erneut beim Endgespräch, sollten die Lernangebote überprüft und deren Umsetzung entsprechend dokumentiert werden.

Gleichgültig ob der Lernangebotskatalog lediglich von einer Mitarbeiterin oder im Team entwickelt wird – es sollte auf jeden Fall **gemeinsam** überlegt werden, welche Lernangebote die Besonderheiten der Station erfassen. Ausgehend von dieser Sammlung sollte weiterhin festgelegt werden, in welcher Form die Darstellung erfolgen soll. Als Anregung für die Darstellungsweise wird nachfolgend exemplarisch ein Teil des Lernangebotskatalogs einer kiefer- und gesichtschirurgischen Aufwachstation vorgestellt.

An diesem Beispiel wird deutlich, dass es völlig ausreichend ist, wenn der Katalog die Lernangebote in stichwortartiger Form unterbreitet. Die Stichworte stellen eine Gedächtnisstütze dar, die dabei hilft, den Einsatz der Schülerin gezielter zu gestalten.

Lernangebotskatalog der kiefer- und gesichtschirurgischen Aufwachstation

Tätigkeit:
A = theoretisch besprochen   C = unter Anleitung durchgeführt
B = gesehen   D = selbstständig durchgeführt

	A	B	C	D
1. Magensonden (MS)				
Sondenart (Materialien)				
Legen einer MS, Lagekontrolle				
Pflege bei liegender MS				
Ableitung der MS				
Medikamentenverabreichung über die MS				
Verabreichung von Sondenkost				
2. Zentraler Venenkatheter (ZVK)				
Assistenz beim Legen				
Pflege und Verbandwechsel				
ZVD-Messung mit Nullpunktbestimmung				
Entfernung des ZVK mit Materialnachsorge				
3. Intubierter Patient				
Pflege				
Bronchialtoilette				
Tubusblockung prüfen				
4. Tracheotomierter Patient				
Pflege mit Silberkanüle				
Pflege mit Tracheoflex bzw. Rügheimer Kanüle				
5. Absaugen				
Nase				
Mund				
Intubierte Patienten				
Tracheotomierte Patienten				
Patienten mit Silberkanüle				
Weitere Inhalte …				

Abbildung 10: Muster eines Lernangebots-katalogs

7.3 Pinnwand mit Wunschzetteln

Schülerinnen erleben es als Wertschätzung, wenn sie Wünsche für ihre Einsatzzeit auf Station äußern dürfen. In der Dichte der Anforderungen des Pflegealltags besteht jedoch die Gefahr, dass sie vergessen werden. Es kann daher hilfreich sein, die Wünsche der Schülerin während des Erstgesprächs auf ein gesondertes Blatt zu schreiben. Dieses sollte dann für jedermann sichtbar aufgehängt werden. Hierzu bietet sich eine Pinnwand im Stationszimmer oder Aufenthaltsraum an. Durch die ständige Sichtbarkeit der Wünsche prägen sich diese besser ein. Die Praxisanleiterin wird immer wieder daran erinnert, im Anleitealltag nach entsprechenden Anleitemöglichkeiten Ausschau zu halten. Aber auch die Schülerin ist in der Pflicht. Wichtig ist das gegenseitige Nehmen und Geben, d. h., die Schülerin sollte zugleich eine Sensibilität für den geeigneten Zeitpunkt der Umsetzung entwickeln.

Schülerinnen sollen Wünsche äußern dürfen

7.4 Schülerblitzlicht

Der häufige Personalwechsel durch den Schichtdienst bringt es mit sich, dass die Anleitung der Schülerin nicht kontinuierlich durch eine Praxisanleiterin erfolgen kann. Mehrere Personen sind an der Anleitung beteiligt. Auf den meisten Stationen sind zudem gleichzeitig mehrere Auszubildende eingesetzt. Um jede Schülerin mit ihren Stärken und Schwächen im Blick zu behalten, sollte ein regelmäßiger Austausch zwischen den Praxisanleiterinnen erfolgen. Eine Organisationshilfe kann das sogenannte Schülerblitzlicht sein. Einmal in der Woche, im Anschluss an die Übergabe, treffen sich alle Praxisanleiterinnen einer Station zu einem Gespräch über die zu diesem Zeitpunkt auf der Station eingesetzten Schülerinnen. Gemeinsam wird jede Schülerin analysiert: Ihre Lernfortschritte, ihre Defizite und der Gesamteindruck werden besprochen und stichwortartig schriftlich fixiert. Außerdem kann die eigene Befindlichkeit zum Thema „Schüleranleitung" reflektiert werden.

Regelmäßiger Austausch zwischen den Praxisanleiterinnen

7.5 Anleitungskarten

> Anleitungskarten stellen – ebenfalls **stichwortartig** – den Anleitungsprozess für eine bestimmte Tätigkeit dar.

Definition: Anleitungskarten

Sie dienen dazu, den Prozess der Anleitung durch vorgefertigte Anregungen zu vereinfachen. Des Weiteren sollen sie Pflegehandlungen vereinheitlichen, um sicherzustellen, dass jede Mitarbeiterin sie auf die gleiche Art und Weise durchführt. Sie stehen in unmittelbarem Zusammenhang mit **Pflegestandards** (☞ Kapitel 7.4). Insbesondere für die noch ungeübte Praxisanleiterin stellen sie eine hilfreiche Unterstützung dar. Trotz der

Anleitungskarten wird die Schülerin die Anleitungssituation als individuell auf sie zugeschnitten erleben, da sie durch die jeweilige Persönlichkeit ihrer Praxisanleiterin und dem Patienten, an dem die Pflegehandlung ausgeführt wird, eine eigene Prägung erhält.

7.5.1 Form der Anleitungskarten

Die Form der Anleitungskarten sollte so gewählt werden, dass die Erstellung und Vervielfältigung mit einem möglichst geringen Zeit- und somit auch Arbeitsaufwand erfolgen kann. Die verschiedenen Anleitungen sollten alle in derselben Weise gegliedert sein. So wird die Orientierung für die Praxisanleiterin erleichtert, und sie kann sich mithilfe der Anleitungskarten mit der Zeit ein Anleitungsraster in Form von Schritten, die bei jeder Anleitung vorkommen sollten, erarbeiten.

Gestaltung der Anleitungskarten Ein handliches Format, d. h. nicht größer als DIN A5, bietet sich an, damit die Karten überall mitgenommen werden können. Außerdem sollten sie von einer wasser- und schmutzabweisenden Schutzhülle umgeben, z. B. laminiert sein. Damit jederzeit auf sie zugegriffen werden kann, ist es günstig, die Anleitungskarten in einer passenden Box im Stationszimmer aufzubewahren.

7.5.2 Inhalte der Anleitungskarten

Beteiligung mehrerer Personen Anleitungskarten sollten grundsätzlich von **mehreren** Personen erstellt, zumindest aber überprüft werden. Für Tätigkeiten, die im gesamten Krankenhaus durchgeführt werden, sollten sich mehrere Pflegepersonen verschiedener Fachabteilungen zusammenfinden und die Schwerpunkte der jeweiligen Anleitetätigkeit herausfiltern. Hilfreich ist es zudem, wenn zusätzlich je eine Vertreterin der Pflegedienstleitung und der Krankenpflegeschule mitwirken. Auf diese Weise kann sichergestellt werden, dass sich die vermittelten Inhalte mit den Vorgaben der Theorieausbildung decken. Als Anregung für die Gestaltung von Anleitungskarten wird nachfolgend eine in diese Form gefasste Tätigkeit dargestellt.

Anleitung zur Ganzkörperwaschung eines Patienten		
Lernziele	Lerninhalte	Methoden
Die Schülerin soll Hintergründe zur Ganzkörperwaschung kennen: • Bedeutung der eigenen Körperhygiene erkennen. • Methoden im Bett und am Waschbecken kennen und • Ressourcen und Probleme des Patienten berücksichtigen.	• Was bedeutet waschen und kleiden für mich, was ist wichtig? • Wann wird welche Methode angewendet (Standard)? • Wie viel Unterstützung benötigt welcher Patient? • Wie können Ressourcen erkannt und genutzt werden? • Wie kann erreicht werden, dass der Patient die Körperpflege als angenehm empfindet?	• Impulsfrage an die Schülerin am Tag vor der Anleitung, Austausch dazu • Erarbeitendes Gespräch anhand der Pflegestandards • Fallbeispiele gerade zu waschender Patienten durchsprechen, um die individuellen Probleme und Ressourcen für diese Tätigkeit hervorzuheben • Benötigte Pflegeutensilien und Materialien durchsprechen und gemeinsam zurechtlegen
• Die Schülerin soll die Ganzkörperwaschung selbstständig vorbereiten, durchführen und nachbereiten können.	• Vorbereitung des Patienten, der Pflegeperson und des Materials nach Standard • Durchführung nach Standard • Nachbereitung inklusive Dokumentation	• Die Anleiterin demonstriert alle Schritte der Tätigkeit, die Schülerin schaut zu und erhält einen Beobachtungsauftrag. • Anschließend Austausch über Beobachtungen, Klärung möglicher Fragen • Möglichkeit zum nochmaligen Zusehen anbieten, dabei Assistenz durch die Schülerin, Nachgespräch • Schülerin Tätigkeit eigenständig durchführen lassen. Tätigkeit überprüfen, Tipps und Tricks vermitteln

Abbildung 11: Muster einer Anleitungskarte

Anleitung zur Ganzkörperwaschung eines Patienten		
Lernziele	**Lerninhalte**	**Methoden**
Die Schülerin soll lernen, wie diese Tätigkeit unter Beachtung des Schamgefühls und der Intimsphäre des Patienten durchgeführt werden kann: • Sie soll die Bedürfnisse des jeweiligen Patienten erkennen und beachten.	• Welche Regionen des Körpers gehören zur Intimsphäre des Menschen? • Welche Berührungsart wird als angenehm bzw. unangenehm erlebt? • Wie können Bedürfnisse erkannt werden?	• Schematische Zeichnung des Menschen bereithalten, Schülerin Zonen der eigenen Intimsphäre einzeichnen lassen • Schülerin mit nassen Waschlappen am Arm „entlangfahren", verschiedene Berührungsreize wählen • Feedback über Wahrnehmungen am Patienten, Tipps und Tricks
Die Schülerin soll während der Ganzkörperwaschung Krankenbeobachtung betreiben, Veränderungen wahrnehmen, an examinierte Pflegeperson weiterleiten und Wahrnehmungen dokumentieren können.	• Welche Aspekte der Krankenbeobachtung haben bei der Körperpflege einen hohen Stellenwert (z. B. Haut)? • Wie soll was wo dokumentiert werden?	• Schülerin erhält bei jeder Körperpflege einen bestimmten Beobachtungsauftrag, soll Auffälligkeiten der Anleiterin mitteilen • Dokumentationssystem grob erklären; vermitteln, wo welcher Aspekt dokumentiert werden muss

Abbildung 11: (Fortsetzung)

7.6 Pflegestandards

Funktion von Pflegestandards

Da Pflegestandards die **Qualität der Pflege** präzise festlegen, stellen sie eine **konkrete Hilfe** für den Anleitungsalltag dar. Der Praxisanleiterin liefern die Pflegestandards konkrete Angaben zur Anleitungsgestaltung, da sie genau definieren, auf welche Weise mit welchen Mitteln welches Ziel erreicht werden soll. Die Schülerin wiederum kann mithilfe von Pflegestandards selbstständig bereits vermittelte und angeleitete Tätigkeiten vertiefen. Besonders wenn sie eine Aufgabe bereits lange nicht mehr ausgeführt hat, kann sie mit Pflegestandards ihr noch vorhandenes Wissen überprüfen und gegebenfalls ergänzen.

Allerdings muss der Einsatz wohl überlegt erfolgen, da ein ständiges Arbeiten mit Standards das eigenständige Denken und Handeln der Schülerin hemmt.

7.6.1　Form der Pflegestandards

Die Form der Pflegestandards sollte so gewählt werden, dass die Erstellung und Vervielfältigung mit einem möglichst geringen Zeit- und somit auch Arbeitsaufwand erfolgen kann. Die verschiedenen Pflegestandards sollten alle in der gleichen Weise gegliedert sein, um die Orientierung für die Schülerin und Praxisanleiterin zu erleichtern. Es sollte ein handliches Format gewählt werden, d. h. nicht größer als DIN A5, damit die Karten überall mitgenommen werden können. Außerdem sollten sie von einer wasser- und schmutzabweisenden Schutzhülle, z. B. laminiert, umgeben sein. Damit jederzeit auf sie zugegriffen werden kann, sollten die Pflegestandards in einer passenden Box im Stationszimmer aufbewahrt werden.

Minimierung des Arbeitsaufwandes

7.6.2　Inhalte der Pflegestandards

Pflegestandards sollten grundsätzlich von **mehreren** Personen erstellt, zumindest aber überprüft werden. Für Tätigkeiten, die im gesamten Krankenhaus durchgeführt werden, sollten sich mehrere Pflegepersonen verschiedener Fachabteilungen zusammenfinden und die Schwerpunkte der jeweiligen im Standard zu erfassenden Tätigkeit herausfiltern. Hilfreich ist es zudem, wenn zusätzlich je eine Vertreterin der Pflegedienstleitung und der Krankenpflegeschule mitwirken. Auf diese Weise kann sichergestellt werden, dass sich die dargestellten Inhalte und die Vorgehensweise mit den Vorgaben der Theorie decken. Wenn Pflegestandards eingesetzt werden, so müssen allen an der Umsetzung beteiligten Personen nachfolgende Grundsätze bewusst sein und für alle als verbindlich gelten:

Beteiligung mehrerer Personen

- Alle Personen, die in der Pflege des jeweiligen Krankenhauses tätig sind, müssen den Standard in seiner Anwendung als verbindlich ansehen und umsetzen.
- Wenn vom Standard abgewichen wird, so muss dies im entsprechenden Dokumentationssystem schriftlich begründet werden.
- Die Ergebnisse müssen stets überprüfbar sein.
- Es muss sichergestellt werden, dass die Standards mindestens einmal jährlich überprüft und bei Bedarf aktualisiert werden.

Verbindliche Grundsätze

7.7　Anleiterarbeitskreis

Wer Schülerinnen anleitet, wird mit vielen neuen Fragestellungen und Inhalten konfrontiert. Gerade anfangs verunsichern diese Aspekte die Praxisanleiterin, und sie wünscht sich Ansprechpartnerinnen, mit denen sie ihre Gedanken zum Thema Anleitung austauschen kann. Die Mitarbeiterinnen der eigenen Station sind hierfür meistens nicht die geeigneten Austauschpartner, da sie unmittelbar am Anleitungsprozess beteiligt sind und daher potenzielle Probleme nicht neutral analysieren können. Hinzu kommt noch, dass die Kolleginnen vielleicht selbst die Ursache für Frage- und Problemstellungen sind, insbesondere dann, wenn sie eine völlig andere Einstellung zur Anleitung von Schülerinnen haben und beispielsweise den erforderlichen Zeiteinsatz kritisieren.

Austausch mit anderen Praxisanleiterinnen

Es ist daher hilfreich, wenn eine Praxisanleiterin kompetente Ansprechpartnerinnen auf einer **anderen** Ebene findet. Diesbezüglich empfiehlt sich ein formeller Austausch mit anderen Praxisanleiterinnen. Zu diesem Zweck können die Namen der Praxisanleiterinnen über die Pflegedienstleitungen erfragt und ganz gezielt Kontakt zu ihren Kolleginnen gesucht werden. Mit diesen kann sich die Praxisanleiterin unbefangen über mögliche Probleme austauschen und gemeinsam überlegen, wie die entsprechende Situation besser gestaltet werden könnte. Sie erfährt dabei einen sozialen Rückhalt und erhält neue Impulse für die Anleitungsgestaltung.

Bildung von Arbeitskreisen

Ein organisierter Austausch, bei dem auch ganz gezielt die Anleitefähigkeiten weiterentwickelt werden können, stellen regelmäßige Treffen in einem während der Arbeitszeit stattfindenden **Arbeitskreis** dar. In diesem Arbeitskreis sollten sich alle hauptsächlich für die Ausbildung der Schülerinnen zuständigen Personen treffen. Hierzu gehören sowohl alle Praxisanleiterinnen innerhalb des Krankenhauses als auch die für die Praxisbegleitung zuständigen Lehrerinnen und die Pflegedienstleitung. Durch die Vertreterinnen der auf verschiedenen Ebenen an der Ausbildung beteiligten Personen kann die Schüleranleitung unter verschiedenen Blickwinkeln betrachtet und das Konzept des Hauses weiterentwickelt werden.

Funktionsweise und Ziel von Arbeitskreisen

Die Häufigkeit und Dauer solcher Treffen sollte sich am jeweiligen **Bedarf** orientieren. Sinnvoll ist es auf jeden Fall, ein gewisses Raster zu erarbeiten und den Austausch anhand von **Tagesordnungspunkten** zu pflegen. Um die Teilnehmenden und deren Ideen für die Anleitung kennen zu lernen, empfiehlt es sich, anfangs eine aktuelle Austauschrunde durchzuführen. In dieser sollte jede vom aktuellen Stand der Schüleranleitung auf ihrer Station berichten. Anschließend bietet sich die Bearbeitung spezieller Themen an, bei denen eine Vereinheitlichung für das gesamte Krankenhaus gewünscht wird, z. B. die Erarbeitung von Anleitungskarten und Stationshandbüchern. Die Vorbereitung dieser Treffen kann im **Rotationsprinzip** stattfinden. Auf diese Weise ist gewährleistet, dass alle Ebenen gleichermaßen beteiligt sind und die jeweiligen speziellen Interessen berücksichtigt werden.

Ein solch breit angelegter Informationsaustausch fördert die Motivation und die Weiterentwicklung einer gut organisierten und begleiteten Schüleranleitung.

7.8   Fortbildungen

Wenn Wissen an Andere weitergegeben werden soll, ist es notwendig, – zumindest im eigenen Fachgebiet – auf dem Laufenden zu sein und zu bleiben. Die Praxisanleiterin erfüllt eine Vorbildfunktion gegenüber der Schülerin. Wenn sie diese übernehmen möchte, ist es erforderlich, ihr Wissen und Können stets zu erweitern.

Dazu gehört das Studium von **Fachliteratur** in Fachbüchern, Fachzeit-schriften und von Informationen aus dem Internet. Die Fachbücher haben den Vorteil, dass sie meist relativ ausführlich auf ein bestimmtes Fachgebiet zugeschnitten sind und spezialisiertes Wissen transportieren. Sie eignen sich daher sehr gut zur selbstständigen Ergänzung und Vertiefung von bereits vorhandenem Wissen. Fachzeitschriften wiederum wenden sich meistens an die Mitarbeiterinnen aller Fachdisziplinen innerhalb der Pflege. Sie informieren übersichtlich und prägnant zu bestimmten Pflegethemen. Sie können sehr viel aktueller als ein Fachbuch sein, da sie zumeist monatlich erscheinen und somit auch Veränderungen rascher aufgreifen können. Zudem stellen sie ein Forum dar, um aktuelle Entwicklungen und Tendenzen rund um das Berufsfeld Gesundheits- und Krankenpflege darzustellen.

Weiterbildung anhand von Fachliteratur

Das Internet ist ein Medium, das gute Möglichkeiten zur raschen Information bietet. Aktuelle medizinische Informationen sind zu vielen gewünschten Themengebieten verfügbar. Außerdem kann über das Internet weltweit mit Pflegenden korrespondiert und in speziellen Foren diskutiert werden. Die Homepages anderer Krankenhäuser bieten die Möglichkeit, über den Tellerrand hinaus zu schauen und Anregungen für die Pflege im eigenen Haus zu erhalten.

Internet

Alle bisher genannten Medien setzen voraus, dass sich die Praxisanleiterin das Wissen selbstständig zugänglich macht und aneignet. Nicht alle Themengebiete eignen sich für diese Art der Wissensaufnahme. Es ist daher wichtig, sich weitere Formen der Wissensvermittlung zu erschließen.

> Hierzu eignet sich das Feld der **Fortbildungen**, d. h. eine fachkompetente Person vermittelt und erarbeitet einen vorher festgelegten Themenkomplex mit interessierten Teilnehmerinnen.

Die Bedeutung von Fortbildungen

Fortbildungen sind auch auf stationsinterner Ebene sinnvoll. Sie können z. B. von den Stationsärzten vorbereitet werden und der Auseinandersetzung und Vertiefung mit zuvor festgelegten Krankheitsbildern anhand eines aktuellen Fallbeispiels dienen. Noch wichtiger ist jedoch die Gestaltung durch die Pflegenden. Das Team sollte pflegespezifische Themen sammeln, die von besonderem Interesse sind. Nach dem Rotationsprinzip ist dann jeweils eine Pflegekraft verantwortlich für die Ausarbeitung und Ausgestaltung des gewünschten Themas. Die Fortbildung zu dem betreffenden Thema kann dann z. B. im Anschluss an die Übergabe erfolgen und sollte durchschnittlich einen Zeitraum von 30–45 Minuten umfassen.

Außer Wissenszuwachs erwirbt die jeweilige Pflegeperson zugleich **kommunikative Kompetenzen** und erfährt bei einem positiven Verlauf der von ihr gestalteten Fortbildung eine Steigerung ihres beruflichen Selbstwertgefühls. Neben den stationsinternen Fortbildungen sollte der Wissenszuwachs auch auf externer Ebene erfolgen: Neben dem reinen Wissenszuwachs bieten Fortbildungen ein gutes Forum, um Erfahrungen mit Pflegenden anderer Häuser auszutauschen. Dadurch erweitert sich der Blickwinkel, und man erhält eher Anregungen und Motivation, um

Wissenszuwachs und kommunikative Kompetenzen

Veränderungen herbeizuführen. Ein weiterer Aspekt, der für eine Fortbildung spricht, ist die **Steigerung des Selbstbewusstseins.** Die Arbeitnehmer erwarten von Pflegenden eine **Fortbildungsbereitschaft** oder schreiben diese sogar vor. In einem Berufsfeld wie der Gesundheits- und Krankenpflege, das sich mit schnell wandelnden Ansprüchen und Wissen konfrontiert sieht, ist es unausweichlich, sich diese neuen Kenntnisse anzueignen.

7.9 Stationsbibliothek

Finanzierungs- und Einrichtungsmöglichkeiten einer Stationsbibliothek

Die Einrichtung einer **Stationsbibliothek** hängt unmittelbar mit der Fortbildungsbereitschaft und dem Interesse an einer Steigerung der Kompetenz zusammen, von der die Schülerin stets profitieren wird. Sie erfolgt vor dem Hintergrund, dass die Anschaffungskosten medizinischer und pflegerischer Fachbücher zumeist relativ hoch sind. Fachbücher veralten schnell und müssen somit häufig ersetzt werden, wenn man sich auf ihren Informationsstand verlassen möchte. Es erscheint daher sinnvoll, wenn jede Station aus ihrem Stationsbudget oder einem dafür extra auszuhandelnden Budget für eine gewisse Standardliteratur (zumindest ihres Fachgebietes) Sorge trägt. Zu dieser Literatur sollte jede Mitarbeiterin, auch die Schülerin, Zugriff haben. Noch effektiver ist es, die Stationsbibliothek auf eine **gemeinsam** mit den **Ärzten** geführte Bibliothek auszudehnen, da so gleichfalls ein Zugriff auf rein medizinische Fachbücher erfolgen kann, die gerade für das Verständnis der Krankheitsbilder einschließlich Diagnostik und Therapie eine wichtige Rolle spielen. Falls solch eine Bibliothek eingeführt wird, sollte unbedingt darauf geachtet werden, dass die Schülerin das zur Verfügung stehende Angebot nutzt.

Literaturverzeichnis

AEBLI, Hans: Zwölf Grundformen des Lehrens. Eine allgemeine Didaktik auf psychologischer Grundlage. Medien und Inhalte didaktischer Kommunikation, der Lernzyklus. 7. Auflage. Klett-Cotta, Stuttgart 1993.

ARBEITSGRUPPE „PFLEGE UND SCHULE" AM KRANKENHAUS MÜNCHEN-SCHWABING: Richtlinien zur Einarbeitung von Krankenpflegeschülern/-innen. Pflegezeitschrift 7 (1995): 414–415.

ARETS, Jos; OBEX, Franz; VAESSEN, John; WAGNER, Franz: Professionelle Pflege. Theoretische und Praktische Grundlagen. Band 1. Eicanos Verlag, Bochum 1996.

AUSBILDUNGS- UND PRÜFUNGSORDNUNG FÜR DIE BERUFE IN DER KRANKENPFLEGE (KrPflAPrV), vom 10. November 2003. Bundesgesetzblatt Jahrgang 2003, Teil I Nr. 55, ausgegeben zu Bonn am 19. November 2003.

BAMBERG, Eva: Wenn ich ein Junge wär'... Alltagstheorien über geschlechtstypische berufliche Orientierungen im historischen Vergleich. Hogrefe, Verlag für Psychologie, Göttingen, Bern, Toronto, Seattle 1996.

BALZER, Sabine: Lernaufgaben für die lernfeldorientierte Ausbildung in den Pflegeberufn. Eine praktische Handlungsanweisung. Schlütersche Verlagsanstalt, Hannover 2007.

BAZLEN, Ulrike; GOERKE, Kay (Hrsg.): Pflege konkret: Gynäkologie Geburtshilfe. Lehrbuch und Atlas für Pflegende und Hebammen. Gustav Fischer Verlag, Stuttgart, Jena, Lübeck, Ulm 1998.

BECK, Herbert: Schlüsselqualifikationen. Bildung im Wandel. 1. Auflage. Winklers Verlag, Gebrüder Grimm, Darmstadt 1993.

BECK, Reinhilde; SCHWARZ, Gotthart: Konfliktmanagement. 1. Auflage. Verlag Dr. Jürgen Sandmann, Alling 1995.

BECKER, Henning; HUGO-BECKER, Annegret: Psychologisches Konfliktmanagement. Menschenkenntnis, Konfliktfähigkeit, Kooperation. 2. Auflage. Beck Wirtschaftsberater im dtv, München 1996.

BEHRET, Jochen: Leitlinie für die „praktische Prüfung" im Rahmen der Ausbildungen in der Gesundheits- und Krankenpflege bzw. in der Gesundheits- und Kinderkrankenpflege. Regionalgruppe 3 der Landesarbeitsgemeinschaft der Lehrerinnen und Lehrer für Pflegeberufe in Baden-Württemberg e.V., 2004.

BERNHARD, Lutz; BACHMANN, Rainer; PFEFFER, Cornelia; KUNER, Thomas: Auf dem Weg zu einem Fallpauschalensystem: Konsequenzen werden erst allmählich klar. Pflegezeitschrift 11 (2001): 788–789.

BIRKENBIHL, Michael: „Train the trainer". Arbeitshandbuch für Ausbilder und Dozenten. 8., überarb. und erw. Auflage. Verlag moderne Industrie, Landsberg/Lech 1990.

BISCHOF, Klaus: Jeder gewinnt – Die Methoden erfolgreicher Gesprächsführung. 2. Auflage. WRS Verlag, Planegg/München 1994.

BÖHM, Winfried: Wörterbuch der Pädagogik. 14., überarb. Auflage. Kröner Verlag, Stuttgart 1994.

BOSSONG, Bernd: Die Ausbildung im Krankenhaus. Wachsender Stress und fehlende Perspektiven. Die Schwester/Der Pfleger 7 (1993): 640–646.

BREMHORST, Albert K.: Arbeits- und berufspädagogische Grundlagen. 4., aktualisierte Auflage. Friedrich Kiehl Verlag GmbH, Ludwigshafen (Rhein) 1991.

BUNDESAUSSCHUSS DER LÄNDERARBEITSGEMEINSCHAFTEN DER LEHRERINNEN UND LEHRER FÜR PFLEGEBERUFE: Bildung und Pflege. Thieme Verlag, Stuttgart, New York 1997.

CRISAND, Ekkehard: Psychologie der Gesprächsführung. 4. Auflage. Sauer Verlag, Heidelberg 1992.

DUDEN: Etymologie. Herkunftswörterbuch der deutschen Sprache von Günter Drosdowski. 2., völlig neu bearb. und erw. Auflage. Dudenverlag, Mannheim, Wien, Zürich 1989.

EDELMANN, Walter: Lernpsychologie. 5., vollständig überarb. Auflage. Psychologie Verlags Union, Weinheim 1996.

EGGELMANN, Torsten: Situation der Ausbildung auf Intensivstationen – ein Klärungsversuch. Pflege Pädagogik 2 (1997): 29–32.

EVANGELISCHES BILDUNGSZENTRUM FÜR PFLEGEBERUFE (EBZ): Verschiedene Formulare zur Beurteilung, Auszug aus dem Curriculum. Stuttgart, Stand: 2005.

FALK, Juliane; KERRES, Andrea: Von der Qual zur Wahl: Kriterien zur Notenvergabe. Pflege Pädagogik 3 (1994): 15–18.

FICHTEN, Wolfgang; RIEFORTH, Joseph: Gesundheitsförderliches Handeln in der Krankenpflege. Kommunikation. Intervention und subjektive Erfahrung in der Praxis, Band 2. Quintessenz, MVV Medizin Verlag GmbH, München 1995.

FRIEDRICH, Hans: Zeugnisse im Beruf richtig schreiben und deuten. Falken Verlag, Niedernhausen/Ts. 1998.

GIEGER-SCHLESINGER, Mirjam: KP-Prüfung einmal anders. Pflege Pädagogik 3 (1994): 12–15.

GONON, Philipp (Hrsg.): Schlüsselqualifikationen kontrovers: Eine Bilanz aus kontroverser Sicht. Mit Beitr. von Ute Laur-Ernst. Verlag für Berufsbildung Sauerländer, Aarau 1996.

GOTTHARDT, Jutta: Die praktische Krankenpflegeausbildung auf der Station. Die Schwester/Der Pfleger 5 (1992): 452–456.

GÖRRES, Stefan; WICHA, Ilka: Ausbildung – Modellprojekte vernetzen. Pflege Aktuell 1 (2005): 13–16.

GROSS, Sabine: Die praktische Schüleranleitung. 1.Teil: Beurteilung. Die Schwester/Der Pfleger 6 (1991): 550–551.

GROSS, Sabine: Die praktische Schüleranleitung. 2. Teil: Beurteilungsbogen und Nachgespräch. Die Schwester/Der Pfleger 8 (1991): 744–746.

HATCH, Frank; MAIETTA, Lenny; SCHMIDT, Suzanne: Kinästhetik: Interaktion durch Berührung und Bewegung in der Krankenpflege. 1. Auflage. Deutscher Berufsverband für Pflegeberufe, Frankfurt am Main 1992.

HILLMANN, Karl Heinz: Wörterbuch der Soziologie. 4., überarb. und ergänzte Auflage. Kröner Verlag, Stuttgart 1994.

HOLOCH, Elisabeth: Seminarskripte der Praxisanleiterkurse beim DBfk. Stuttgart 1996–1999.

HÜBINGER, Dieter; REICHEL, Gabriele: Herausforderungen durch die DRG: Pflegeleistung sichtbar machen. Pflegezeitschrift 11 (2001): 791–798.

IGL, Gerhard: Öffentlich-rechtliche Grundlagen für das Berufsfeld Pflege im Hinblick auf vorbehaltene Tätigkeiten. Unter Mitarbeit von Felix Welti. Herausgeber: ADS, BKK, BA, BALK, DBFK, Eschborn, Göttingen, Hannover, Wiesbaden, Wuppertal Januar 1998.

KAISER, Arnim; KAISER, Ruth: Studienbuch Pädagogik. Grund- und Prüfungswissen. 6. Auflage. Cornelsen Scriptor, Frankfurt am Main 1991.

KAMPHAUSEN, Ulrich; MENSDORF, Birte (Hrsg.): Klinikleitfaden Chirurgische Pflege. Gustav-Fischer-Verlag, Lübeck, Stuttgart, Jena, Ulm 1998.

KLASCHIK, Eberhard: Palliativmedizin Praxis. Leitfaden für die palliativmedizinische Alltagsarbeit. Pallia Med Verlag, Bonn 2002.

KOMMERELL, Tilmann; NAU, Johannes: Zweite Handreichung für die Umsetzung des Krankenpflegegesetzes (KrPflG) und der Ausbildungs- und Prüfungsverordnung für die Berufe in der Krankenpflege (KrPflAprV) mit dem Schwerpunkt „Lernort Praxis". Arbeitsgruppe „Rahmenlehrplan" beim Sozialministerium Baden Württemberg, Stuttgart 2003.

KRANKENPFLEGE MENTOREN HANDBUCH. Von: Autorengruppe, Gemeinschaft zur Förderung der Krankenpflege. Fortbildungsprogramm Praxis-Anleitung. 3. Auflage. W. Tietsch Verlag, Meßstetten 1987.

KRANKENPFLEGESCHULE DER EVANGELISCHEN DIAKONISSENANSTALT STUTTGART: Leitbild für das Lernen und Lehren in der Krankenpflegeschule und seine Umsetzung als Initiative zur Steigerung der Ausbildungsqualität. Stuttgart 1997.

KRANKENPFLEGESCHULE DER DIAKONISSENANSTALT STUTTGART: Verschiedene Formulare zur Beurteilung, Lernzieldarstellung, Pflegestandards und Anleitungskarten. Stand: 1998.

KRANKENPFLEGESCHULE DES BÜRGERHOSPITALS STUTTGART: Verschiedene Formulare zur Beurteilung und Lernzieldarstellung, Stand: 1998.

KURTENBACH, Hermann; GOLOMBEK, Günter; SIEBERS, Hedi: Krankenpflegegesetz: mit Ausbildungs- und Prüfungsverordnung für die Berufe in der Krankenpflege. 5. Auflage. Kohlhammer Verlag, Stuttgart 1998.

LANDESARBEITSGEMEINSCHAFT DER LEHRERINNEN UND LEHRER FÜR PFLEGEBERUFE BADEN-WÜRTTEMBERG NORD UND SÜD; DIAKONISCHES WERK WÜRTTEMBERG E.V.: Referate Krankenpflege/Gemeindekrankenpflege. Empfehlung zum Einsatz von Krankenpflegeschülerinnen und -schülern in Diakonie-/Sozialstationen.

LANDESARBEITSGEMEINSCHAFT DER LEHRERINNEN UND LEHRER FÜR PFLEGEBERUFE BADEN-WÜRTTEMBERG NORD UND SÜD; DIAKONISCHES WERK WÜRTTEMBERG E.V.: Vorläufiger Landeslehrplan Baden Württemberg für die Ausbildung zur „Gesundheits- und Krankenpflegerin" oder zum „Gesundheits- und Krankenpfleger" und zur

„Gesundheits- und Kinderkrankenpflegerin" oder zum „Gesundheits- und Kinderkrankenpfleger". Stand: Juni 2004.

LEUSCH-MORAGA, Doris; WITTIG-BRACKELMANN, Kerstin: Mädchensozialisation und ihre Auswirkungen auf die Berufssozialisation zur Krankenschwester. Pflegezeitschrift, Beilage Heft 10, Kohlhammer Verlag, Stuttgart 1997.

MAMEROW, Ruth: Praxisanleitung in der Pflege. 2. überarb. u. erw. Auflage. Springer Verlag, Berlin 2008.

MENSDORF, Birte: Was gelernt und verstanden wurde, kann umgesetzt werden. Pflegezeitschrift 1 (1998): 60–63.

MENSDORF, Birte: Selbstmarketing für Pflegende. Potentiale entdecken, Strategien entwickeln und erfolgreich umsetzen. Kohlhammer Verlag, Stuttgart 2005.

MERZ, Dieter; RÜB, Friedbert: 3000 Stunden – Wie sehen und beurteilen Schüler ihre praktische Ausbildung im Krankenpflegeberuf? Die Schwester/Der Pfleger 9 (1994): 739–746.

MÜNZING, Thomas: Optimierung der Schüleranleitung. Ein Leitfaden sichert die Verzahnung von Theorie und Praxis. Pflegezeitschrift 4 (1996): 260–263.

NASEMANN, Andrea: Arbeitszeugnisse durchschauen und interpretieren. Rechtslage, Zeugnissprache, Experteninterviews. Falken Verlag GmbH, Niedernhausen/Ts. 1993/1994.

NORDDEUTSCHES ZENTRUM ZUR WEITERENTWICKLUNG DER PFLEGE: Handreichung zum Gesetz über die Berufe in der Krankenpflege (KrPflG) und der Ausbildungs- und Prüfungsverordnung. Kiel 2004.

OELKE, Uta; FLOHR, Hans-Jürgen; RUWE, Gisela; REUTER, Jörg (Hrsg.): Lernen in der Pflege. Band 6. Zur Berufssituation der Pflegenden II: Kommunikation, Interaktion, Anleitung. Verlag für innovative Softwarelösungen und Pflegeliteratur, Baunatal 1995.

PÄTZOLD, Günter: Lehrmethoden in der beruflichen Bildung. 2., erw. Auflage. I. H. Sauer-Verlag GmbH, Heidelberg 1996.

PÄTZOLD, Günter (Hrsg.): Handlungsorientierung in der beruflichen Bildung. Gesellschaft zur Förderung arbeitsorientierter Forschung und Bildung, GAFB, Frankfurt am Main 1992.

PETERSSEN, Wilhelm H.: Handbuch Unterrichtsplanung. Grundfragen, Modelle, Stufen, Dimensionen. 5., überarb. und akt. Auflage. Ehrenwirth Verlag, München, 1992.

QUERNHEIM, German: Spielend anleiten: Hilfen für die praktische Pflegeausbildung. Urban und Schwarzenberg: München, Wien, Baltimore 1997.

QUERNHEIM, German: Spielend anleiten und beraten: Hilfen zur praktischen Schüleranleitung – mit www.pflegeheute.de Zugang. 3., akt. u. erw. Auflage. Elsevier Verlag, München, 2009.

RISCHAR, Klaus: Schwierige Mitarbeitergespräche erfolgreich führen. 2. Auflage, mgv-verlag, München 1991.

RISCHAR, Klaus; BRENDT, Dieter: Einführung neuer Mitarbeiter. mgv-verlag im verlag moderne industrie AG, München/Landsberg am Lech 1994.

ROGALL-ADAM: 50 Tipps für eine effektive Praxisanleitung in der Altenpflege. Schlütersche Verlagsanstalt, Hannover 2008.

ROBERT-BOSCH-KRANKENHAUS, KRANKENPFLEGESCHULE: Verschiedene Formulare zur Auswertung der Leistungen der praktischen Ausbildung, u. a. vom Stuttgarter Modell der integrativen Pflegeausbildung. Stuttgart, Stand: 2004.

RÜLLER, Horst; WINTER, Andreas: Die Beurteilung von Krankenpflegeschülern/-innen während des Praxiseinsatzes. Deutsche Krankenpflege-Zeitschrift 2 (1992): 118–119.

SABEL, Herbert: Arbeitszeugnisse richtig schreiben und gebrauchen. Die gebräuchlichsten Formulierungen und ihre Bedeutung. Bayerische Verlags-Anstalt, Bamberg 1994.

SCHEIDGEN, Helmut; STRITTMATER, Peter; TACK, Werner H.: Information ist noch kein Wissen. Beltz Verlag. Weinheim, Basel 1990.

SCHELTEN, Andreas: Grundlagen der Arbeitspädagogik. 2., durchges. und erw. Auflage. Steiner, Stuttgart, 1992.

SCHIRMER, Uwe B.: Zufall oder Lehr-/Lernergebnis? Studie über die Qualifikation der praktischen Ausbildung. Die Schwester/Der Pfleger 2 (1993): 143–150.

SCHMID, Bernd: Einführung in die kollegiale Beratung. Carl-Auer-Systeme-Verlag, Heidelberg 2010.

SCHULE WITTE: LEHRERAKADEMIE FÜR GESUNDHEITSBERUFE. Unterrichtsskripte aus den Fächern Didaktik und Berufskunde. Stuttgart 1995.

SCHULZ VON THUN, Friedemann: Miteinander reden: Störungen und Klärungen. Psychologie der zwischenmenschlichen Kommunikation. Rowohlt Taschenbuch Verlag GmbH, Reinbek bei Hamburg 1981.

SCHULZ VON THUN, Friedemann: Miteinander reden 2: Stile, Werte und Persönlichkeitsentwicklung. Differenzielle Psychologie der Kommunikation. Rowohlt Taschenbuch Verlag GmbH, Reinbek bei Hamburg 1997.

SCHWARZ, Renate: Supervision in der Pflege: Leitfaden für Pflegemanager und -praktiker. Huber Verlag, Bern 2007.

SIEGRIST, Johannes: Medizinische Soziologie. 5., überarb. Auflage. Urban und Schwarzenberg, München, Wien, Baltimore 1995.

SIELAFF, Rüdiger: Prüfungen und Notengebung in der Krankenpflegeausbildung. Pflege Pädagogik 4 (1993): 22–27.

SIEWERT, Horst H.: Arbeitszeugnisse: wie man sie formuliert, wie man sie interpretiert, wie man von ihnen profitiert. 5. Auflage. Mgv-Verlag München, Landsberg am Lech 1994.

SIMON, Michael: Diagnosis Related Groups: Vom Gesetz zur Realität. Pflegezeitschrift 11 (2001): 783 786.

STEGMÜLLER, Klaus: Wettbewerb im Gesundheitswesen: Konzeptionen zur „dritten Reformstufe" der gesetzlichen Krankenversicherung. VAS-Verlag für Akademische Schriften, Frankfurt am Main 1996.

STÖCKER, Gertrud: Ein Jahr Alten- und Krankenpflegegesetz. Pflege aktuell 1 (2005): 12–16.

THIEME VERLAG (Hrsg.): THIEME`s Altenpflege in Lernfeldern: Schnell finden – schnell lesen – schnell verstehen. Thieme Verlag. Stuttgart 2008.

VESTER, Frederic: Denken, Lernen, Vergessen. Deutsche Verlags Anstalt, GmbH Stuttgart 1978.

VOGEL, Heinz-Wilhelm: Geheim-Code, Arbeitszeugnis. 2. Auflage. Walhalla und Praetoria Verlag GmbH & Co. KG, Berlin, Bonn, Regensburg 1995.

VÖLKEL, Ingrid: Praxisanleitung in der Altenpflege mit www.pflegeheute. de-Zugang. 2. Auflage. Elsevier-Verlag, München 2009.

WALSCH, Mike: Pflegerituale. Ullstein Mosby. Berlin, Wiesbaden 1996.

WALTER, Ilsemarie: Krankenpflege als Beruf. Aspekte beruflicher Sozialisation und Identität dargestellt anhand einer empirischen Untersuchung. Verlag für medizinische Wissenschaften Wilhelm Maudrich, Wien 1991.

WEIDENMANN, Bernd; KRAPP, Andreas u. a. (Hrsg.): Pädagogische Psychologie. Beltz Verlag. Weinheim 1994.

WILSDORF, Dieter: Schlüsselqualifikationen. Die Entwicklung selbstständigen Lernens und Handelns in der Berufsausbildung. Lexika-Verlag, München 1991.

ZIMBARDO, Philip: Psychologie. 5., neu übersetzte und bearb. Auflage. Springer Verlag, Berlin, Heidelberg, New York 1992.

Stichwortverzeichnis

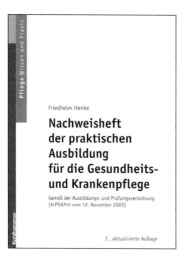

Friedhelm Henke

Nachweisheft der praktischen Ausbildung für die Gesundheits- und Krankenpflege

Gemäß der Ausbildungs- und Prüfungsverordnung (KrPflAPrV, vom 10. November 2003)

2., aktualisierte Auflage 2005
116 Seiten. Kart. € 11,50
ISBN 978-3-17-019305-5

Dieses Nachweisheft ist speziell für die Berufe in der Gesundheits- und Krankenpflege konzipiert. Alle relevanten und zu leistenden Tätigkeiten, die seit dem 01.01.2004 im Rahmen des novellierten Krankenpflegegesetzes gefordert werden, sind hier übersichtlich aufgelistet. Anhand des Nachweishefts über die praktische Ausbildung kann belegt werden, dass alle zum Examen erforderlichen Tätigkeiten erlernt und umgesetzt wurden. Die Dokumentation der praktischen Ausbildung dient hauptsächlich der wünschenswerten Verzahnung von Theorie und Praxis. Durch die einzigartige und benutzerfreundliche Konzeption wird das Zusammenstellen einer individuellen Dokumentation ermöglicht.

Friedhelm Henke, Lehrer für Pflegeberufe, Gesundheits- und Krankenpfleger, Fachbuchautor und Dozent in der Aus-, Fort- und Weiterbildung.

▶ **www.kohlhammer.de**

W. Kohlhammer GmbH · 70549 Stuttgart
Tel. 0711/7863 - 7280 · Fax 0711/7863 - 8430 · vertrieb@kohlhammer.de

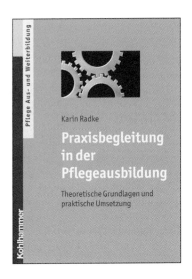

Karin Radke

Praxisbegleitung in der Pflegeausbildung

Theoretische Grundlagen und praktische Umsetzung

2008. 190 Seiten. Kart. € 27,–
ISBN 978-3-17-020488-1

Krankenpflegeschulen stehen aktuell vor der Herausforderung, die Aufgabe der Praxisbegleitung konzeptuell umzusetzen. Dies führt vielerorts zu einem immensen Innovationsdruck, der der Praxisbegleitung oft ein Schattendasein im schulischen Leben zuweist.

Das Buch identifiziert konkrete Aufgabenfelder der Pflegeschulen im Kontext von Praxisbegleitung. Hierzu werden Fragen pflegerischer Kompetenzentwicklung, berufspädagogischer Bildungsprozesse sowie Chancen gelingender Lernortkooperation kritisch diskutiert. Daraus folgen realitätsgerechte Anregungen für Schulentwicklungsprozesse. Theoretische Ansätze werden mit konkreten Umsetzungserfahrungen aus der pädagogischen Praxis verknüpft und Aspekte notwendiger Lehrerqualifikation integriert.

Karin Radke, Juristin (univ.), Dipl.-Pflegepädagogin (FH), Krankenschwester, langjährige Lehrerfahrung, ist als Schulleitung an der Berufsfachschule für Krankenpflege der Schwesternschaft Nürnberg vom BRK e.V. tätig.

▶ **www.kohlhammer.de**

W. Kohlhammer GmbH · 70549 Stuttgart
Tel. 0711/7863 - 7280 · Fax 0711/7863 - 8430 · vertrieb@kohlhammer.de

Kohlhammer

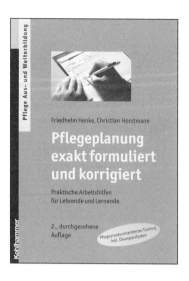